Homöopathie pocket

das Vademecum

D1828404

Autorin
Dr. med. Almut Brandl, Braillestr. 6, 86356 Neusäß

Abbildungen
Leihgabe: Deutsche Homöopathie-Union (DHU), Ottostr. 24, 76227 Karlsruhe
Sertürner Bildarchiv, Sertürner Arzneimittel GmbH, Stadtring Nordhorn 113, 33332 Gütersloh

Wichtiger Hinweis
Der Stand der medizinischen Wissenschaft ist durch Forschung und klinische Erfahrung ständig im Wandel. Autor und Verlag haben größte Mühe darauf verwandt, daß die Angaben in diesem Werk korrekt sind und dem derzeitigen Wissensstand entsprechen. Für die Angaben kann von Autor und Verlag jedoch keine Gewähr übernommen werden. Jeder Benutzer ist dazu aufgefordert, Angaben dieses Werkes gegebenenfalls zu überprüfen und in eigener Verantwortung am Patienten zu handeln.
Geschützte Warennamen (Warenzeichen) werden nicht besonders kenntlich gemacht. Aus dem Fehlen eines solchen Hinweises kann also nicht geschlossen werden, daß es sich um einen freien Handelsnamen handele.
Alle Rechte vorbehalten. Das Werk ist einschließlich aller seiner Teile urheberrechtlich geschützt. Ohne ausdrückliche, schriftliche Genehmigung des Verlags ist es nicht gestattet, das Buch oder Teile dieses Buches in irgendeiner Form durch Fotokopie, Mikroverfilmung, Übertragung auf elektronische Datenträger, Übersetzung oder sonstige Weise zu vervielfältigen, zu verbreiten oder anderweitig zu verwerten.

Die Deutsche Bibliothek - CIP-Einheitsaufnahme
Brandl, Almut:
Homöopathie pocket : das Vademecum - kurz und findig /
Almut Brandl. - 2. Aufl. - Grünwald : Börm Bruckmeier, 1999
(Medizin *pocket*) ISBN 3-929785-56-0

© 1998-1999 Börm Bruckmeier Verlag GmbH
Nördl. Münchner Str. 28, 82031 Grünwald
www.media4u.com
2. Auflage Dezember 1999
Druck: Druckerei Laub KG, 74834 Elztal-Dallau
ISBN 3-929785-56-0

Vorwort

Dieses Taschenbuch richtet sich einerseits an alle Ärzte, Medizinstudenten und Heilpraktiker, die für sich die Homöopathie als Heilmethode entdeckt haben, und andererseits auch an den medizinischen Laien, der sich für eine homöopathische Behandlung interessiert. Um auch dem Laien das vorliegende Buch zugänglich zu machen, werden nahezu alle medizinischen Fachbegriffe in einem Glossar erläutert. Im Text sind diese näher erklärten Begriffe *kursiv* dargestellt. Außerdem wurde eine ausführliche Liste von Erkrankungen verfaßt, die auch ein Laie gegebenenfalls für die Auswahl eines Arzneimittels verwenden kann.

Die Kompaktheit des Büchleins soll nicht darüber hinwegtäuschen, daß die Homöopathie natürlich nicht zur Gänze in diesem Rahmen darstellbar ist. Ganz im Gegenteil erfordert die Homöopathie ein vollkommen eigenes, gründliches Studium. Das **Homöopathie pocket** möge dem Leser das Wesen dieser faszinierenden Heilweise nahebringen.

Allen Heiltätigen möge dieses Buch beim täglichen Dienst am Patienten als Gedächtnisstütze dienen. Allen anderen Lesern möge **Homöopathie pocket** bei der Lösung ihrer gesundheitlichen Probleme helfen.

Danken möchte ich allen meinen Lehrern, insbesondere Dr. Ulrich Fischer, Bruno Jakobs und Georg Vithoulkas, sowie Dr. Liffler für die Möglichkeit, auf Hof Bellevue klassische Homöopathie zu praktizieren.
Das gesamte Bildmaterial wurde freundlicherweise von der Deutschen Homöopathie-Union Karlsruhe zur Verfügung gestellt.
Ohne die Initiative meines Verlegers Dr. Philipp Börm wäre dieses Büchlein nicht zustande gekommen.
Mein besonders herzlicher Dank gilt meinen Eltern, Barbara Falkenroth, Ute Buttgereit, Dr. Andreas Lindenthal, Elisabeth Müller und Dr. Ute Heppelmann für Korrekturen und kreative Anregungen.
Allen Patienten, mit denen ich den Weg der homöopathischen Heilung gemeinsam gehen durfte, möchte ich für ihre Offenheit danken.

Dr. med. Almut Brandl   Fehmarn, im Mai 1998

Gewidmet P. T.

Weitere Titel dieser Reihe:
Arzneimittel pocket 2000
Arzneimittel Wirkungen pocket
Differentialdiagnose pocket
EKG pocket
GK2 Termini pocket
GK3 Termini pocket
Naturheilmittel pocket
Normalwerte pocket
Psychiatrie fast

In Vorbereitung:
Anamnese und Untersuchung pocket
Arzneimittel pocket plus
Arzneimittel Therapie pocket
Notaufnahme Innere Medizin pocket
Pillen pocket

Börm Bruckmeier Verlag im Internet:
www.media4u.com

Inhalt

Grundlagen der Homöopathie

Allgemeines

Dr. Samuel Hahnemann gilt als Begründer der Homöopathie. Er wurde am 10.4.1755 in Meißen an der Elbe geboren und starb am 2.7.1843 in Paris. Hahnemann verfaßte das „Organon der Heilkunst". Es gilt auch heute noch als das Grundlagenwerk der Homöopathie.

Die Homöopathie ist ganzheitlich orientiert. Dies bedeutet, daß Körper, Seele und Geist als eine Einheit betrachtet werden. Bereits Hahnemann war ein ganzheitlich denkender Arzt. Ihm lag die gesamte Lebensführung des Patienten am Herzen.

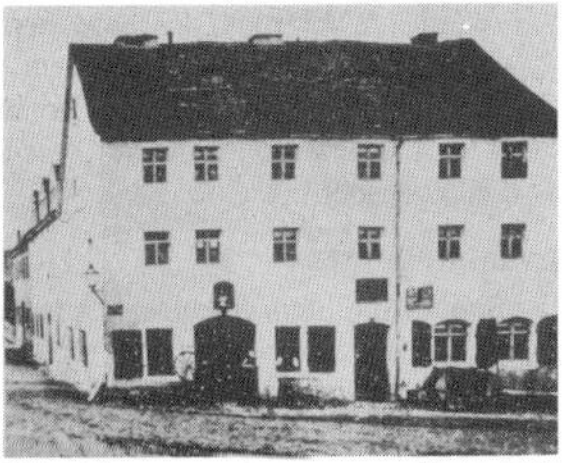

Geburtshaus Photo: DHU

Um aus ganzheitlicher Sicht einen individuell richtigen Heilungsweg zu finden, ist es ganz entscheidend, den Menschen in seinem gesamten Umfeld zu erkennen.

Die homöopathische Behandlung ist eine Regulationstherapie. Die richtig gewählte homöopathische Arznei setzt beim Patienten einen Reiz, der die Selbstheilungskräfte des Körpers anregt.

Wird die Methode der Homöopathie optimal eingesetzt, wird sie zur Heilkunst.

Gesundheits- und Krankheitsbegriff

Hahnemann beschreibt den gesunden Menschen folgendermaßen: „Im gesunden Zustande des Menschen waltet die geistartige, den materiellen Körper belebende Lebenskraft unumschränkt und hält alle seine Theile in bewundernswürdig harmonischem Lebensgange in Gefühlen und Thätigkeiten, so daß unser inwohnende, vernünftige Geist sich dieses lebendigen, gesunden Werkzeugs frei zu höhern Zwecke unsers Daseins bedienen kann."

Nach Hahnemann liegt nun jeder Erkrankung eine Verstimmung dieses Lebensprinzips zugrunde.

Vithoulkas, der sich die weltweite Verbreitung der Klassischen Homöopathie zum Lebensziel gesetzt hat und 1996 dafür den alternativen Nobelpreis erhielt, gründete 1970 die Athener Klinik für Homöopathie. Seit 1995 unterrichtet er an der Internationalen Akademie für Klassische Homöopathie auf der Insel Alonissos in Griechenland. Vithoulkas sieht Gesundheit als Freiheit - Freiheit von Schmerz auf der körperlichen Ebene, Freiheit von Leidenschaft auf der emotionalen Ebene und Freiheit von Selbstsucht auf der geistigen Ebene. Die Kreativität des Menschen sei dabei ein Maßstab für die Gesundheit des Menschen. Zur Beurteilung der Schwere der Erkrankung eines Patienten beschreibt Vithoulkas ein hierarchisch gegliedertes System. Dabei sind geistige Störungen zentraler und damit schwerwiegender als emotionale und diese wiederum gravierender als körperliche. Innerhalb der jeweiligen Ebene (geistig, emotional und körperlich) wird die Bedrohlichkeit für das Leben als Maßstab zur Bewertung der Schwere der Erkrankung herangezogen. Der homöopathisch Denkende sieht den Menschen als Ganzes, als lebendige Einheit. Diese Einheit befindet sich in einem fließenden Gleichgewicht.

Similegesetz

„Similia similibus curentur", lautet das von Hahnemann gefundene Grundprinzip der Homöopathie: „Ähnliches möge durch Ähnliches behandelt werden." Dieses Ähnlichkeitsgesetz besagt, daß eine Substanz, die beim Gesunden bestimmte Symptome hervorruft, ähnliche Symptome beim Kranken heilt. Zur Heilung eines Kranken muß also das Mittel gefunden werden, das am Gesunden die ähnlichsten Beschwerden hervorruft.
Als Beispiel sei Allium cepa, die Küchenzwiebel, genannt. Die Küchenzwiebel ruft bekannterweise beim Gesunden eine Flüssigkeitsabsonderung der Augen-, Nasen- und Mundschleimhäute hervor. Homöopathisch wird Allium cepa entsprechend dem Simile-Gesetz deshalb als Schnupfenmittel eingesetzt.

Arzneimittelprüfung und Arzneimittelbild

Um die Wirkung eines Arzneimittels auf den Gesunden festzustellen, werden sogenannte Arzneimittelprüfungen durchgeführt. Dabei wird einem Gesunden eine bestimmte Substanz verabreicht. Dann werden alle auftretenden Beschwerden erfaßt. Dazu gehören nicht nur körperliche, sondern auch emotionale und geistige Symptome. Weitere Erkenntnisse über die Wirkung eines Arzneimittels werden der Toxikologie, also der Lehre der Giftwirkungen auf den Körper, entnommen. Schließlich bestätigen Heilungen von Kranken das Symptomenbild homöopathisch gewählter Arzneien.
Die gesammelten Erkenntnisse über die Wirkung einer Arznei fließen zum sogenannten Arzneimittelbild zusammen. Geprüft wurden bisher sowohl pflanzliche (z.B. Bella-

donna, die Tollkirsche), tierische (z.B. Apis mellifica, Honigbiene), mineralische (z.B. Natrium muriaticum, Kochsalz) und synthetische Substanzen als auch sogenannte Nosoden. Nosoden werden aus Körpersekreten Kranker gewonnen. Beispielsweise sei hier Medorrhinum genannt, das aus gonorrhoischem Eiter hergestellt wird.
Die Arzneimittelbilder aller geprüften Substanzen werden in der **Arzneimittellehre**, der sogenannten **Materia Medica**, zusammengefaßt. Die Materia medica ist, je nach Verfasser, nach einem bestimmten Gliederungsprinzip geordnet. Jedem Arzneimittel werden dabei die Symptome zugeordnet, die bei der Einnahme durch einen Gesunden auftreten. Hinweisen auf die Herkunft des Stoffes, der Toxikologie, der Pharmakologie und den Allgemein- und Leitsymptomen folgen die Symptome von Geist und Gemüt und die körperlichen Symptome (von Kopf bis Fuß, Haut, Schlaf). Dann werden die sogenannten Modalitäten (also die Umstände, die die Beschwerden verschlimmern oder bessern), die Arzneimittelbeziehungen und ähnliche Mittel beschrieben, also Arzneimittel, die ein vergleichbares Arzneimittelbild hervorrufen.
Hahnemann schreibt dazu: „Von einer solchen Arzneimittellehre sei alles Vermuthete, bloß Behauptete, oder gar Erdichtete gänzlich ausgeschlossen; es sei alles reine Sprache der sorgfältig und redlich befragten Natur."

Potenzen

Hahnemann entdeckte, daß durch eine von ihm entwickelte Methode des Verdünnens und zwischenzeitlichen Verschüttelns bzw. Verreibens die Vergiftungserscheinungen der Pharmaka einerseits verringert, andererseits aber die Wirksamkeit bei der Heilung nach der Ähnlichkeitsregel verstärkt werden konnte.

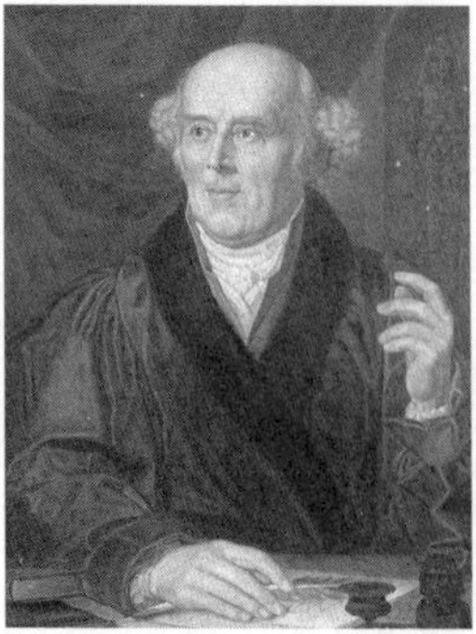
Hahnemann Photo: DHU

Diese Verstärkung wird auch Potenzierung oder Dynamisierung genannt. Man kann sich die Wirkungsweise der so verdünnten Wirkstoffe, in denen kein Molekül der Ausgangssubstanz mehr chemisch nachweisbar ist, so vorstellen, daß die Information dieser Ausgangssubstanz durch den Potenzierungsvorgang auf die Trägersubstanz übertragen wird. Vergleichend sei hier das Bespielen einer Musikkassette genannt. Das Material wird dabei nicht chemisch verändert und doch wird die Information gespeichert. Durch die passende Information, enthalten im richtig gewählten homöopathischen Arzneimittel, wird dann im Organismus des Patienten der Reiz zur Selbstheilung gesetzt.
Die **Potenzierung** erfolgt nach klar festgelegten Regeln. Dabei sind die Anzahl der Potenzierungsschritte (jeweils Verdünnen und Verschütteln bzw. Verreiben; gekennzeichnet durch eine Zahl) und die jeweiligen Verdünnungsverhältnisse (gekennzeichnet durch einen Buchstaben) entscheidend: z.B. D 12, C 30, Q XVIII. Dabei wird bei den sog. Dezimal-Potenzen (D-Potenzen) jeweils 1:10 verdünnt, bei den Centesimal-Potenzen (C-Potenzen) jeweils 1:100. Die Verdünnungsschritte mit zwischengeschaltetem Verschütteln werden mehrmals hintereinander durchgeführt. So bedeutet z.B. eine D-5-Potenz, daß 5 mal hintereinander 1:10 verdünnt und jeweils auch verschüttelt wird. Eine C-10-Potenz bedeutet entsprechend eine 10 mal durchgeführte Verdünnung von je 1:100 mit entsprechend häufigen Verschüttelungsvorgängen.
Bei den sogenannten LM- oder richtiger Q-Potenzen, von lateinisch Quinquagiesmillesima = 50.000, wird nach einer C 3 auf 1:50.000 verdünnt und anschließend in 1:50.000er Verdünnungsschritten weiterpotenziert.
Sogenannte Korsakoff-Potenzen werden hergestellt, indem immer dasselbe Glas beibehalten wird. Die Verdünnung erfolgt mit der noch am Rand haftenden Restlösung nach Leerung des Glases, das wieder aufgefüllt wird.
Stark giftige Arzneimittel, wie beispielsweise Aconitum, Mercurius oder Lachesis, sind in niedrigen Potenzen (z.B. D 2) noch toxisch. Ab einer D 6 können auch sie bedenkenlos homöopathisch verwendet werden. Ab einer D 24 oder C 12 sind

chemisch keine Moleküle der Ausgangssubstanz mehr zu finden.
Die für die Verdünnung notwendigen Schüttelschläge sollten am besten auf den Handballen oder auf ein ledergebundenes Buch erfolgen. Im Homöopathischen Arzneibuch (HAB I) sind die Richtlinien zur Herstellung homöopathischer Arzneimittel genau festgehalten.
Folgende Darreichungsformen werden hergestellt: Alkohol-Lösungen (= dilutio/ dil.), Milchzuckertabletten (Tbl.), Milchzuckerverrreibungen (= trituratio /trit.), Rohrzuckerkügelchen (= globuli/glob.) und Injektionen (Amp.).

Eigenmedikation

Es gibt sicherlich viele Erkrankungen, die auch der medizinische Laie ohne Hilfe eines Therapeuten homöopathisch meistern kann. Dies sind die leichteren Akuterkrankungen, bei denen eine Selbstbehandlung durchaus möglich ist.
Generell sollte die Diagnosestellung aber durch einen Arzt erfolgen und auch der Therapieerfolg sollte ärztlich überwacht werden. Banal erscheinenden Beschwerden können schwerste, lebensbedrohliche Erkrankungen zugrunde liegen.
Bei der Findung eines geeigneten Arzneimittels kann die weiter unten folgende Liste der Erkrankungen hilfreich sein. Hier sind häufig auftretende Krankheiten jeweils mit kurzer Erläuterung und den wichtigsten dann verwendbaren homöopathischen Arzneimitteln aufgeführt. Auch das Stichwortverzeichnis am Ende des Buchs kann zur Arzneisuche verwendet werden.
Entscheidend für die Wahl des geeigneten Arzneimittels ist der Vergleich des Krankheitsbildes mit dem Arzneimittelbild, die sich möglichst weitgehend entsprechen sollten. In der klassischen Homöopathie wird immer nur ein einziges Mittel verabreicht, das dem gesamten Krankheitsbild so ähnlich wie möglich sein sollte. Bei der Selbstbehandlung sind mittlere Potenzen (etwa D 12, C 8) zu bevorzugen; höhere Potenzen als eine C 30 sollten nicht eigenmächtig eingesetzt werden. Falls sich nicht rasch eine Besserung einstellt, muß der Kranke durch eine geschulte Person weiterbehandelt werden.
Alle chronischen Erkrankungen, wozu auch die Anfälligkeit für bestimmte akute Krankheiten - z.B. wiederkehrende Mandelentzündungen - zählt, sollten durch einen erfahrenen Homöopathen konstitutionell behandelt werden. In diesen Fällen ist es weder dem Laien noch dem Profi anzuraten, sich selbst zu medizinieren. Denn bekanntlich ist der Splitter im Auge des anderen leichter zu erkennen als der Balken im eigenen, den es aber zu behandeln gilt. Die Konstitutionstherapie wird in den folgenden Kapiteln beschrieben. Wer sich bereits in homöopathischer

Konstitutionstherapie befindet, sollte auch bei akuten Beschwerden möglichst nur nach Rücksprache mit seinem Behandler homöopathische Arzneimittel einnehmen, da ein falsches Mittel die Erfolge einer Langzeittherapie zunichte machen kann.

Wer das Similegesetz begriffen hat, wird einsehen, daß die weitverbreitete Meinung, Homöopathie könne nicht schaden, nicht zutreffen kann. Wie am Gesunden kann das falsch gewählte homöopathische Mittel auch beim Kranken nach entsprechend häufigen Gaben Prüfsymptome erzeugen. Daher soll hier dringend vor dem leichtfertigen Umgang mit Homöopathika gewarnt werden! Nicht jede Unpäßlichkeit und leichte Befindlichkeitsstörung bedarf eines homöopathischen Arzneimittels.

Der interessierte Laie sollte natürlich auch den folgenden an den Therapeuten gerichteten Leitfaden lesen. Dieser wird sicherlich helfen, die Homöopathie besser zu verstehen und bei der Suche nach einer homöopathischen Arznei fündig zu werden. Der Patient wird erfahren, weshalb Mitarbeit, Offenheit und Selbstbeobachtung für seine eigene homöopathische Behandlung wichtig sind.

Leitfaden für Therapeuten

Aufgabe des Therapeuten

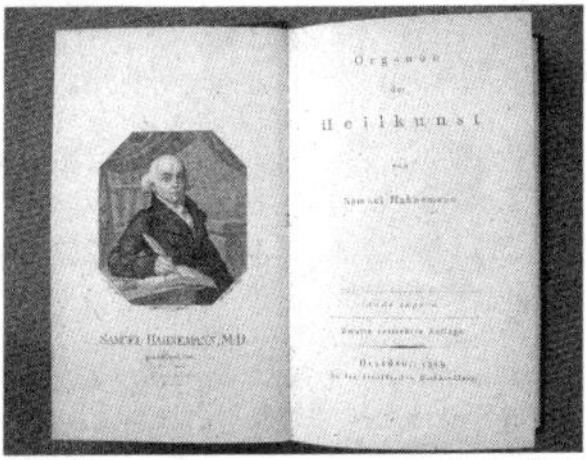

Organon Photo: DHU

Hahnemann beginnt sein Grundlagenwerk, das „Organon der Heilkunst" wie folgt: „Des Arztes höchster und einziger Beruf ist, kranke Menschen gesund zu machen, was man heilen nennt."

Um heilen zu können, ist es zunächst notwendig, genau festzustellen, woran der Patient eigentlich leidet. Die Krankheit und deren Ursache müssen herausgefunden, die Diagnose gestellt werden. Dies gilt auch für die Anwendung der Homöopathie. Obwohl die Homöopathie ein relativ altes Therapiekonzept darstellt, sollte nicht auf moderne diagnostische Methoden verzichtet werden.

Ist die Diagnose erst einmal gestellt, gilt es, die für den einzelnen Patienten optimale Therapie zu finden. Dabei ist die klassische Homöopathie als eine unter vielen Therapieformen anzusehen. Falls der Patient nicht stark immunsupprimierenden Verfahren unterzogen wird, ist eine Kombination schulmedizinischer und homöopathischer Therapie durchaus möglich und oft zum Besten des Patienten.

Homöopathische Fallaufnahme

Um den Patienten wirklich zu verstehen und zur Gänze zu erfassen und somit in der Lage zu sein, das passende Arzneimittel zu wählen, muß der Behandelnde vom ersten Augenblick der Begegnung an präsent, unbefangen und mit allen Sinnen wach sein. Ruhe, Zeit, Geduld und eine gute, vertrauensvolle und offene Therapeut-Patient-Beziehung sind weitere Voraussetzungen einer guten Anamnese.

Schon Hahnemann fordert „von dem Heilkünstler nichts als Unbefangenheit und gesunde Sinne, Aufmerksamkeit im Beobachten und Treue im Aufzeichnen des Bildes der Krankheit."

Wichtig ist der erste Eindruck vom Patienten, die äußere Erscheinung, die Körpersprache. Die Anamnese beginnt mit dem freien Spontanbericht des Patienten.

Auch beim anschließend folgenden gelenkten Interview sollten Suggestivfragen möglichst nicht verwendet werden.
Anzustreben ist die Aufnahme sogenannter **vollständiger Symptome**, d.h. die Aufnahme von Beschwerden, bei denen folgendes bekannt ist:
- die Causa (die auslösende Ursache)
- die Lokalisation
- die Sensation/Empfindungen (z.B. Schmerzcharakter stechend/schneidend/brennend/pochend)
- die Modalitäten (Umstände, unter denen sich die Beschwerden verschlimmern oder bessern) und
- die Begleitsymptome

Während des ganzen Gesprächs beobachtet der Behandelnde den Patienten gut und kennzeichnet in seinen Aufzeichnungen durch Unterstreichungen die Intensität der geschilderten Symptome.
Zur Gedächtnisstütze ist ein mit vielen Freiräumen gestalteter Fragebogen hilfreich. In manchen Praxen wird den Patienten vorab ein Fragebogen zur schriftlichen Beantwortung der Fragen ausgehändigt. Dies kann natürlich hilfreich sein. Das Wesentliche einer Fallaufnahme spielt sich jedoch in der persönlichen Begegnung, in der Beziehung zwischen Patient und Therapeut ab.
Eine Fremdanamnese, also die Befragung eines Dritten über den Patienten, kann nützlich sein, bei Kindern, geistig Erkrankten und Bewußtlosen ist sie unerläßlich.
An die Anamnese schließt sich selbstverständlich die körperliche Untersuchung an.
Folgend nun beispielhaft die Gliederung einer guten homöopathischen Fallaufnahme:

1. Hauptbeschwerde, die den Patienten veranlaßt, sich in Behandlung zu begeben.
2. Andere Beschwerden.
3. Weitere Symptome: hier muß von Kopf bis Fuß jedes Organ abgefragt werden.
4. Gynäkologische Anamnese (bei Frauen): Menstruation, Schwangerschaften.
5. Medizinische Vorgeschichte, z.B. Operationen, Unfälle, Kinderkrankheiten, Impfungen, frühere Behandlungen, Medikamente ...
6. Familienanamnese: Erkrankungen in der Verwandtschaft, Todesursachen, Erbkrankheiten ...
7. Allgemeinsymptome
   a) Ernährung: Appetit, Durst; Verlangen und Abneigungen gegenüber Speisen oder Getränken, evtl. Unverträglichkeiten
   b) Temperatur (Verfrorenheit, Hitzigkeit)

c) Schweiß
d) Einflüsse durch Wetter, Meeres-/Gebirgsklima, frische Luft
e) Schlaf: Lage, Schlaflosigkeit, Zähneknirschen, Sprechen im Schlaf, Träume
f) Mondphasen
g) Tageszeiten
h) Jahreszeiten

8. Geist- und Gemütssymptome
   a) Intellekt, Gedächtnis, Konzentration
   b) Ängste
   c) Selbstvertrauen
   d) Introvertiertheit, Extrovertiertheit; Schüchternheit; Verlangen/Abneigung gegenüber Gesellschaft
   e) Stimmung, Selbstmordgedanken, Aggressivität
   f) Kummerreaktion, Trost
   g) andere Charaktereigenschaften: dominant/nachgiebig, ehrgeizig, eifersüchtig, geschwätzig, eilig, ruhelos, ungeduldig, unzufrieden, eigensinnig, unentschlossen, pedantisch ordentlich, geizig, mißtrauisch, Selbstvorwürfe, Mitgefühl ...
   h) Beziehungen
   i) Geschlechtsfunktion und Sexualität
9. Biographische Anamnese, soziale Anamnese (Beruf, Hobbys, Glaube).
10. Körperliche Untersuchung.

Die gute homöopathische Fallaufnahme ist eine hohe Kunst. Sie ist die unabdingbare Voraussetzung zur Arzneimittelfindung.

Arzneimittelfindung

Bei der Arzneimittelfindung gilt es zunächst, ein Auge für das Wesentliche zu haben, also vor lauter Bäumen den Wald nicht aus den Augen zu verlieren. Man sollte versuchen, sich mit etwas Abstand einen Überblick über die Krankengeschichte zu verschaffen und das Kernproblem des Kranken, den roten Faden, zu erkennen. Sowohl bei der Fallaufnahme als auch bei der Arzneimittelfindung gibt es viele verschiedene Wege, die zum Ziel führen.

Hierarchisierung der Symptome: Springt dem Behandler - bei guter Materia Medica- Kenntnis - aus der Gesamtheit der Symptome nicht ein insgesamt passendes Arzneimittelbild ins Auge, sollten die Beschwerden hierarchisiert werden. Dies bedeutet, daß die wichtigsten Beschwerden herausgesucht und dann

folgendermaßen geordnet werden:
Besonders wichtig sind alle Symptome großer Intensität (in den Aufzeichnungen unterstrichen), die vom Patienten spontan und energisch geäußert werden. Auch solche, die bereits lange bestehen und sich zunehmend verschlimmern, sowie die sogenannten vollständigen Symptome werden besonders beachtet. Entscheidend für die Heilmittelwahl ist in der Regel die sogenannte Causa, also das die Beschwerden auslösende Ereignis. Als Beispiele seien hier genannt Kopfschmerzen seit einer Kopfverletzung, Asthma nach einem Schock oder eine Depression seit dem Tod des Ehegatten.
In der Anordnung stehen seelisch-geistige Symptome vor Allgemeinsymptomen, die den ganzen Menschen betreffen, diese Allgemeinsymptome wiederum vor Lokalsymptomen. Individuell auffällige Beschwerden sind wichtiger als pathognomonische, also für die Erkrankung typische. Zum Beispiel ist die Besserung eines Asthma bronchiale in Bauchlage für diese Erkrankung extrem ungewöhnlich und damit ein auffälliges Symptom.
Hahnemann schreibt dazu in **§ 153** des Organon: „Bei dieser Aufsuchung eines homöopathisch specifischen Heilmittels, das ist, bei dieser Gegeneinanderhaltung des Zeichen-Inbegriffs der natürlichen Krankheit gegen die Symptomenreihen der vorhandenen Arzneien, um unter diesen eine, dem zu heilenden Uebel in Aehnlichkeit entsprechende Kunstkrankheits-Potenz zu finden, **sind die auffallenderen, sonderlichen, ungewöhnlichen und eigenheitlichen (charakteristischen) Zeichen und Symptome des Krankheitsfalles, besonders und fast einzig fest in's Auge zu fassen**; denn vorzüglich diesen, müssen sehr ähnliche, in der Symptomenreihe der gesuchten Arznei entsprechen, wenn sie die passendste zur Heilung sein soll. Die allgemeinern und unbestimmtern: Eßlust-Mangel, Kopfweh, Mattigkeit, unruhiger Schlaf, Unbehaglichkeit u.s.w., verdienen in dieser Allgemeinheit und wenn sie nicht näher bezeichnet sind, wenig Aufmerksamkeit, da man so etwas Allgemeines fast bei jeder Krankheit und Arznei sieht."
Die ausgewählten Symptome werden also wie folgt hierarchisiert:

1. Causa
2. Geistes- und Gemütssymptome
3. Allgemeinsymptome
    - Empfindungen und Modalitäten, die den ganzen Menschen betreffen
    - Sexualität, Menses
    - Appetit/Durst; Verlangen und Abneigungen von Nahrungsmitteln
    - Beschaffenheit der Ausscheidungen und Absonderungen
    - Schlaf und Träume

4. Lokalsymptome mit Modalitäten und Begleitsymptomen

Repertorisation: Da es praktisch unmöglich ist, die vielen Arzneimittelbilder genau zu kennen und insbesondere zu wissen, bei welchen Arzneien ein bestimmtes Symptom auftritt, sind Symptomenverzeichnisse, sogenannte Repertorien, entstanden.

In diesen Repertorien sind die Symptome in logischer und alphabetischer Reihenfolge aufgelistet. Den Symptomen sind die Arzneimittel zugeordnet, die dieses Symptom bei Prüfungen erzeugt haben. Dabei werden für die einzelnen Arzneimittel aus Platzgründen bestimmte Abkürzungen verwendet, z.B. Nat.m. für Natrium muriaticum.

Bedeutende Herausgeber von Repertorien waren Dr. Clemens von Bönninghausen (1785-1864), der als erster 1846 ein Repertorium herausgab, und James Tyler Kent (1849-1916), der 1877 das bisher vollständigste englischsprachige Repertorium veröffentlichte. Das Symptomenverzeichnis von Kent wurde 1937 unter dem Titel „Kents Repertorium der homöopathischen Arzneimittel" ins Deutsche übersetzt. Kent gliedert sein Repertorium in Kapitel (Psychische Symptome, alle Organe von Kopf bis Fuß, Schlaf, Temperatur, Schweiß, Haut, Allgemeines = Beschwerden, die sich auf den ganzen Organismus beziehen); innerhalb der Kapitel sind die Symptome in der Reihenfolge Körperseite, Zeit, Modalitäten (Umstände, unter denen sich ein Symptom verschlechtert oder verbessert), Ausstrahlung, Lokalisation, Empfindung und darunter alphabetisch geordnet. Auch neuere Repertorien lehnen sich im Aufbau an dieser Gliederung an.

In den Repertorien werden die Arzneimittel innerhalb einer Rubrik meistens in Grade eingeteilt. Diese Wertigkeitenvergabe erfolgt nach Kent folgendermaßen: Trat bei einem Arzneimittel ein Symptom bei der Mehrheit der Prüfer auf und wurde wiederholt durch Heilungen bestätigt, gilt das Mittel für dieses Symptom als dreiwertig. Wurde das Symptom häufig festgestellt und gelegentlich durch Heilungen bestätigt, stuft man das Arzneimittel für dieses Symptom als zweiwertig ein. Wurde ein Symptom nur einmal oder öfter wahrgenommen, gilt das Arzneimittel für dieses Symptom als einwertig.

Inzwischen wurden wegen der immens großen Datenmenge in der Homöopathie Computerprogramme entwickelt, die das Auffinden entsprechender Information wesentlich vereinfachen. Als Software gibt es sowohl Repertorisationsprogramme als auch Suchprogramme für Arzneimittellehren. Ein Computer kann in der Hand eines erfahrenen Homöopathen sicherlich ein wertvolles Hilfsmittel sein, ihn zu ersetzen vermag er jedoch keinesfalls.

Bei der Repertorisation schlägt man nun jedes der in der hierarchisch gegliederten

Symptomenliste aufgeführte Symptom einzeln nach und sucht entweder handschriftlich per Repertorisationsbogen oder mit Hilfe des Computers die Arzneimittel heraus, die entweder durchgängig in allen oder in der Mehrzahl der Rubriken auftauchen, wobei natürlich die Rangordnung zu beachten ist. Die dabei herausgefundenen Arzneimittel müssen anhand von Arzneimittellehren mit dem ganzen Krankheitsbild des Patienten verglichen werden.
Schlüssel- oder Leitsymptome des Arzneimittelbilds sollten dabei dem Beschwerdebild des Patienten nicht widersprechen. Es gibt jedoch keine „negativen" Symptome. Dies bedeutet, daß ein bestimmtes, beim Patienten nicht vorhandenes Symptom eines Arzneimittelbildes die Wahl dieses Arzneimittels nicht ausschließt. Ziel von Repertorisation und Materia-Medica-Vergleich ist die Findung des Simile, also des individuell passenden Heilmittels.

Miasmenlehre

Das altgriechische Wort Miasma bedeutet soviel wie Makel oder Befleckung. Hahnemann benutzte diesen Begriff für die Auffassung, daß der Mensch durch seine Ahnen und durch seine Umwelt geprägt sei. Das chronische Miasma des Menschen könne latent vorliegen, das heißt, es werde nicht durch eine sichtbare Krankheit ausgedrückt.
Die Miasmenlehre wurde von Hahnemann insbesondere für die Behandlung chronisch Kranker erdacht. Sie wurde inzwischen in unterschiedlichste Richtungen weiterentwickelt. Darauf soll in diesem Rahmen nicht weiter eingegangen werden.

Potenzwahl und Dosierung

Sowohl die **Potenz** als auch die Dosierung des sorgfältig ausgesuchten Arzneimittels müssen individuell dem Fall angepaßt sein. Bedeutend wichtiger als die Potenz und die Dosierung ist jedoch die Wahl des richtigen Arzneimittels.
Die Potenz muß entsprechend der Reaktionslage und der Lebenskraft des Kranken gewählt werden. Vitale Menschen mit einer robusten Konstitution vertragen sehr hohe Potenzen, z.B. eine C 50.000. Bei der Verabreichung einer so hohen Potenz sollte das Arzneimittelbild sehr gut passen. Es stellen sich dann aber auch erstaunliche Heilungserfolge ein.
Stark geschwächten Kranken dürfen keine Hochpotenzen gegeben werden. Ihre Lebenskraft ist nicht in der Lage, einem solch starken Reiz zu antworten. Ihnen werden zunächst niedrige Potenzen (z.B. D 6, C 3) oder LM- bzw. Q- Potenzen verabreicht.
Bei der Behandlung chronisch Kranker sind die milder wirkenden, kurativ einzuset-

zenden und an die individuelle Sensibilität adaptierbaren **LM-/Q-Potenzen** empfehlenswert. Diese sollten als Lösung verordnet werden, da somit die Möglichkeit gegeben ist, vor jeder neuen Gabe durch Schlagen des Fläschchens in die hohle Hand die Potenz geringfügig zu erhöhen und so dem Körper einen neuen Anreiz zu geben. LM-/Q-Potenzen können besser an die Empfindlichkeit des einzelnen angepaßt werden, indem die Tropfenzahl variiert wird, mehrfach in Wasser verdünnt wird, die Gabe in häufigeren oder längeren Abständen wiederholt wird oder im Akutfall die Potenzen in raschen Abständen gewechselt werden. Sehr sensible Patienten brauchen nur am Fläschchen zu riechen. LM-/Q-Potenzen können öfters wiederholt werden, ohne daß die Wirkung der vorherigen Gabe dadurch gestört wird.

Prinzipiell haben tiefe Potenzen (z.B. eine D 6) Beziehungen zum organischen Befund, mittlere Potenzen (z.B. eine D 12, C 10) zu funktionellen Störungen und hohe Potenzen (ab D 24 und C 12) zu psychischen Symptomen.

Arzneistoffe, die unpotenziert geringe arzneiliche Kraft haben, entfalten ihre Wirkung erst etwa ab D 8. Starke Gifte wirken erst etwa ab D 12 homöopathisch umstimmend.

Bei der **Dosierung** einer homöopathischen Arznei muß vollkommen anders gedacht werden als in der Allopathie. In der Homöopathie soll dem Organismus ein Signal, eine Information gegeben werden, um die Selbstheilungskräfte anzuregen. Die Gabe eines Kügelchens, eines Tropfens oder einer Tablette reicht jeweils vollkommen aus. Mehrere Kügelchen enthalten dieselbe Information wie das eine. Bei der Behandlung mit C- oder D-Potenzen, seien sie nach der Mehrglas- oder nach der Korsakoff-Methode hergestellt, muß nach Verabreichung einer Gabe das Ende der Wirkung abgewartet werden. Erst dann darf die Gabe wiederholt werden. Grundsätzlich gilt: **Keine Arzneimittelgabe, solange eine Besserung anhält!** Wenn nach wie vor dasselbe Arzneimittel angezeigt ist, wird dieselbe Potenz wiederholt, bis sie sich in ihrer Wirkung erschöpft hat, d.h. nicht mehr oder nur sehr kurz wirkt, dann wird eine höhere Potenz eingesetzt, z.B. C 30, C 200, C 1000. Bei akuten Erkrankungen kann man nach der ersten Gabe die Arznei in einem Glas Wasser auflösen und vor jeder neuen Gabe (ein Löffel voll/ein Schluck) verkleppern, d.h. mit dem Löffel verrühren/verschlagen.

Im allgemeinen müssen tiefe D-Potenzen häufiger wiederholt werden, z.B. mehrmals täglich, hohe C-Potenzen können über Wochen und Monate wirken. Das Mittel darf erst dann wiederholt werden, wenn die ursprünglichen Symptome, auf die sich die Mittelwahl stützte, wieder auftreten. Solange sich der Patient jedoch insgesamt besser fühlt, darf überhaupt nichts gegeben werden.

Dr. Jahr schreibt hierzu: „Die Lehre muß demnach fest darauf bestehen, dass in allen Fällen nur **ein einziges**, dem Falle bestmöglichst angemessenes Heilmittel auf einmal gereicht und nicht eher in seiner Wirkung durch ein anderes unterbrochen werde, als bis klar ist, daß von seinem weitern Fortgebrauch oder seiner weiteren Wirkung kein fernerer Heilerfolg mehr zu erwarten steht."

Einzelmittelhomöopathie

In der klassischen Homöopathie wird stets mit Einzelmitteln gearbeitet und nicht mit Komplexpräparaten. Es wird dem Patienten das Heilmittel verabreicht, welches ein dem Krankheitsbild des Patienten besonders ähnliches Arzneimittelbild aufweist. Dieses Arzneimittel setzt dann den Reiz, der zur Selbstheilung führt. Walter Köster vergleicht in seinem Buch „Kranke Kinder homöopathisch heilen" das homöopathische Heilmittel mit einer Nachrichtensendung aus dem Radio. Man kann sich sehr gut vorstellen, wieviel der Zuhörer versteht, wenn er aus mehreren Radios gleichzeitig verschiedene Nachrichtensendungen, vielleicht noch in unterschiedlichen Sprachen, anhören muß. So muß es dem Organismus ergehen, der gleichzeitig mit mehreren Homöopathika bzw. einem Komplexmittel behandelt wird. Nach einer solchen Therapie mit einer Vielzahl von Homöopathika ist der Patient homöopathisch nur noch sehr schwierig zu behandeln, da der Krankheitsfall durch unzählige Prüfsymptome verwirrt wurde.

Arzneiwirkung und Heilungsverlauf

Vithoulkas beschreibt die Wirkung des Simile folgendermaßen. Die Symptomatologie einer Erkrankung ist das Ergebnis des Versuchs des Abwehrmechanismus, den Organismus trotz aller Widrigkeiten im Gleichgewicht zu halten. Er setzt dabei eine dem Organismus innewohnende Weisheit voraus, die die für die Heilung optimalen Symptome wählt. Jedoch besitzt der Organismus nicht genug Kraft, um die Symptome bis zur Heilung voranzutreiben. Durch die Gabe des ähnlichen Arzneimittels werden die Symptome verstärkt, es kommt zunächst zur sogenannten **Erstverschlimmerung**, wodurch der Heilungsprozeß angestoßen wird. Heftige Akuterkrankungen sind oft bereits so nah am Gipfel des Krankheitsgeschehens, daß die Erstverschlimmerung kaum oder gar nicht wahrgenommen wird und es direkt zur Besserung kommt. Bei chronischen Erkrankungen sollte nach der Heilmittelgabe eine Erstreaktion auftreten; bei den sanft wirkenden LM- oder Q-Potenzen fällt diese manchmal nur sehr gering aus.
Der Wirkungseintritt ist von Arzneimittel zu Arzneimittel unterschiedlich. Manchmal tritt er sofort auf, manchmal erst nach ein bis zwei Wochen.

Generell sollten Mittel, die zu plötzlich aufgetretenen, heftigen Akuterkrankungen passen, rasch wirken, d.h. nach Minuten bis Stunden. Mittel, die schleichend verlaufende, chronische Erkrankungen kurieren sollen, wirken auch langsamer.
Je besser ein Mittel dem Krankheitsfall entspricht, desto schneller, eindrücklicher und nachhaltiger wirkt es. Je besser die Resonanz zwischen Arzneimittelbild und Krankheitsbild, desto besser der Heilerfolg. Ist der Heilungsprozeß einmal in Gang gesetzt, darf er nicht unterbrochen werden.
Die wichtigsten Kriterien zur Beurteilung des richtigen Heilungsverlaufs wurden von Dr. Constantin Hering (1800-1880) formuliert und sind als **Heringsche Regel** bekannt:
„Der Patient ist auf dem Wege der Heilung, wenn entweder die Symptome von innen nach außen verschwinden **oder** von oben nach unten **oder** in der umgekehrten Reihenfolge ihres Auftretens."
Der Organismus ist gerade bei chronischen Erkrankungen in der Regel nicht in der Lage, schlagartig (wieder) Gesundheit herzustellen. Die Heilung ist also ein Prozeß, der ganz im Sinne der Heringschen Regel beobachtet werden kann:
Verlagern sich die Beschwerden von innen nach außen, also von zentraleren und lebenswichtigeren Organen zu weiter peripher gelegenen Organen; von geistigen zu emotionalen und schließlich zu körperlichen Störungen, befindet sich der Patient auf dem Weg der Heilung. Ebenso schreitet der Prozeß in Richtung Gesundheit fort, solange die Symptome von oben nach unten wandern, also vom Kopf zu den Füßen hin. Auch das Wiederauftreten bisheriger Erkrankungen in chronologisch umgekehrter Reihenfolge ist ein Zeichen der Gesundung. Beispielsweise kann bei einer psychiatrisch erkrankten Patientin, die zuvor unter einem Asthma bronchiale und als Kleinkind an einer Neurodermitis litt, im Heilungsverlauf zunächst das Asthma und später das Ekzem wieder auftreten, bevor es dann zur Heilung kommt.
Erst wenn sichergestellt ist, daß das verabreichte Arzneimittel nicht wirkt oder sich die Beschwerden in eine falsche Richtung verlagern, muß der Fall neu aufgenommen und ein passendes Mittel gesucht werden. Natürlich können auch andere Heilungshindernisse vorliegen, wie z.B. Medikamentenmißbrauch, ungesunde Lebensweise des Patienten oder Genuß starker Aromastoffe wie Kaffee und Campher.
Auch wenn Prüfsymptome auftreten - d.h. Symptome, die zunächst nicht Teil der Erkrankung waren, aber wahrscheinlich auf das Arzneimittel zurückzuführen sind - und gleichzeitig keine generelle Erleichterung im Befinden des Kranken eintritt, ist das Mittel falsch gewählt. Es sollte abgewartet werden, bis die Prüfsymptome

verschwinden, und anschließend eine neue Fallaufnahme erfolgen.
Wenn sich dagegen das Allgemeinbefinden bessert und beim Patienten bisher unbekannte Symptome des Arzneimittelbildes hinzutreten, bestätigt dies nur die korrekte Arzneiwahl.
Der Therapeut muß geduldig abwarten und beobachten. Solange die Symptomatik nach der Heringschen Regel in der richtigen Richtung und Reihenfolge abläuft und sich der Kranke vom Allgemeinbefinden her besser fühlt, darf der Therapeut nicht eingreifen.
Hat sich nach einer Erstverschlimmerung und anschließender langanhaltender Besserung das ursprüngliche Krankheitsbild wieder eingestellt, darf das Simile wiederholt werden. Hat sich eine konstante, aber neue Symptomkonstellation herauskristallisiert, sollte ein anderes Arzneimittel, ein sogenanntes **Folgemittel** gewählt werden. Bei der Auswahl dieses Folgemittels können bekannte Beziehungen unter den Arzneimitteln (z.B. Komplementärmittel) richtungweisend sein. Ausschlaggebend für die Wahl eines Arzneimittels ist jedoch immer das individuelle Beschwerdebild des Patienten.
Hahnemann in seinem Organon der Heilkunst: „Jede, in einer Cur merklich fortschreitende Besserung ist ein Zustand, der, solange er anhält, jede Wiederholung irgend eines Arzneigebrauchs ausschließt, weil alles Gute, was die genommene Arznei auszurichten fortfährt, hier seiner Vollendung zueilt."

Arzneimittel

In diesem Kapitel wird eine Auswahl von Arzneimittelbildern, also eine kurzgefaßte **Materia medica**, vorgestellt.
Dabei ist zu beachten, daß bei keinem der aufgeführten homöopathischen Arzneimittel alle bekannten Symptome oder alle möglichen Indikationen aufgelistet sind.

Liste der Arzneimittel

Da in Literatur und allgemeinem Sprachgebrauch für ein und dasselbe Arzneimittel oft unterschiedliche Begriffe verwendet werden, ist auf den folgenden Seiten zunächst eine "Übersetzungsliste" aufgeführt. Aus dieser kann der in diesem Buch durchgehend verwendete Begriff (**fett**) und die Seite, auf der das homöopathische Arzneimittel dann näher erläutert wird, entnommen werden.

Suchbegriff	lateinisch	deutsch	Seite
A			
Abrotanum	Artemisia Abrotanum	Eberraute, Eberrautenbeifuß	42
Acidum fluoricum	Acidum hydrofluoricum		44
Acidum hydrofluoricum	**Acidum fluoricum**		44
Acidum nitricum	Spiritus nitri acidus	Salpetersäure, Scheidewasser	46
Acidum phosphoricum		Phosphorsäure	49
Acidum picrinicum		$C_6H_2(NO_2)_3(OH)$, Picrinsäure, Trinitrophenol	51
Acidum sulfuricum		Schwefelsäure	53
Aconitum napellus		blauer Eisenhut, Mönchshut, Sturmhut	55
Actaea racemosa	**Cimicifuga**, Cimicifuga serpentaria	schwarze Schlangenwurz, Wanzenkraut	129
Aethusa cynapium		Gartenschierling, Hundspetersilie, Narrenpetersilie	57
Agaricus muscarius	Amanita muscaria	Blätterschwamm, Fliegenpilz	59
Al_2O_3	**Alumina**, Argila pura	Aluminium, Aluminiumoxyd	66

Suchbegriff	lateinisch	deutsch	Seite
Alabaster	**Calcium sulfuricum**	Calciumsulfat, $CaSO_4$, Gips	107
Allium cepa		rote Küchenzwiebel	62
Aloe socotrina	**Aloe**		64
Aloe	Aloe socotrina		64
Alumina	Argila pura	Aluminium, Aluminiumoxyd, Al_2O_3	66
Aluminium	**Alumina**, Argila pura	Aluminiumoxyd, Al_2O_3	66
Aluminiumoxyd	**Alumina**, Argila pura	Aluminium, Al_2O_3	66
Amanita muscaria	**Agaricus muscarius**	Fliegenpilz, Blätterschwamm	59
Amara dulcis	**Dulcamara**, Dulcis amara, Solanum dulcamara	Bittersüß	146
Ambra grisea	Ambra		69
Ambra	**Ambra grisea**		69
Anacardium orientale		orientalische Elefantenlausnuß, Malakka-Nuß	71
Anamirta cocculus	**Cocculus**, Menispermum cocculus	Kockelskörner	133
Antimonium crudum		Grauspießglanzerz, Schwefelspießglanz, Sb_2S_3	73
Antimonium sulphuratum aurantiacum		Antimonpentasulphid, Goldschwefel, Sb_2S_5	75
Antimonium tartaricum	**Tartarus stibiatus**, Tartarus emeticus	Brechweinstein, $(C_4H_4O_6 (SbO) K)_2 + H_2O$	262
Antimonpentasulphid	**Antimonium sulphuratum aurantiacum**	Goldschwefel, Sb_2S	75
Apis mellifica		Honigbiene	76
Argentum nitricum		salpetersaures Silber, Silbernitrat	79
Argila pura	**Alumina**	Aluminium, Aluminiumoxyd, Al_2O_3	66
Arnica montana		Berg-Wohlverleih, Fallkraut	82
Arsenicum album		As_2O_3, arsenige Säure, weißes Arsenik	85
Arsenik, weißes	**Arsenicum album**	As_2O_3, arsenige Säure	85

Suchbegriff	lateinisch	deutsch	Seite
Artemisia Abrotanum	**Abrotanum**	Eberraute, Eberrautenbeifuß	42
Artemisia Cina	**Cina**	Zitwerblüten	131
As_2O_3	**Arsenicum album**	arsenige Säure	85
Atropa belladonna	**Belladonna**	Tollkirsche	94
Aurum foliatum	**Aurum metallicum**	metallisches Gold	88
Aurum metallicum	Aurum foliatum	metallisches Gold	88
Austernschalenkalk	**Calcium carbonicum**	Kalziumkarbonat	102
B			
Badeschwamm	Euspongia officinalis, **Spongia**, Spongia marina tosta	gerösteter Seeschwamm	245
Bariumcarbonat	Baryta carbonica, **Barium carbonicum**	neutrales kohlensaures Baryt	91
Barium carbonicum	Baryta carbonica	neutrales kohlensaures Baryt, Bariumcarbonat	91
Baryt, neutrales kohlensaures	**Barium carbonicum**, Baryta carbonica		91
Baryta carbonica	**Barium carbonicum**	neutrales kohlensaures Baryt	91
Beinheil	**Eupatorim perfoliatum**	Wasserhanf	148
Bergkristall	**Silicea**	H_2SiO_3, Kieselerde, Kieselsäure	242
Belladonna	Atropa belladonna	Tollkirsche	94
Berg-Wohlverleih	**Arnica montana**	Fallkraut	82
Bilsenkraut	**Hyoscyamus niger**		165
Bittersüß	Amara dulcis, **Dulcamara**, Dulcis amara, Solanum dulcamara		146
Blätterschwamm	**Agaricus muscarius**, Amanita muscaria	Fliegenpilz	59
Blei	**Plumbum**		228
Brechnuß	**Nux vomica**, Strychnos nux vomica	Krähenauge	215
Brechweinstein	Tartarus emeticus, **Tartarus stibiatus**	$(C_4H_4O_6(SbO)K)_2 + H_2O$	262

Suchbegriff	lateinisch	deutsch	Seite
Brechwurzel	**Ipecacuanha**, Uragoga Ipecacuanha		172
Brom	**Bromum**		97
Bromum		Brom	97
Bryonia alba	**Bryonia**, Vitis alba, Vitis diaboli	Gichtrübe, Teufelsrübe, weiße Zaunrübe	99
Bryonia	Bryonia alba, Vitis alba, Vitis diaboli	Gichtrübe, Teufelsrübe, weiße Zaunrübe	99
Buschmeister	**Lachesis**, Lachesis mutus, Surucucu		187
C			
$(C_4H_4O_6\,(SbO)\,K)_2 + H_2O$	Tartarus emeticus, **Tartarus stibiatus**	Brechweinstein	262
$C_6H_2(NO_2)_3(OH)$	**Acidum picrinicum**	Picrinsäure, Trinitrophenol	51
Calcarea carbonica Hahnemanni	**Calcium carbonicum**	kohlensaurer Kalk, Kalziumkarbonat	102
Calcarea phosphorica	**Calcium phosphoricum**	Kalziumphosphat, Kalziumhydrogencarbonat	105
Calcarea sulfurica	**Calcium sulfuricum**	Kalziumsulfat	107
Calcium carbonicum	Calcarea carbonica Hahnemanni	kohlensaurer Kalk, Kalziumkarbonat	102
Calcium phosphoricum	Calcarea phosphorica	Kalziumphosphat	105
Calcium sulfuratum Hahnemanni	**Hepar sulfuris**, Hepar sulfuris calcareum	kalkhaltige Schwefelleber	163
Calcium sulfuricum	Calcarea sulfurica	Alabaster, Calciumsulfat, $CaSO_4$, Gips	107
Calciumsulfat	**Calcium sulfuricum**	Alabaster, $CaSO_4$, Gips	107
Camphora	Laurus Camphora	Kampfer	109
Cannabis indica		indischer Hanf, Haschisch	111
Cantharis officinalis	**Cantharis**, Lytta vesicatoriae	spanische Fliegen	113
Cantharis	Cantharis officinalis, Lytta vesicatoriae	spanische Fliegen	113

Suchbegriff	lateinisch	deutsch	Seite
Capsicum annuum	**Capsicum**	Cayenne-Pfeffer, Nelkenpfeffer, Paprika, spanischer Pfeffer	115
Capsicum	Capsicum annuum	Cayenne-Pfeffer, Nelkenpfeffer, Paprika, spanischer Pfeffer	115
Carbo vegetabilis		Holzkohle, pflanzliche Kohle	118
$CaSO_4$	**Calcium sulfuricum**	Alabaster, Calciumsulfat, Gips	107
Causticum	Tinctura acris sine Kalio		120
Cayenne-Pfeffer	**Capsicum**, Capsicum annuum	Nelkenpfeffer, spanischer Pfeffer	115
Chamomilla	Matricaria chamomilla	gemeine Feldkamille, echte Kamille, Mutterkraut	123
Chelidonium majus	**Chelidonium**	Schöllkraut	125
Chelidonium	Chelidonium majus	Schöllkraut	125
China officinalis	Cinchona succirubra, Cortex peruviana	Chinarinde	127
Chinarinde	**China officinalis**, Cinchona officinalis, Cortex peruviana		127
Christrose	**Helleborus niger**	schwarze Nieswurz	161
Cimicifuga serpentaria	Actaea racemosa, **Cimicifuga**	schwarze Schlangenwurz, Wanzenkraut	129
Cimicifuga	Actaea racemosa, Cimicifuga serpentaria	schwarze Schlangenwurz, Wanzenkraut	129
Cina	Artemisia Cina	Zitwerblüten	131
Cinchona succirubra	**China officinalis**, Cortex peruviana	Chinarinde	127
Citrullus colocynthis	**Colocynthis**, Cucumis	Koloquinte	137
Cocculus	Anamirta cocculus, Menispermum cocculus	Kockelskörner	133
Coffea arabica	**Coffea**, Coffea cruda	Kaffee	135
Coffea cruda	**Coffea**, Coffea arabica	Kaffee	135
Coffea	Coffea arabica, Coffea cruda	Kaffee	135

Suchbegriff	lateinisch	deutsch	Seite
Colocynthis	Citrullus colocynthis, Cucumis	Koloquinte	137
Conium maculatum		gefleckter Schierling	139
Cortex peruviana	**China officinalis**, Cinchona officinalis	Chinarinde	127
Crotalus Cascavella	**Crotalus horridus**		142
Crotalus horridus	Crotalus cascavella		142
Cucumis	Citrullus colocynthis, **Colocynthis**	Koloquinte	137
Cuprum metallicum		metallisches Kupfer	144
D			
Datura stramonium	**Stramonium**	Stechapfel	252
Delphinium staphysagria	**Staphysagria**	Läusepfeffer, Stephanskörner	249
Dulcamara	Amara dulcis, Dulcis amara, Solanum dulcamara	Bittersüß	146
Dulcis amara	Amara dulcis, **Dulcamara**, Solanum dulcamara	Bittersüß	146
E			
Eberraute	**Abrotanum**, Artemisia abrotanum	Eberrautenbeifuß	42
Eberrautenbeifuß	**Abrotanum**, Artemisia abrotanum	Eberraute	42
Eisen, metallisches	**Ferrum metallicum**		150
Eisenhut, blauer	**Aconitum napellus**	Mönchshut, Sturmhut	55
Eisenoxydphosphat	**Ferrum phosphoricum**	$FePO_4$, Ferriphosphat, phosphorsaures Eisen	152
Eisen, phosphorsaures	**Ferrum phosphoricum**	Eisenoxydphosphat, $FePO_4$, Ferriphosphat	152
Elefantenlausnuß, orientalische	**Anacardium orientale**	Malakka-Nuß	71
Eupatorim perfoliatum		Beinheil, Wasserhanf	148

Suchbegriff	lateinisch	deutsch	Seite
Euspongia officinalis	**Spongia**, Spongia marina tosta	Badeschwamm, gerösteter Seeschwamm	245
F			
Fallkraut	**Arnica montana**	Berg-Wohlverleih	82
Feldkamille, gemeine	**Chamomilla**, Matricaria Chamomilla	echte Kamille, Mutterkraut	123
$FePO_4$	**Ferrum phosphoricum**	Eisenoxydphosphat, Ferriphosphat	152
Ferriphosphat	**Ferrum phosphoricum**	Eisenoxydphosphat, $FePO_4$	152
Ferrum metallicum		metallisches Eisen	150
Ferrum phosphoricum		Eisenoxydphosphat, $FePO_4$, Ferriphosphat	152
Fliegen, spanische	**Cantharis**, Cantharis officinalis, Lytta vesicatoriae		113
Fliegenpilz	**Agaricus muscarius**, Amanita muscaria	Blätterschwamm	59
Flußblatt	**Podophyllum**, Podophyllum peltatum	Maiapfel	230
G			
Gartenschierling	**Aethusa cynapium**	Hundspetersilie, Narrenpetersilie	57
Gelsemium Sempervirens	**Gelsemium**	gelber Jasmin	154
Gelsemium	Gelsemium Sempervirens	gelber Jasmin	154
Germer	Helleborus albus, **Veratrum album**	weiße Nieswurz	270
Gichtrübe	**Bryonia**, Bryonia alba, Vitis alba, Vitis diaboli	Teufelsrübe, weiße Zaunrübe	99
Giftsumach	**Rhus toxicodendron**		237
Gips	**Calcium sulfuricum**	Alabaster, Calciumsulfat, $CaSO_4$	107
Glaubersalz	**Natrium sulfuricum**	Natriumsulfat, Na_2SO_4	211
Glonoinum		Nitroglycerin, Tinitrin	157
Gold, metallisches	Aurum foliatum, **Aurum metallicum**		88

Suchbegriff	lateinisch	deutsch	Seite
Goldschwefel	**Antimonium sulphuratum aurantiacum**	Antimonpentasulphid, Sb_2S_5	75
Graphites		Reißblei, Schreibblei	159
Grauspießglanzerz	**Antimonium crudum**	Schwefelspießglanz, (Sb_2S_3)	73
H			
H_2SiO_3	**Silicea**	Kieselerde, Kieselsäure	242
Hanf, indischer	**Cannabis indica**	Haschisch	111
Haschisch	**Cannabis indica**	indischer Hanf	111
Helleborus albus	**Veratrum album**	Germer, weiße Nieswurz	270
Helleborus niger		Christrose, schwarze Nieswurz	161
Hepar sulfuris calcareum	Calcium sulfuratum Hahnemanni, **Hepar sulfuris**	kalkhaltige Schwefelleber	163
Hepar sulfuris	Calcium sulfuratum Hahnemanni, Hepar sulfuris calcareum	kalkhaltige Schwefelleber	163
Höllenstein	**Argentum nitricum**	salpetersaures Silber, Silbernitrat	79
Holzkohle	**Carbo vegetabilis**	pflanzliche Kohle	118
Honigbiene	**Apis mellifica**		76
Hundemilch	**Lac caninum**		185
Hundspetersilie	**Aethusa cynapium**	Gartenschierling, Narrenpetersilie	57
Hydrargyrum	**Mercurius solubilis**	Quecksilber	205
Hyoscyamus niger		Bilsenkraut	165
Hypericum perforatum	**Hypericum**	Johanniskraut	168
Hypericum	Hypericum perforatum	Johanniskraut	168
I			
Ignatia amara	**Ignatia**, Strachnos Ignatii	St.-Ignaz-Bohne	170
Ignatia	Ignatia amara, Strachnos Ignatii	St.-Ignaz-Bohne	170
Ipecacuanha	Uragoga ipecacuanha	Brechwurzel	172
J			

Suchbegriff	lateinisch	deutsch	Seite
Jasmin, gelber	**Gelsemium**, Gelsemium sempervirens		154
Jod	**Jodum**		174
Jodum		Jod	174
Johanniskraut	**Hypericum**, Hypericum perforatum		168
K			
$K_2((CrO_3)(CrO_4))$	**Kalium bichromicum**	chromsaures Kali, Kaliumbichromat	176
K_2CO_3	**Kalium carbonicum**	Kaliumkarbonat, Pottasche, Weinsteinsalz	178
Kaffee	**Coffea**, Coffea arabica, Coffea cruda		135
Kali, chromsaures	**Kalium bichromicum**	Kaliumbichromat, $K_2((CrO_3)(CrO_4))$	176
Kalium bichromicum		chromsaures Kali, Kaliumdichromat, $K_2((CrO_3)(CrO_4))$	176
Kalium carbonicum		Kaliumkarbonat, K_2CO_3, Pottasche, Weinsteinsalz	176
Kalium phosphoricum		Kaliumphosphat, KH_2PO_4	181
Kalium sulfuricum		Kaliumsulfat	183
Kaliumbichromat	**Kalium bichromicum**	chromsaures Kali, $K_2((CrO_3)(CrO_4))$	176
Kaliumkarbonat	**Kalium carbonicum**	K_2CO_3, Pottasche, Weinsteinsalz	178
Kaliumphosphat	**Kalium phosphoricum**	KH_2PO_4	181
Kaliumsulfat	**Kalium sulfuricum**		183
Kalk, kohlensaurer	**Calcium carbonicum**	Kalziumkarbonat	102
Kalziumkarbonat	**Calcium carbonicum**	kohlensaurer Kalk	102
Kalziumphosphat	**Calcium phosphoricum**		105
Kamille, echte	**Chamomilla**, Matricaria Chamomilla	gemeine Feldkamille, Mutterkraut	123
Kampfer	**Camphora**, Laurus Camphora		109
Kermesbeere	**Phytolacca**, Phytolacca decandra		224
KH_2PO_4	**Kalium phosphoricum**	Kaliumphosphat	181
Kieselerde	**Silicea**	H_2SiO_3, Kieselsäure	242

Suchbegriff	lateinisch	deutsch	Seite
Kieselsäure	**Silicea**	H_2SiO_3, Kieselerde	242
Kochsalz	Natrium chloratum, **Natrium muriaticum**	NaCl, Seesalz	209
Kockelskörner	Anamirta Cocculus, **Cocculus**, Menispermum Cocculus		133
Kohle, pflanzliche	**Carbo vegetabilis**	Holzkohle	118
Krähenauge	**Nux vomica**, Strychnos Nux vomica	Brechnuß	215
Koloquinte	**Colocynthis**, Citrullus colocynthis, Cucumis		137
Küchenschelle	**Pulsatilla**, Pulsatilla pratensis	Kuhschelle	234
Küchenzwiebel, rote	**Allium cepa**		62
Kuhschelle	**Pulsatilla**, Pulsatilla pratensis	Küchenschelle	234
Kupfer, metallisches	**Cuprum metallicum**		144
L			
Lac caninum		Hundemilch	185
Lachesis mutus	**Lachesis**, Surucucu	Buschmeister	187
Lachesis	Lachesis mutus, Surucucu	Buschmeister	187
Laurus Camphora	**Camphora**	Kampfer	109
Läusepfeffer	Delphinium staphysagria, **Staphysagria**	Stephanskörner	249
Lebensbaum	**Thuja**, Thuja occidentalis		264
Ledum palustre	**Ledum**	wilder Rosmarin, Sumpfporst	190
Ledum	Ledum palustre	wilder Rosmarin, Sumpfporst	190
Lilie, chinesische	**Lilium tigrinum**	Tigerlilie	192
Lilium tigrinum		chinesische Lilie, Tigerlilie	192
Luesinum	**Syphilinum**		258
Lycopodium clavatum	**Lycopodium**		194
Lycopodium	Lycopodium clavatum		194

Suchbegriff	lateinisch	deutsch	Seite
Lycosa hispanica	Tarantula fasciiventris, **Tarantula hispanica**		260
Lytta vesicatoriae	**Cantharis**, Cantharis officinalis	spanische Fliegen	113
M			
Magnesium carbonicum		Magnesiumkarbonat	197
Magnesium chloratum	**Magnesium muriaticum**	salzsaures Magnesium	199
Magnesium muriaticum	Magnesium chloratum	salzsaures Magnesium	199
Magnesium phosphoricum		Magnesiumphosphat	201
Magnesium, salzsaures	Magnesium chloratum, **Magnesium muriaticum**		199
Magnesiumkarbonat	**Magnesium carbonicum**		197
Magnesiumphosphat	**Magnesium phosphoricum**		201
Maiapfel	**Podophyllum**, Podophyllum peltatum	Flußblatt	230
Malakka-Nuß	**Anacardium orientale**	orientalische Elefantenlausnuß	71
Matricaria Chamomilla	**Chamomilla**	gemeine Feldkamille, echte Kamille, Mutterkraut	123
Medorrhinum			203
Menispermum Cocculus	Anamirta Cocculus, **Cocculus**	Kockelskörner	133
Mercurius solubilis	Hydrargyrum	Quecksilber	205
Mönchshut	**Aconitum napellus**	blauer Eisenhut, Sturmhut	55
Muskatnuß	Myristica fragrans, **Nux moschata**		213
Mutterkraut	**Chamomilla**, Matricaria Chamomilla	gemeine Feldkamille, echte Kamille	123
Myristica fragrans	**Nux moschata**	Muskatnuß	213
N			
Na_2SO_4	**Natrium sulfuricum**	Glaubersalz, Natriumsulfat	211

Suchbegriff	lateinisch	deutsch	Seite
NaCl	Natrium chloratum, **Natrium muriaticum**	Kochsalz, Seesalz	209
$NaCO_3$	**Natrium carbonicum**	getrocknetes Natriumcarbonat, Soda	207
Narrenpetersilie	**Aethusa cynapium**	Gartenschierling, Hundspetersilie	57
Natrium carbonicum		getrocknetes Natriumcarbonat, $NaCO_3$, Soda	207
Natrium chloratum	**Natrium muriaticum**	Kochsalz, NaCl, Seesalz	209
Natrium muriaticum	Natrium chloratum	Kochsalz, NaCl, Seesalz	209
Natrium sulfuricum		Glaubersalz, Natriumsulfat, Na_2SO_4	211
Natriumcarbonat, getrocknetes	**Natrium carbonicum**	$NaCO_3$, Soda	207
Natriumsulfat	**Natrium sulfuricum**	Glaubersalz, Na_2SO_4	211
Nelkenpfeffer	**Capsicum**, Capsicum annuum	Cayenne-Pfeffer, spanischer Pfeffer	115
Nieswurz, schwarze	**Helleborus niger**	Christrose	161
Nieswurz, weiße	Helleborus albus, **Veratrum album**	Germer	161
Nitroglycerin	**Glonoinum**	Tinitrin	157
Nux moschata	Myristica fragrans	Muskatnuß	213
Nux vomica	Strychnos Nux vomica	Brechnuß	215
O			
Oleum petrae album	**Petroleum**	Petroleum	219
Opium			217
P			
Paprika	**Capsicum**, Capsicum annuum	Cayenne-Pfeffer, Nelkenpfeffer, spanischer Pfeffer	115
Petroleum	Oleum petrae album, **Petroleum**	Petroleum, Steinöl	219
Pfeffer, spanischer	**Capsicum**, Capsicum annuum	Cayenne-Pfeffer, Nelkenpfeffer	115
Phosphor	**Phosphorus**		221
Phosphorsäure	**Acidum phosphoricum**		221
phosphorsaures Eisen	**Ferrum phosphoricum**	Eisenoxydphosphat, Ferriphosphat	152

Suchbegriff	lateinisch	deutsch	Seite
Phosphorus		Phosphor	221
Phytolacca decandra	**Phytolacca**	Kermesbeere	224
Phytolacca	Phytolacca decandra	Kermesbeere	224
Picrinsäure	**Acidum picrinicum**	$C_6H_2(NO_2)_3(OH)$, Trinitrophenol	51
Platin	**Platina**, Platinum metallicum	Platin	226
Platina	Platinum metallicum	Platin	226
Platinum metallicum	**Platina**	Platin	226
Plumbum		Blei	228
Podophyllum peltatum	**Podophyllum**	Flußblatt, Maiapfel	230
Podophyllum	Podophyllum peltatum	Flußblatt, Maiapfel	230
Pottasche	**Kalium carbonicum**	Kaliumkarbonat, K_2CO_3, Weinsteinsalz	178
Psorinum			232
Pulsatilla pratensis	**Pulsatilla**	Küchenschelle, Kuhschelle	234
Pulsatilla	Pulsatilla pratensis	Küchenschelle, Kuhschelle	234
Q			
Quecksilber	Hydrargyrum, **Mercurius solubilis**		205
R			
Reißblei	**Graphites**	Schreibblei	159
Rhus toxicodendron	Toxicodendron quercifolium	Giftsumach	237
Rosmarin, wilder	**Ledum**, Ledum palustre	Sumpfporst	190
S			
Salpetersäure	**Acidum nitricum**, Spiritus nitri acidus	Scheidewasser	46
Säure, arsenige	**Arsenicum album**	As_2O_3	85
(Sb_2S_3)	**Antimonium crudum**	Grauspießglanzerz, Schwefelspießglanz	73
Sb_2S_5	**Antimonium sulphuratum aurantiacum**	Antimonpentasulphid, Goldschwefel	75

Suchbegriff	lateinisch	deutsch	Seite
Scheidewasser	**Acidum nitricum**, Spiritus nitri acidus	Salpetersäure	46
Schlafmohn	**Opium**, Papaver somniferum	Gartenmohn	217
Schierling, gefleckter	**Conium maculatum**		139
Schlangenwurz, schwarze	Actaea racemosa, **Cimicifuga**, Cimicifuga serpentaria	Wanzenkraut	129
Schöllkraut	**Chelidonium**, Chelidonium majus		125
Schreibblei	**Graphites**	Reißblei	159
Schwefel	**Sulfur**		255
Schwefelleber, kalkhaltige	Calcium sulfuratum Hahnemanni, **Hepar sulfuris**, Hepar sulfuris calcareum		163
Schwefelsäure	**Acidum sulfuricum**		53
Schwefelspießglanz	**Antimonium crudum**	Grauspießglanzerz, (Sb_2S_3)	73
Seesalz	Natrium chloratum, **Natrium muriaticum**	Kochsalz, NaCl	209
Seeschwamm, gerösteter	Euspongia officinalis, **Spongia**, Spongia marina tosta	Badeschwamm	245
Sepia			239
Silber, salpetersaures	**Argentum nitricum**	Silbernitrat	79
Silbernitrat	**Argentum nitricum**	salpetersaures Silber	79
Silicea		H_2SiO_3, Kieselerde, Kieselsäure	242
Soda	**Natrium carbonicum**	getrocknetes Natriumcarbonat, $NaCO_3$	207
Solanum Dulcamara	Amara dulcis, Dulcis amara, **Dulcamara**		146
Spiritus nitri acidus	**Acidum nitricum**	Salpetersäure, Scheidewasser	46
Spanischer Pfeffer	Capsicum annuum	Nelkenpfeffer, Cayenne-Pfeffer,	
Spongia marina tosta	Euspongia officinalis, **Spongia**	Badeschwamm, gerösteter Seeschwamm	245

Suchbegriff	lateinisch	deutsch	Seite
Steinöl	**Petroleum**, Oleum petrae album	Petroleum	219
Spongia	Euspongia officinalis, Spongia marina tosta	Badeschwamm, gerösteter Seeschwamm	245
St.-Ignaz-Bohne	**Ignatia**, Ignatia amara, Strachnos Ignatii		170
Stannum		metallisches Zinn	247
Staphysagria	Delphinium staphysagria	Läusepfeffer, Stephanskörner	249
Stechapfel	Dura stramonium, **Stramonium**		252
Stephanskörner	Delphinium staphysagria, **Staphysagria**	Läusepfeffer, Körner vom Stephanskraut	249
Stephanskraut	Delphinium staphysagria, **Staphysagria**	Läusepfeffer	249
Strachnos Ignatii	**Ignatia**, Ignatia amara	St.-Ignaz-Bohne	170
Stramonium	Datura stramonium	Stechapfel	252
Strychnos Nux vomica	**Nux vomica**	Brechnuß	215
Sturmhut	**Aconitum napellus**	blauer Eisenhut, Mönchshut	55
Sulfur		Schwefel	255
Sumpfporst	**Ledum**, Ledum palustre	wilder Rosmarin	190
Surucucu	**Lachesis**, Lachesis mutus	Buschmeister	187
Syphilinum	Luesinum		258
T			
Tarantula fasciiventris	Lycosa hispanica, **Tarantula hispanica**		260
Tarantula hispanica	Lycosa hispanica, Tarantula fasciiventris		260
Tartarus emeticus	**Tartarus stibiatus**, Antimonium tartaricum	Brechweinstein, $(C_4H_4O_6(SbO)K)_2 + H_2O$	262
Tartarus stibiatus	Tartarus emeticus, Antimonium tartaricum	Brechweinstein, $(C_4H_4O_6(SbO)K)_2 + H_2O$	262

Suchbegriff	lateinisch	deutsch	Seite
Teufelsrübe	**Bryonia**, Bryonia alba, Vitis alba, Vitis diaboli	Gichtrübe, weiße Zaunrübe	99
Thuja occidentalis	**Thuja**	Lebensbaum	264
Thuja	Thuja occidentalis	Lebensbaum	264
Tigerlilie	**Lilium tigrinum**	chinesische Lilie	192
Tinctura acris sine Kalio	**Causticum**		120
Tinitrin	**Glonoinum**	Nitroglycerin	157
Tollkirsche	Atropa belladonna, **Belladonna**		94
Toxicodendron quercifolium	**Rhus toxidodendron**	Giftsumach	237
Trinitrophenol	**Acidum picrinicum**	$C_6H_2(NO_2)_3(OH)$, Picrinsäure	51
Tuberculinum		Tuberkulin	267
Tuberkulin	**Tuberculinum**		267
U			
Uragoga Ipecacuanha	**Ipecacuanha**	Brechwurzel	172
V			
Veratrum album	Helleborus albus	Germer, weiße Nieswurz	270
Vitis alba	**Bryonia**, Bryonia alba, Vitis diaboli	Gichtrübe, Teufelsrübe, weiße Zaunrübe	99
Vitis diaboli	**Bryonia**, Bryonia alba, Vitis alba	Gichtrübe, Teufelsrübe, weiße Zaunrübe	99
W			
Wanzenkraut	Actaea racemosa, **Cimicifuga**, Cimicifuga serpentaria	schwarze Schlangenwurz	129
Wasserhanf	**Eupatorim perfoliatum**	Beinheil	148
Weinsteinsalz	**Kalium carbonicum**	Kaliumkarbonat, K_2CO_3, Pottasche	178
Z			
Zaunrübe, weiße	**Bryonia**, Bryonia alba, Vitis alba, Vitis diaboli	Gichtrübe, Teufelsrübe	99
Zincum metallicum		metallisches Zink	272
Zink, metallisches	**Zincum metallicum**		272

Suchbegriff	lateinisch	deutsch	Seite
Zinn, metallisches	**Stannum**		247
Zitwerblüten	Artemisia Cina, **Cina**		131

Achtung:

Im folgenden Text werden Hauptsymptome in der Regel durch Semikolon oder Komma von dazugehörigen Modalitäten getrennt.

Kursiv geschriebene medizinische Fachbegriffe werden im Glossar erklärt.

Leitsymptome sind größtenteils **fett** dargestellt.

Abrotanum

Artemisia Abrotanum, die Eberraute oder Eberrautenbeifuß (Fam. nat. Compositae).

Allgemeines

Krankhafte Erscheinungen wandern von einem Ort zum anderen, d.h. die unterschiedlichen Beschwerden wechseln sich ab. Dieses Mittel braucht einen Auslaß, ein Ventil, braucht Ausscheidung, und es ist eines der Hauptmittel für leicht eintretende Absonderungen und *Exsudationen. Marasmus*, Abmagerung insbesondere der unteren Extremitäten. Große Schwäche. Frostigkeit. Die Nahrungsassimilation ist gestört; diese Störung kann in ihrem vollen Ausmaß bei dem *Marasmus* von Neugeborenen beobachtet werden: Der Kopf des Babys kippt um, weil der Hals so mager und schwach ist, das Gesicht sieht alt aus, schon ein kleines Kind sieht aus wie ein alter Mann. Der ganze Körper dieser Kinder ist abgemagert, ausgezehrt; sie sehen unterernährt aus, ihre Haut ist schrumpelig, und am Nabel treten *Exsudate* und Geschwürbildungen auf. Drüsen- und Schleimhauterkrankungen mit langanhaltendem, ständig hohem Fieber. Nächtlicher Schweiß; brennende Handinnenflächen.

Geist und Gemüt

Traurige Verstimmtheit mit zunehmender Ängstlichkeit und Reizbarkeit. Zornig, mürrisch, verdrießlich, boshaft, grausam, gewalttätig. Mutlosigkeit. Erregung. Wechselnde Stimmungen. Gedächtnisschwäche. Geistige Anstrengung ermüdet; Schwierigkeiten beim Denken, versteht nichts mehr. Wahnvorstellung bzw. Furcht vor Gehirnerweichung. Abrotanum-Kinder sind reizbar, widerspenstig und melancholisch. Sie können sich von anderen Kindern absondern und näheren Kontakt vermeiden. Sie fühlen sich benommen, träge und begreifen nur langsam.

Kopf

Kopfschmerzen. Empfindung wie von kriechendem Frost entlang der Hirnwindungen, begleitet von Kribbeln. Als ob Wind aus dem rechten Ohr rausche.

Herz-Kreislauf

Herzbeschwerden, besonders nach unterdrücktem Durchfall oder Rheuma.

Atemwege

Nasenbluten; trockene Nase. Kratzen im Kehlkopf. Gefühl, heiße Luft einzuatmen.

Verdauungstrakt

Abmagerung bei gutem Appetit. Schluckbeschwerden, Aufstoßen, Sodbrennen, Blähungen und *kolik*artige Bauchschmerzen. Schneidende, nagende Magenschmerzen, schlimmer nachts. Empfindung, als hänge oder schwimme der Magen in Wasser, mit einer eigenartigen Kälteempfindung. Empfindung, als könnten die Eingeweide nur am Austreten aus dem *Anus* gehindert werden, indem man die Beine eng zusammenhält. Nahrung passiert unverdaut. Wechsel von Durchfall und Verstopfung. (Unterdrückte) Hämorrhoiden.

Extremitäten

Rheuma mit entzündeten, schmerzhaften oder geschwollenen und steifen Gelenken; verbunden mit einer kribbelnden Empfindung. Schmerzen morgens schlimmer, besser durch Bewegung. Lähmungen mit Schmerzlosigkeit und Taubheit. Schwach, zittrig. Neuralgische Schmerzen mit großer Unruhe, besser durch Bewegung.

Haut

Hautjucken; Bläschen mit wäßrigem Inhalt; weiße Knötchen auf Stirn und Wangen; blaurote, unscharf begrenzte Flecken, rotblaue Venenzeichnung; flohstichartige Hauterscheinungen. Juckende Frostbeulen.

Modalitäten

Verschlimmerung: Aufhören oder Unterdrückung von Absonderungen, besonders Durchfall. Kälte, kalte Luft; durch Naßwerden; nachts; Nebel.
Besserung: Während Durchfall; Bewegung.

Causa

Aufhören oder Unterdrücken von Absonderungen.

Klinische Indikationen

Continua. Ekzem. *Erythema nodosum.* Gedeihstörungen. *Hämangiom.* Hämorrhoiden. *Hydrozele. Kolitis. Lymphadenitis* mit Magen-Darm-Katarrh. *Naevus flammeus. Ranula.* Wurmerkrankungen.

Vergleichbare Arzneimittel

Aethusa, Barium carbonicum, China, Kalium bichromicum, Magnesium carbonicum, Natrium muriaticum, Pulsatilla, Silicea.

Acidum fluoricum

Acidum hydrofluoricum, kommt geologisch in Flußspat und Kryolith vor.

Allgemeines

Wärmeüberschuß mit Verlangen nach Abkühlung. Gefühl, als ob siedender Dampf aus den Poren entweiche. Verlangen nach frischer Luft; badet und duscht gerne kalt. Übelriechende, saure und klebrige Schweiße; aber auch Reaktion mit Frösteln und Frieren. Ungeheure Energie.

Geist und Gemüt

Außergewöhnlich ambivalentes Gemüt. Glücksgefühl am Morgen. Abends schlecht gelaunt, pessimistisch mit ängstlichen Vorahnungen und Schweißausbrüchen. Unzufrieden, mürrisch, reizbar. **Unruhiger Geist, hastig, immer in Eile**. Ungeduld. **Energisch**, rigoros, impulsiv, launisch. Verträgt weder Widerspruch noch Kompromisse. Sehr aktiv; Selbstüberschätzung. **Materialist**. Furcht vor dem Tod und davor, daß sich ein Unglück ereignen könne. Ängstliche Unruhe; Erschöpfung. Normalerweise geistig sehr aktiv und aufnahmefähig, vergißt aber die einfachsten alltäglichen Dinge. Unternehmungslustig, aber arbeitsscheu; Abneigung gegen Verantwortung. Herablassende, gereizte Bewertung des sozialen Umfeldes; Neigung, Beziehungen aufzulösen; Abneigung gegen die eigene Familie. Bei persönlichen Kontakten mit verhaßten Mitmenschen scheinen aber alle Vorbehalte vergessen zu sein. Fehler beim Sprechen durch schnellen Redefluß.

Kopf

Hitziger Kopf, Kopfschmerzen, Kopfdruck, Übelkeit und Schwindel; Harndrang verschlechtert. **Haarausfall** (stellenweise). Haare trocken, brüchig und verfilzt. Knochenwulst zwischen den Augenbrauen. Gesichtsmuskeln bewegen sich ständig. Brennen und Jucken der Augen. Abends bei geschlossenen Augen Blitze und Funken.

Atemwege

Fließschnupfen mit Verstopfung; Verschlimmerung bei Stocken der Sekretion.

Verdauungstrakt

Kariöse, defekthafte Zähne, Speichelfluß, Schluckbeschwerden. Heißhunger, beständiges Hungergefühl. Abmagerung bei gesteigertem Appetit; Aufstoßen und Blähungen. Verlangen nach scharf gewürzten Speisen und kalten Getränken.

Abneigung gegen Kaffee, Alkohol und Fett; Unverträglichkeit von Fett. *Obstipation*, häufige und harte Stühle.

Urogenitaltrakt

Brennen beim Wasserlassen; scharfer Uringeruch; wenig dunkler Urin. Stark ausgeprägte Sexualität; sexuelle Ausschweifungen. Nymphomanie; ätzender Ausfluß. Heftige und übermäßige Erektionen und Samenergüsse durch sexuelle Gedanken.

Extremitäten

Schnell wachsende, brüchige Nägel. Nagelbettentzündung. **Enormer Bewegungsdrang, erhöhtes Kraftgefühl ohne Ermüdung**. Schmerzen in Gelenken und Knochen. Zucken, Fibrillieren und Zittern der Muskulatur. Knochenentzündungen, -karies. Hitzegefühl überall; streckt die Füße aus dem Bett. Schwitzen an den Handflächen.

Haut

Heftiges Jucken der ganzen Haut, Abkühlung bessert. Bläschen und *Pusteln*. Altersekzem. Ekzemverschlechterung schon vor Beginn der warmen Witterung. Erweiterung der oberflächlichen Blutgefäße. Handrückenvenen stark ausgeprägt. Krampfadern. Geschwüre mit harten Rändern und ätzenden Absonderungen. Eiterungen mit *Fisteln* und wundmachenden Absonderungen. Verwachsungen nach Entzündungen und Verletzungen. Empfindliche, rote Narben mit juckenden Bläschen ringsherum. Warzen. *Hämangiome*.

Modalitäten

Verschlimmerung: **Wärme**; Vollmond; nachts, 3 bis 5 Uhr.
Besserung: Kälte; Essen, nach dem Essen; schnelle Bewegung.

Klinische Indikationen

Allergie. *Alopezie*. Drüsenschwellungen. Ekzem. *Hämangiom*. Hyperkinetisches Syndrom. Karies. *Morbus Basedow. Naevus flammeus. Pharyngitis. Rhinitis.* Sexuelle Störungen. *Sinusitis*. Sonnenallergie. Sonnenbrand. *Struma maligna. Tendovaginitis. Varizen.* Wachstumsschmerzen.

Vergleichbare Arzneimittel

Acidum sulfuricum, Acidum nitricum, Calcium fluoratum, Coffea, Jodum, Medorrhinum, Silicea, Sulfur.

Acidum nitricum

Salpetersäure oder Scheidewasser; Spiritus nitri acidus.

Allgemeines

Körperschwäche; Schwäche mit Zittern, so daß der Patient sich hinlegen muß. Frösteln im warmen Raum oder im warmen Bett; fürchtet die Kälte. Übelriechende Absonderungen; der Urin riecht wie Pferdeurin. Saure, übelriechende Nachtschweiße. Plötzlich auftretende und ebenso wieder verschwindende **stechende Schmerzen wie von Splittern**; sie treten vor allem dort auf, wo Schleimhaut und Haut aneinandergrenzen. *Hämorrhagien* mit leuchtend rotem Blut, aus allen Körperöffnungen. Neigung zu Geschwürbildung mit stinkender, wäßriger, ätzender Sekretion.

Geist und Gemüt

Angst um die Gesundheit. Furcht vor Krankheit, Krebs, dem Tod (noch stärker als bei Arsenicum album). Zweifelt an seiner Genesung; sucht einen Arzt nach dem anderen auf. Unversöhnlich, nachtragend, grollt, rachsüchtig; unbewegt durch Entschuldigungen. Nihilistisch! Große Unzufriedenheit, auch mit sich selbst. Reizbar um Kleinigkeiten; störrisch; depressive Verstimmtheit, zu Tränen geneigt. Beunruhigte Ängstlichkeit. Wutanfälle. Wortkarg. Zittert heftig bei Auseinandersetzungen. Selbstsüchtig; haßerfüllt, rechthaberisch; böswillig. Beschuldigt andere und bemitleidet sich selbst. Mißtrauen. Im fortgeschrittenen Stadium hoffnungslos, verzweifelt, lebensüberdrüssig, Todesahnung, Gedächtnisschwund, schwere Schlafstörung.

Schlaf

Unerquicklicher Schlaf, erwacht um 2 Uhr morgens.

Kopf

Schwindel. Kopfschmerz mit Empfindlichkeit der Kopfhaut und Bandgefühl bzw. der Empfindung, als ob der Kopf in einem Schraubstock stecke. *Kongestion.* Juckender Ausschlag am behaarten Kopf. Pustulöser Hautausschlag an der Stirnhaargrenze. Sehstörungen. Hörstörung und Ohrgeräusche; Schwerhörigkeit, besser beim Fahren im Wagen oder Zug.

Hals

Lymphknotenschwellung.

Atemwege

Wundfressender, übelriechender Fließschnupfen. Nasenbluten. Warzen und *Fissuren* in den Nasenlöchern. Heiserkeit; nächtlicher Reizhusten, Husten im Schlaf; sehr reichlicher schleimig-eitriger oder blutiger Auswurf; Stiche in der Brust; Atemnot.

Herz-Kreislauf

Puls schwach, unregelmäßig und beschleunigt. Herzklopfen und Angst. Klopfen der Schlagadern, das im ganzen Oberkörper gefühlt wird.

Verdauungstrakt

Verlangen: Hering, Salz und nach Fettem, nach unverdaulichen Speisen (Kohle, Erde u.a.). Abneigung: Milch, Brot und Fleisch.
Lippenbläschen, Einrisse in den Mundwinkeln; Warzen auf den Lippen; fauliger Mundgeruch; wunde, geschwürige Mundschleimhaut und ebensolches Zahnfleisch; Blutungsneigung, Trockenheitsgefühl mit verstärktem Durst, verstärkter Speichelfluß; Schluckbeschwerden. Knacken im Kiefergelenk beim Kauen. Inappetenz. Milchunverträglichkeit. Übelkeit nach dem Essen. Stechende Leibschmerzen. Wechselnder, übelriechender Stuhl, schmerzhafte Defäkation. Heftige Schmerzen nach Stuhl, mehrere Stunden lang anhaltend, selbst nach weichem Stuhl. Geschwürige, rissige und schmerzhafte Afterfalten. Sehr schmerzhafte, blutende Hämorrhoiden.

Urogenitaltrakt

Harn dunkel, übelriechend; wird als kalt empfunden; blutig, eiweißhaltig, mit Zylindern. Harnröhrenentzündung. *Kondylome.* Jucken der Scheide nach *Koitus.*

Extremitäten

Gelenk- und Gliederschmerzen, insbesondere des Schienbeins, bei Wetterwechsel. Profuse Schweiße an Händen und Füßen; der Patient klagt über ein Gefühl, als ob er auf Nadeln ginge. Scharfer, wund machender Fußschweiß.

Haut

Haut mit Entzündungsneigung; Risse, *Rhagaden, Furunkel.* Schwere Akne. Warzen.

Modalitäten

Verschlimmerung: Abends und **nachts**, nach 2 Uhr; durch Berührung; durch Bewegung; durch Witterungswechsel; beim Erwachen; Kälte, in kaltem Klima.

Besserung: Bei passiver Fortbewegung, Fahren im Wagen; durch warmes Zudecken und heiße Anwendungen; durch Schleimhautausflüsse, die gewöhnlich eine Besserung der Beschwerden ankündigen.
Vorherrschende Angriffsseite: Links.

Klinische Indikationen

Akne. *Analfissur.* Angst. *Angulus infectiosus. Arthritis.* Asthma bronchiale. *Bronchitis. Enteritis. Gastritis.* Hämorrhoiden. Herpes. *Impetigo contagiosa. Kolitis.* Kopfschmerzen. *Nephritis. Otitis media. Pharyngitis. Pyelonephritis. Rhinitis.* Rückenschmerzen. *Sinusitis. Stomatitis aphthosa. Ulcus ventriculi et duodeni. Urethritis. Vaginitis.* Warzen.

Vergleichbare Arzneimittel

Agaricus, Anacardium, Arsenicum album, Aurum, Hepar sulfuris, Lycopodium, Medorrhinum, Mercurius, Nux vomica, Sulfur, Thuja.

Acidum phosphoricum

Phosphorsäure.

Allgemeines

Schwäche der emotionalen Ebene, fortschreitend auf die körperliche und geistige Ebene. Reaktionsmangel. **Erschöpfungszustand** mit Schwäche und Schweißen oder Hitzegefühlen. Entkräftung/Kollapszustand durch Kummer, schwere Krankheit, Drogen, Alkohol oder Flüssigkeitsverlust. Neigung zu Blutungen der Schleimhäute mit auffallender Schwäche und Schweißen. Abmagerung. Verfrorenheit. Blasses, kränkliches Aussehen. Beschwerden bei Jugendlichen, wenn sie zu schnell wachsen, mit vielen akuten Erkrankungen.

Geist und Gemüt

Gleichgültigkeit und Apathie. Stillstand/Absterben der Emotionen. Beschwerden durch Kummer, Liebeskummer. Erschöpft und benommen durch (stillen) Kummer. Voller Sorgen, traurig und mutlos. Brütet über seinen Zustand. Lustlos und teilnahmslos. Alles ist egal; keine Reaktion mehr. Tiefsitzende Verzweiflung, Hoffnungslosigkeit. Abneigung gegen Gesellschaft. Will nicht sprechen; oder hastige Sprache.

Extreme Vergeßlichkeit. Benommenheit; kann seine Gedanken nicht sammeln, sucht nach Worten, antwortet langsam. Verständnisschwierigkeiten. Unfähig zu geistiger Arbeit. Schwindel durch Nachdenken. Schläfrigkeit tagsüber. Stupor.

Kopf

Haarausfall/Ergrauen bei jüngeren Menschen nach Kummer. Kopfschmerz wie von erdrückendem Gewicht auf dem Scheitel. Kopfschmerzen mit Schwindel und Blutandrang zum Kopf durch Bewegung und geistige Anstrengung. Schulkopfschmerz.

Trockenheit von Nase und Augen.

Verdauungstrakt

Trockener Mund mit bitterem Geschmack. Verlangen nach erfrischenden Dingen, Säften, Obst und kalter Milch. Großer Durst. Appetitverlust durch Kummer. Unverträglichkeit von Saurem. Aufgetriebenes *Abdomen* mit Rumpeln und Gluckern.

Schmerzlose *Diarrhoe*; nicht entkräftend, obwohl lange anhaltend; schlimmer im Sommer.

Atemwege

Schwächegefühl in der Brust beim Sprechen und Husten.

Urogenitaltrakt

Milchiger Urin - wie Mehl/Kreide oder Phosphaturie; wie geronnene Milch am Ende des Urinierens; reichliches Wasserlassen nachts mit klarem, wäßrigem Urin. Samenerguß während Schlaf und Stuhlgang. Rückenschmerzen und Depression nach dem Koitus. Impotenz.

Extremitäten

Zu schnelles Wachstum; wird zu groß. Zerschlagenheit, Schwäche in den Gliedern. Unsicheres Gehen, stolpert leicht. Reißende Schmerzen in Knochen - als würde das *Periost* mit einem Messer geschabt-, Muskeln und Nerven. Ameisenlaufen.

Modalitäten

Verschlimmerung: Nach Geschlechtsverkehr, nach geistiger Anstrengung; nachts; durch Kälte, Zugluft; durch Sinneseindrücke wie Licht, Lärm, Musik.
Besserung: Schlaf; Wärme; Bewegung.
Vorherrschende Angriffsseite: Rechts.

Causa

Beschwerden durch Kummer, Sorgen, Schock, Heimweh, schlechte Nachrichten; Folgen von geistiger Anstrengung; Drogenmißbrauch; Verlust von Körperflüssigkeiten; nach Krankheit; nach sexuellen Exzessen.

Klinische Indikationen

Alopezie. Bronchitis. Depression. *Diabetes mellitus. Diarrhoe.* Impotenz. Kopfschmerzen. *Periostitis.* Psychovegetative Erschöpfung.

Vergleichbare Arzneimittel

Acidum muriaticum, Acidum picrinicum, Aurum, Calcium phosphoricum, Carbo vegetabilis, China, Ignatia, Kalium phosphoricum, Phosphor, Sepia.

Acidum picrinicum

Picrinsäure oder Trinitrophenol, $C_6H_2(NO_2)_3(OH)$.

Allgemeines

Vollständige nervöse Erschöpfung; Kollaps auf der mentalen Ebene. Intellektuelle, sexuelle, anämische Schwäche und Erschöpfung. Generelle Müdigkeit und Mattigkeit; muß sich hinlegen; bei geringster Anstrengung erschöpft. Brennende Schmerzen.

Geist und Gemüt

Mentale Schwäche und Verwirrung nach geistiger Überanstrengung, z.B. zu viel Lernen vor Prüfungen bei Studenten, auch Prüfungsangst. Stumpfsinnigkeit und Unfähigkeit zur Konzentration bzw. nur kurze Konzentrationsfähigkeit; Gedächtnisschwäche. Geistesschwäche; Gleichgültigkeit; Lustlosigkeit; Mangel an Willenskraft. „Hirnmüdigkeit". Abneigung zu reden oder zu denken. Schläfrig tags; schlaflos nachts, besonders nach geistiger Arbeit.

Kopf

Kopfschmerzen durch die geringste geistige Anstrengung; besonders bei Studenten, überarbeiteten Geschäftsleuten und durch Kummer bedrückten Menschen. Kopfschmerzen okzipital in der Nackengegend, schlimmer durch geistige Anstrengung, besser durch Bandagieren, frische Luft, Kühle und ruhiges Liegen. Schwere der Augenlider; kann die Augen kaum offen halten.

Urogenitaltrakt

Starke geschlechtliche Erregung mit *Priapismus* und vielen sexuellen Gedanken. Neigung zu masturbieren. Auf starken Geschlechtstrieb mit heftigsten Erektionen folgen Schwäche und Impotenz.

Rücken und Extremitäten

Schwere und brennende Schmerzen in den Beinen. Mattigkeitsgefühl und Schmerz im Rücken, z.T. mit Brennen. Müdigkeit fortschreitend zur aufsteigenden Lähmung. Schreibkrampf oder -lähmung.

Modalitäten

Verschlimmerung: Anstrengung, vor allem geistige Anstrengung, Angst, Kummer, Sorge; Hitze, heißes Wetter, feucht-warmes Wetter; Stuhlgang.

Besserung: Frische Luft, kaltes Wetter, fester Druck (Kopfschmerzen), Niederlegen, Ruhen, Schlaf.

Causa

Geistige Überanstrengung.

Klinische Indikationen

Geistige Erschöpfungszustände. Kopfschmerzen. *Priapismus. Prostatahypertrophie.* Rückenschmerzen.

Vergleichbare Arzneimittel

Acidum phosphoricum, Argentum nitricum, Gelsemium, Kalium phosphoricum, Phosphor.

Acidum sulfuricum

Schwefelsäure.

Allgemeines

Große Mattigkeit, Erschöpfung und Schwäche mit Zittern. Zittern und Zucken am ganzen Körper; innerliches Zittern. Empfindlichkeit gegenüber Dämpfen und Rauch. Blutungsneigung; schwarze Blutungen aus allen Körperöffnungen. Schwäche nach Verletzungen. Die Schmerzen beginnen allmählich und hören plötzlich auf. Alle Körpersekrete sind sauer - ebenso die Laune. Frostig. Hitzewallungen mit anschließendem Zittern oder kalten Schweißen.

Geist und Gemüt

Enorme Eile. Eines der hastigsten Mittel der Materia medica. Der Patient tut alles in Eile/Hast. Er hat Angst, seine Arbeit nicht beenden zu können, nicht fertig zu werden. Alles geht ihm nicht schnell genug. Ungeduldig, wegen Kleinigkeiten. Ernsthaft; fleißig; ruhelos. Nervös, kann sich nicht entspannen; ärgerlich, gereizt. Erschöpfung; Müdigkeit. Spricht einsilbig. Niedergeschlagen, weinerlich, entmutigt. Mangel an Selbstvertrauen. Angst am Morgen, abends besser.

Kopf

Gefühl als sei das Gehirn locker und würde von einer Seite auf die andere fallen.

Verdauungstrakt

Aphthen im Mund; Zahnfleischbluten; saurer Mundgeruch. Erbrechen, schlimmer beim Liegen auf der linken Seite. Abneigung gegen Alkohol, Kaffee, Obst, Süßes, Wasser. Verlangen nach Alkohol, Schnaps, Obst, Süßigkeiten. Kältegefühl im Magen nach Wasser, wenn es nicht mit Alkohol gemischt ist. Chronisches Sodbrennen; saures Aufstoßen; Schluckauf. Safran- oder orangegelber Stuhl. *Diarrhoe* nach unreifem Obst.

Atemwege

Asthma, verschlimmert durch Rauch, Qualm und Staub. Ermüdender Reizhusten mit rasselnder und pfeifender Atmung und reichlichem, lockerem Auswurf.

Haut

Folgen von mechanischen Verletzungen mit *Hämatomen, Gangrän* und livider Haut. *Ekchymosen.* Narben werden blutrot oder blau und schmerzen. *Petechien*; *Purpura* hämorrhagica. Verletzungen mit Blutungen. Jucken der Fingerspitzen.

Schlaf

Unruhiger Schlaf mit häufigem Erwachen. Schläft zwei Stunden, dann erwacht er immer wieder. Alpträume vor den *Menses.*

Modalitäten

Verschlimmerung: Frische Luft; Kälte; Alkohol; Verletzungen; **Dämpfe, Rauch, Abgas, Gerüche**, Kaffeegeruch; Klimakterium.
Besserung: Heiße Getränke; Hände am Kopf; Druck; schnelles Gehen; Meeresküste.
Vorherrschende Angriffsseite: Rechts.

Causa

Folgen von Alkohol; Verletzungen.

Klinische Indikationen

Asthma bronchiale. *Bronchitis. Ekchymosen. Gastritis. Hämorrhagische Diathese.* Kopfschmerzen. *Purpura. Stomatitis aphthosa.* Umwelterkrankungen/chemische Überempfindlichkeiten.

Vergleichbare Arzneimittel

Arnica montana, Arsenicum album, Calendula, Jodum, Lachesis, Ledum, Medorrhinum, Nux vomica, Tarantula.

Aconitum napellus

Aconitum napellus, Sturmhut, Mönchshut oder blauer Eisenhut (Fam. nat. Ranunculaceae). Wächst in feuchten und bedeckten Regionen nahezu aller Bergländer in Nord- und Mitteleuropa, besonders im Jura, Schweiz, Deutschland und Schweden. Aconitum ist sehr giftig! Keine zu tiefen Potenzen benutzen (ab D6 oder C3).

Allgemeines

Überempfindlichkeit des Nervensystems. Heftigkeit der Symptome, die **plötzlich** auftreten, und zwar sofort mit großer Stärke. Alle Beschwerden, akute und chronische, sind begleitet von der Angst vor dem Tod oder dem Gefühl, daß der Tod bevorsteht oder nahe ist. **Panikzustände** mit plötzlichem Herzklopfen, rotem Gesicht, einseitigem Taubheitsgefühl, Schweißausbruch, Zittern, Schwindel, Atemnot und Angst vor dem Tod. Plötzliches trockenes Fieber, Frösteln in der Fieberhitze. Hitzegefühl in der oberen Körperhälfte. Äußere Kälte hauptsächlich untere Körperhälfte. Empfindlichkeit gegen Kälte und kalten Wind (Nordostwind).

Geist und Gemüt

Große Überempfindlichkeit der Sinne; Schreckhaftigkeit; **Ruhelosigkeit**; Hast, Ungeduld und schreckliche **Angst. Fürchtet den Tod, quälende Todesangst**. Sagt die Zeit seines Todes voraus. Furcht, daß ihm irgendetwas zustoße; eine stets vorhandene unerklärliche und unmotivierte Furcht. Furcht vor Menschenmengen, engen Räumen, Aufzug, Tunnel, Dunkelheit, Unfällen, Erdbeben, Flugzeugen, Herzerkrankungen, Schlaganfall etc. Panikattacken.

Kopf

Schwindel und Stirnkopfschmerz, Geräusche und Licht verschlechtern. Ohnmachtsneigung. Gesicht heiß und rot im Liegen, blaß oder livide beim Aufrichten. Einseitige Taubheit des Gesichtes. Schwindel beim Aufstehen. Lichtempfindlichkeit. Augen entzündet und gerötet; Tränenfluß. Geräuschempfindlichkeit; Ohrensausen.

Atemwege

Wäßriger, scharfer Fließschnupfen; hellrotes Nasenbluten; geruchsempfindlich. Schmerzhafter, trockener, heiserer Husten aus dem Kehlkopf. Stiche in der Brust. Ausatmen verschlechtert. Plötzliche Atemnot.

Herz-Kreislauf

Herzbeschwerden. Beschleunigter, kräftiger Puls. *Tachyarrhythmie.* Herzklopfen und Hitzewallungen.

Verdauungstrakt

Trockenheitsgefühl in Mund und Hals; Zunge weiß belegt. **Heftiger Durst auf Kaltes.** Würgen und Erbrechen mit Angstschweiß. Schneidende Magenschmerzen. Bauch berührungsempfindlich. Schleimige, grüne, auch blutige Stühle.

Urogenitaltrakt

Erschwerter, schmerzhafter Urinabgang. Todesfurcht während Schwangerschaft oder unter der Geburt. Harnverhalt nach der Geburt bei Kind und Mutter.

Extremitäten

Haut heiß und trocken, rotfleckig. Kältegefühl mit Frieren und Schüttelfrost. Taubheitsgefühl in Händen und Füßen. Gliederschmerzen, Steifheit, Kraftlosigkeit, Muskelschmerzen. Zerschlagenheitsgefühl im Hüftbereich, „weiche Knie".

Schlaf

Schlafstörungen mit Alpträumen und Aufschrecken aus dem Schlaf.

Modalitäten

Verschlimmerung: Abends und nachts, besonders gegen **Mitternacht**; Wärme, Kälte; Bewegung, Berührung, Schreck, Ärger, kalt-trocken.
Besserung: Nach Beginn der Schweißabsonderung; Ruhe, frische Luft.

Causa

Schreck, Schock, lebensbedrohliche Ereignisse; Kälte, **kalter, trockener Wind** (Ostwind); Unterdrückung von Körperabsonderungen.

Klinische Indikationen

Angina pectoris. Appendizitis. Asthma bronchiale, Blepharitis. Bronchitis. Erkältungs- und Entzündungsfieber. *Gastritis.* Harnverhalt. Kopfschmerzen. *Laryngitis. Neuralgien. Neuritis. Otitis media.* Panikzustände. *Pharyngitis. Pleuritis. Pneumonie.* Pseudokrupp. *Rhinitis. Tachyarrhythmie. Tachykardie.*

Vergleichbare Arzneimittel

Arsenicum album, Belladonna, Bryonia, Ferrum phosphoricum, Phosphor, Rhus toxicodendron, Stramonium, Sulfur.

Aethusa cynapium

Hundspetersilie, Narrenpetersilie oder Gartenschierling (Fam. nat. Umbeliferae).

Allgemeines

Heftigkeit der Erscheinungen: des Erbrechens, der Krämpfe, der Schmerzen, des Deliriums. Ausgeprägter Schwächezustand und Schläfrigkeit. Neigung zu Krämpfen. Viel Kältegefühle.

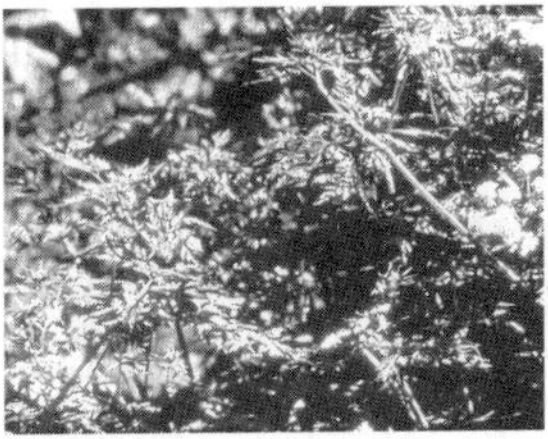

Hundspetersilie Photo: DHU

Geist und Gemüt

Unfähigkeit, sich zu konzentrieren, zu denken oder die Aufmerksamkeit auf etwas zu richten.
Konzentrationsstörungen und Lernschwierigkeiten.
Erwartungsspannung vor Prüfungen; **Prüfungsangst**. Angst beim Einschlafen oder vor einer Narkose, daß man nicht wieder aufwachen würde. Große Angst und Ruhelosigkeit; Reizbarkeit. Unruhig, ängstlich, weinerlich. Einzelgänger. Reserviert, introvertiert, distanziert; aber innerlich starke Emotionen, die nicht ausgedrückt werden können. Fühlt sich unverstanden, entfremdet von anderen, andersartig. **Rückzug von der Gesellschaft; starke Liebe zu Tieren**. Kein Kontakt zu anderen Menschen, aber tiefe Verbindung zu Tieren. Leidenschaft für Tiere; sammelt Haustiere, hängt extrem an seinen Haustieren. Spricht mit seinen Tieren; führt Selbstgespräche. Sieht Tiere im Delirium.

Kopf

Epileptische Anfälle, mit nach unten verdrehten Augen. Ausschläge (Herpes) an der Nase(nspitze). Faltiges Gesicht; insbesondere Linea nasalis sehr tief ausgeprägt und weiß; bläuliche Blässe um den Mund.

Verdauungstrakt

Abneigung gegen und **Unverträglichkeit von Milch**. Milch wird bald nach dem Trinken erbrochen; nach dem Erbrechen sofort wieder Hunger. Heftiges Erbrechen bei Kindern; vor allem bei Unverträglichkeit von Muttermilch, oder Milch überhaupt. Durstlosigkeit. Verlangen nach Salz und Teigwaren; Abneigung gegen

Fett und Obst. Verdauungsstörungen durch fortwährendes Essen. Durchfall Neugeborener - sehen verwelkt aus mit hippokratischem Gesicht. Durchfall nach Milch. Unverdaute, grünliche oder gelblich-schaumige Stühle. Schweres Erbrechen und Durchfall mit Exsikkose.

Schlaf

Furcht vor dem Schlaf. Schreckt beim Einschlafen hoch mit dem Gefühl zu ersticken. Erwachen mit Atemnot, muß das Fenster öffnen. Schlaflosigkeit aus Angst, im Schlaf zu sterben. Ruheloser Schlaf, Reden im Schlaf, Schlafwandeln.

Modalitäten

Verschlimmerung: Milch; häufiges Essen, nach Erbrechen, nach Stuhl, Zahnung; durch kaltes Wasser; durch Wärme, Bettwärme; durch heißes Wetter; vor und am Beginn der *Menses*; im Sommer; um 3 - 4 Uhr morgens, abends, Dunkelheit.
Besserung: Gehen in frischer Luft; Konversation; Ruhe; Zudecken.

Klinische Indikationen

Cholera infantum. Diarrhoe. Epilepsie. *Gastroenteritis.* Herpes. Konzentrationsschwäche. *Laktoseintoleranz. Pylorospasmus.*

Vergleichbare Arzneimittel

Antimonium crudum, Arsenicum album, Calcium carbonicum, Calcium phosphoricum, Magnesium carbonicum, Natrium carbonicum, Natrium muriaticum, Nux vomica, Sanicula.

Agaricus muscarius

Amanita muscaria, der Fliegenpilz oder Blätterschwamm (Fam. nat. Agaricaceae). Wächst in Europa, Asien und Amerika in trockenen Orten, besonders in Pinienwäldern.

Allgemeines

Außergewöhnliche Empfindlichkeit gegenüber Kälte mit Neigung zu Erkältungen. Schweißausbrüche bei kleinster Anstrengung. Schmerzen treten diagonal auf, z.B. rechte Schulter und linke Hüfte. Die Kinder sind plump, unbeholfen, schüchtern, und sie sehen etwas zurückgeblieben aus.

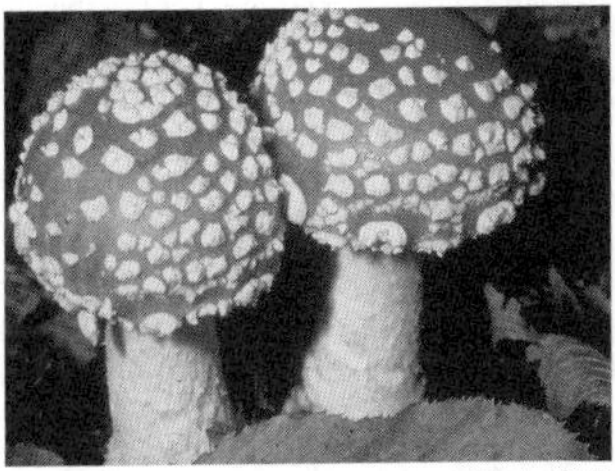

Fliegenpilz Photo: DHU

Geist und Gemüt

Extreme Angst um die Gesundheit; insbesondere **Furcht vor Krebs**. Gemütlich, naiv; willensschwach, oft abhängig von anderen (z.B. vom Arzt). Extreme Stimmungsschwankungen. Gehobene, **rauschartige Stimmung** mit gesteigertem Selbstbewußtsein. Keine Ermüdungszeichen. Furchtlos, gedankenlos, rücksichtslos. Entwicklungsverzögerung (Sprechen, Motorik). Spricht zusammenhanglos, Gedankensprünge, Schwatzhaftigkeit. Übersteigerte Phantasie. Zunehmende Gedächtnisschwäche, sucht nach Worten. Große Reizbarkeit bis zur Raserei, später schweigsam, geistige Verwirrung, Gleichgültigkeit (besonders am Morgen) und Arbeitsscheue, ängstlich und apathisch. Morbide Gedanken, z.B. daß Plätze wie Gräber aussehen.

Kinder

Agaricus-Kinder sind zuweilen geistig etwas zurückgeblieben und langsam im Gehenlernen, Sprechenlernen und Lernen überhaupt. Ihr Verstand scheint sich langsam zu entwickeln, weshalb sie beim Sprechen und später beim Schreiben leicht Fehler machen. Sie haben ein schlechtes Gedächtnis. Sie verstehen nur langsam und haben Schwierigkeiten, Entscheidungen zu treffen. Sie fühlen sich schwach; sie hängen sehr an ihren Eltern und sind von ihnen abhängig. Nervöse

Überlebendigkeit der Kinder mit psychischer und motorischer Unruhe; lacht, singt, tanzt und rennt ausgelassen umher.

Kopf

Schwindel; *Ataxie*. Stirnkopfschmerz wie Eis unter der Haut; Sonne verschlechtert; Wasserlassen bessert den Kopfschmerz. Kopf ständig in Bewegung.
Nackenkrämpfe. Gefühl von Eiseskälte auf dem behaarten Kopf.
Gesichtsmuskelzuckungen, **Grimassieren**. *Chorea* und *Konvulsionen* durch Tadel oder Beleidigung bei Kindern.
Juckende, brennende Augen, Liderzucken, *Nystagmus*, Doppeltsehen, Störung des Farbsinnes, Kurzsichtigkeit.
Gerötete, brennende Ohrmuscheln.

Herz-Kreislauf

Unregelmäßiger Herzschlag besonders beim Erwachen. Besserung durch Bewegung, Aufstoßen, Abgang von Winden oder Stuhlgang.

Verdauungstrakt

Wundheit der Mundschleimhaut, Mundgeruch, Trockenheit und Kratzen im Rachen und in der Speiseröhre. Fibrillierende Zunge, Artikulationsstörungen. Anfallsartiger Heißhunger, vermehrter Durst. Übelkeit, Völlegefühl und Erbrechen. Starke Blähungen, krampfartige Magenschmerzen. Grüner, schleimiger Durchfall.

Atemwege

Fließschnupfen, Nasenbluten.
Heftiger, krampfartiger Husten mit nachfolgendem Niesen, verstärkt nachts und morgens; Essen verschlechtert.

Urogenitaltrakt

Blasenentleerungsstörungen mit *Inkontinenz*. Bettnässen bei Kindern, besonders nach lebhaftem Spiel oder Aufregung, auch nach Kälteeinwirkung. Schwacher Strahl, Nachträufeln des Urins.

Rücken und Extremitäten

Rückenschmerzen mit überaus großer Berührungsempfindlichkeit einzelner Wirbel am Dornfortsatz. **Unwillkürliche Muskelzuckungen und choreatische Bewegungen**. Gerötete, brennende, juckende Hände und Füße. Zitternde Hände und Beine; Koordinationsstörungen. Die *Chorea* ist während des Schlafes besser und schlimmer nach Geschlechtsverkehr; tritt bei Kindern manchmal nach Bestrafung auf.

Haut

Heftiger Juckreiz. Gefühl von Eisnadeln. Schmerzhafte Berührungsempfindlichkeit.

Schlaf

Schlechter Schlaf trotz Müdigkeit mit häufigem Gähnen.

Modalitäten

Verschlimmerung: Nach Geschlechtsverkehr; nach Essen; kalte Luft; vor Gewitter; Druck, Berührung; nach geistiger Anstrengung; morgens, tagsüber.
Besserung: Sanfte Bewegung; abends, im Schlaf.

Causa

Epilepsie durch unterdrückte Hautausschläge.

Klinische Indikationen

Bronchitis. Chorea minor. Colon irritabile. Enteritis. Enuresis nocturna. Epilepsie. Frostbeulen. Heuschnupfen. Hyperkinetisches Syndrom. *Jactatio capitis.* Kopfschmerzen. *Multiple Sklerose. Pavor nocturnus. Pertussis.* Phobien, insbesondere vor Krankheiten. *Postenzephalitische* Zustände. Psychomotorische, mentale *Retardierung.* Sonnenstich. Sprachstörungen. Tics.

Vergleichbare Arzneimittel

Argentum nitricum, Arsenicum album, Cuprum, Nitricum acidum, Rhus toxicodenron, Zincum.

Allium cepa

Rote Küchenzwiebel (Fam. nat. Liliaceae).

Allgemeines

Die Schleimhäute von Nase, Augen, Kehlkopf und Darm sind in erster Linie durch vermehrte Sekretion betroffen. Wichtiges Mittel gegen Schnupfen, sei es allergischer oder Erkältungs-Schnupfen. Schmerzen wie von feinen Fäden nach Verletzungen der Nerven; Phantomschmerzen.

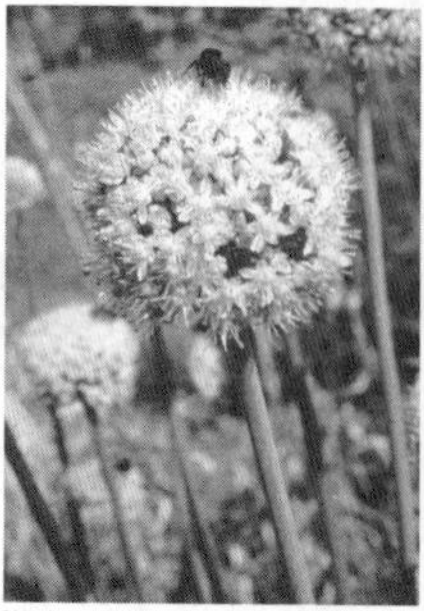
Küchenzwiebel Photo: DHU

Geist und Gemüt

Zerstreutheit mit großer **Schläfrigkeit** und Lethargie. Trägheit. Große Stumpfheit des Geistes, Verschlimmerung nachmittags. Erkältung mit Schläfrigkeit und Lethargie am Abend. Ängstlichkeit. Verwirrt, schläfrig, desinteressiert. Gleichgültigkeit; Vergessen der Umgebung. Albernes Benehmen.

Kopf

Kopfschmerzen, besser im Freien, schlimmer im warmen Zimmer. Dumpfheit im Kopf bei Schnupfen.

Augen

Rötung, Brennen; reichlicher, milder Tränenfluß. Lichtempfindlichkeit.

Nase

Scharfer, heftiger, wäßriger Fließschnupfen und Heuschnupfen mit reichlich milden Tränen. Wundmachende Absonderung aus dem linken Nasenloch, wandert dann zum rechten. Nasen*polypen*.

Atemwege

Obere Luftwegsinfekte/banale Erkältungen wandern nach unten in den Rachen, den Kehlkopf und zu den Bronchien. Heiserkeit; hackender kitzelnder Husten. Gefühl, als ob der Kehlkopf zersplittert oder zerrissen wäre.

Verdauungstrakt

Verlangen nach rohen Zwiebeln, Rohkost und Gemüse. Abneigung gegen Gurken, die schlecht vertragen werden. Pfirsichallergie. *Koliken* bei Kindern, nachdem die Füße naß geworden sind; schlimmer durch Hitze, besser durch Bewegung. Hitze und Rumpeln im Bauch. Durchfall mit stinkenden Blähungen.

Modalitäten

Verschlimmerung: Wärme, warmes Zimmer; Abend.
Besserung: Im Freien.
Vorherrschende Angriffsseite: Die Beschwerden beginnen links und wandern nach rechts.

Causa

Zangengeburt.

Klinische Indikationen

Bronchitis. Diarrhoe. Heuschnupfen. *Konjunktivitis.* Kopfschmerzen. *Laryngitis. Neuralgien.* Obere Luftwegsinfektion. *Pharyngitis. Rhinitis.*

Vergleichbare Arzneimittel

Euphrasia, Gelsemium, Lachesis, Opium, Sabadilla, Sinapis nigra.

Aloe

Aloe socotrina (Fam. nat. Liliaceae).

Allgemeines

Träge, müde Menschen. Starke Erschöpfung, mit Schwitzen. Venöse Stauung im ganzen Körper, die durch Pfortaderstauung und Abdominal*plethora* hervorgerufen wird. Völlegefühl in einzelnen Teilen; zerrende Empfindungen; Pflockgefühle. Gefühl von Hitze, Schwere und Vollsein in Bauch, Becken und *Rektum.*

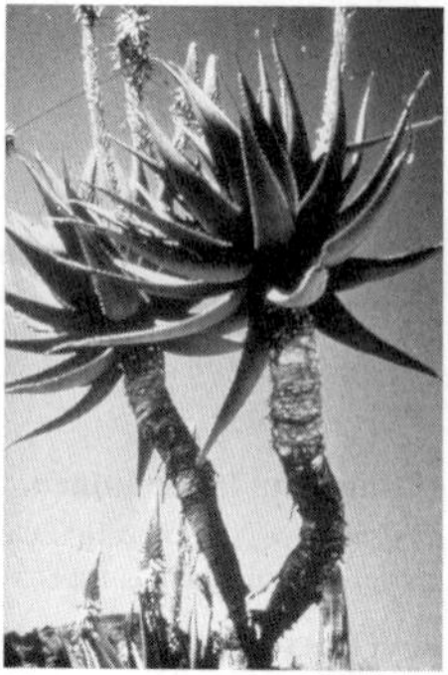

Aloe Photo: DHU

Geist und Gemüt

Unzufrieden und ärgerlich mit sich selbst, vor allem wenn der Verdauungsprozeß einsetzt. **Hypochondrie; vor allem in bezug auf den Stuhlgang**. Scham und Reizbarkeit wegen unfreiwilligem Stuhlgang. Alternierende Zustände; morgens halten sie das Leben für eine Last und abends sind sie zufrieden und glücklich. Aktivität abwechselnd mit Mattigkeit. Abneigung gegen geistige Arbeit, die sofort müde macht.

Kopf

Kongestive, drückende Kopfschmerzen über der Stirn, besser durch (eis)kalte Anwendungen; abwechselnd mit Kreuzschmerzen.

Verdauungstrakt

Verlust der Kontrolle über den *Sphincter ani*; Lähmungsgefühl im *Rektum.* Unfreiwilliger oder unbemerkter Stuhlabgang, beim Flatus, beim Urinieren. Selbst feste Stühle entweichen, ohne daß der Kranke es merkt. Unwillkürlicher Durchfall, mit Gasabgang vermischt. Durchfall vorwiegend morgens (etwa von 2 - 10 Uhr), aus dem Bett treibend, mit vor und während des Stuhlganges bestehenden Schmerzen im Unterleib und um den Nabel. Pulsierender Schmerz um den Nabel. Bei chronischer spastischer *Kolitis* breiten sich die Schmerzen vom *Abdomen* in verschiedene Körperregionen aus; z.B. von der Seite zum Nabel, vom Oberbauch zur Brust. Stühle: Schleim in gallertartigen Klumpen oder gelb-blutig. Sofort nach dem Essen oder Trinken dringender Stuhldrang. Heftiges Kollern im Bauch kurz vor dem Stuhl. Schmerzen und viel Schleim im *Rektum* nach Stuhlgang. Hämorrhoiden treten wie purpurfarbene Weintrauben hervor; gebessert durch kaltes Baden; mit Juckreiz; sehr empfindlich und wund. *Rektumprolaps* bei Kindern.

Rücken und Extremitäten

Lumbago, abwechseln mit Kopfschmerz und Hämorrhoiden. Die Extremitäten sind nahezu immer kalt, besonders die Füße.

Modalitäten

Verschlimmerung: Im Sommer, warmes Wetter, Wärme; nach Essen und Trinken; morgens.
Besserung: Kühle, frische Luft; kalte Anwendungen; kaltes Wetter; nachmittags und abends.

Klinische Indikationen

Diarrhoe. Dysenterie. Enkopresis. Enteritis. Hämorrhoiden. *Kolitis.* Kopfschmerzen. *Lumbago. Rektumprolaps.*

Vergleichbare Arzneimittel

Aesculus, Natrium sulfuricum, Oleander, Podophyllum, Sulfur.

Alumina

Aluminium oder Aluminiumoxyd Al_2O_3, auch als Argila pura, reine (gebrannte) Tonerde, bezeichnet.

Allgemeines

Trockenheit der Schleimhäute und Haut. **Langsamkeit von Körper und Geist. Trägheit der Funktionen. Findet Anwendung fast nur bei chronischen Leiden.** Mangel an Lebenswärme. Schwach, mager und müde, muß sich hinsetzen. Veranlagung zu Schnupfen und zu Aufstoßen bei zarten Kindern infolge künstlicher Babynahrung.

Geist und Gemüt

Gemüt niedergeschlagen, verwirrt, hastig, eilig. Innere Hast bei Langsamkeit von Ausführen und Verstehen. Zeit vergeht langsam. Wechselnde Stimmung, Besserung mit fortschreitender Tageszeit. Antwortet langsam. Betäubung des Verstandes. Unfähig, seine Gedanken und Gefühle zu äußern. Sprechen ermüdet. Verwirrung über seine Identität. Alles erscheint unwirklich. Furcht vor Messern; Impuls, sich zu töten, beim Anblick eines Messers oder von Blut.

Kopf

Stechender, brennender Schmerz im Kopf; mit Schwindel, Verschlechterung morgens, aber Besserung durch Nahrung. Schwindel mit Übelkeit, besser nach dem Frühstück. Schwindel beim Schließen der Augen; neigt dazu, vorwärts zu fallen. Wanken des gesamten Körpers bei geschlossenen Augen. Gesicht mit *Furunkeln* und Pickeln. Zucken des Unterkiefers. Blutandrang zum Gesicht nach dem Essen. Gefühl, als wäre das Gesicht mit Spinngewebe überzogen oder als sei Eiweiß auf dem Gesicht angetrocknet. **Augen:** Gegenstände sehen gelb aus. Trockene, brennende, schmerzende, verdickte Lider; Verschlechterung morgens. Chronische *Konjunktivitis. Ptosis. Strabismus.* **Ohren:** Ohrensausen. Eustachische Röhre fühlt sich verstopft an.

Hals

Trocken, entzündet; die Nahrung kann nicht passieren; die Speiseröhre ist eng. Gefühl eines Splitters im Hals. Stimmlosigkeit, dauernder Drang, sich zu räuspern.

Verdauungstrakt

Mund wund, schlechter Mundgeruch. Zähne mit schmutzigen Belägen bedeckt. Das Zahnfleisch ist wund und blutet.
Verlangen nach **Unverdaulichem**, nach **trockener Nahrung**.
Abneigung: Fleisch, **mit Unverträglichkeit von Kartoffeln**.
Inappetenz; kann nur kleine Bissen auf einmal schlucken. *Koliken*, linksseitige Bauchbeschwerden.
Schwere Obstipation. Harte, trockene, knotige Stühle; kein Drang. Manuelle Hilfe bei Stuhlentleerung erforderlich. Untätigkeit des *Rektums*, sogar weicher Stuhl erfordert große Anstrengung. Das *Rektum* ist wund, trocken, entzündet und blutet. Jucken und Brennen am *Anus*. Auch weicher Stuhl wird mit Schwierigkeit entleert, starkes Pressen. **Verstopfung bei Kleinkindern**. Durchfall beim Wasserlassen. Schmerzhaftes Drängen lange vor Stuhlgang, dann erfolgt der Stuhl mit großer Anstrengung.

Atemwege

Schmerz an der Nasenwurzel. Verminderter Geruchssinn. Fließschnupfen. Nasenschleimhaut geschwollen und gedunsen. Dicker, zäher Nasenschleim. Husten; bald nach dem Erwachen am Morgen; Verschlechterung durch Reden; durch Gewürze verursacht. Heiserkeit, Stimmlosigkeit; Kitzeln im Kehlkopf. Giemende, rasselnde Atmung. Wundheitsgefühl der Brust, Verschlechterung beim Sprechen.

Urogenitaltrakt

Blasenmuskeln gelähmt, muß drücken, um zu urinieren; schwieriges Beginnen beim Urinieren. *Leukorrhoe*: scharf, reichlich, läuft zu den Fersen hinab, tagsüber schlimmer, besser durch kaltes Baden. Nach den *Menses* physisch und geistig erschöpft.

Extremitäten

Gliederschmerzen und Taubheit. Die Beine fühlen sich eingeschlafen und schwer an. Fußsohlen fühlen sich taub an. Schmerz in der Fußsohle, in der Schulter und im Oberarm. Koordinationsstörung beim Gehen; *Ataxie*. Spröde, brüchige Nägel.

Haut

Rissige Haut und trockenes, schuppiges Ekzem. Juckreiz ohne Hautausschlag. Unerträgliches Jucken beim Warmwerden im Bett. Muß kratzen, bis es blutet: dann wird es schmerzhaft. Spröde Haut an den Fingern.

Schlaf

Ruheloser Schlaf; ängstliche und verwirrte Träume. Schläfrig am Morgen.

Modalitäten

Verschlimmerung: Periodisch; Wärme, warmes Zimmer; nachmittags; **Kartoffeln; morgens beim Erwachen; trockenes, kaltes Wetter**, im Winter; beim Sitzen; bei Neu- und Vollmond; Reden.
Besserung: Im Freien; durch kaltes Waschen; abends und an jedem zweiten Tag; mildes Sommerwetter, feuchtes Wetter; warme Getränke, beim Essen.

Klinische Indikationen

Blepharitis. Bronchitis. Diarrhoe. Ekzem. Koordinationsstörungen. *Laryngitis.* Magen-und Darm-*Atonie. Obstipation. Pharyngitis. Rhinitis.*

Vergleichbare Arzneimittel

Barium carbonicum, Bryonia, Cocculus, Conium, Graphites, Helleborus, Nux moschata, Opium.

Ambra grisea

Ambra ist ein Körpersekret des Pottwals, das im Meer schwimmend gefunden wird.

Allgemeines

Häufiger bei Frauen; **vorzeitig gealtert**. Nervöse Erschöpfung; die geringste Beanspruchung der Nerven und alle äußeren Eindrücke greifen sehr an und verschlimmern alle Beschwerden. Die Symptome wechseln plötzlich den Ort.

Geist und Gemüt

Schüchtern, gehemmt und zaghaft. Verlegenheit und Angst in Gesellschaft. Verlust des Selbstvertrauens nach Fehlschlag oder beleidigender Bemerkung. Versucht jeden zufriedenzustellen; kann nicht „Nein" sagen. Brütet über vergangene Erlebnisse. Traurigkeit mit Weinen bei Musik. Angst mit uneffektivem Stuhldrang. Furcht vor der Nacht, vor Fremden. Große Ängstlichkeit und Sorgen. Sie will nicht über ihre Probleme sprechen und möchte alleine gelassen werden. Hastig, nervös und aufgeregt beim Sprechen. Albernheit und Geschwätzigkeit. Stellt viele Fragen, ohne eine Antwort abzuwarten; springt von einem Thema zum anderen. Abneigung gegen lächelnde Gesichter mit Argwohn und der Wahnidee, ausgelacht zu werden. Geistige Schwäche; langsames Begreifen; Vergeßlichkeit; Verträumtheit. Depression abwechselnd mit Temperamentsausbrüchen.

Kopf

Schwindel bei alten Leuten, schlimmer morgens, nach Schlaf und nach dem Essen. Kopfschmerz, schlimmer bei Naseputzen. Schwerhörigkeit. Schnelles Erröten.

Verdauungstrakt

Kältegefühl im Bauch. Blähungen. **Stuhlgang in Gegenwart anderer unmöglich**. Verstopfung.

Atemwege

Nervöser, heftiger, spastischer Husten mit Aufstoßen und Heiserkeit; ausgelöst durch Angst, Aufregung und Musik.

Urogenitaltrakt

Kann nicht Wasserlassen, wenn andere in der Nähe sind.
Blutiger Ausfluß zwischen den Perioden, durch jede geringe Anstrengung und Pressen beim Stuhlgang verursacht. Juckreiz im Genitalbereich.

Rücken und Extremitäten

Zittern. Einseitige Beschwerden, verbunden mit Taubheit. Taubheit der Körperpartien, auf denen sie liegt.

Modalitäten

Verschlimmerung: Geräusch, Musik; Gesellschaft, Konversation, Reden, Gegenwart Fremder, Verlegenheit; Liegen; Abend; Erwachen, morgens von 5 bis 9 Uhr; warme Milch; Alter.
Besserung: Kalte Getränke und Wasser; langsame Bewegung an der frischen Luft.

Klinische Indikationen

Bronchitis. Demenz. *Metrorrhagie. Morbus Alzheimer. Obstipation.* Psychovegetative Erschöpfung. Senilität.

Vergleichbare Arzneimittel

Barium carbonicum, Cimicifuga, Ignatia, Lachesis, Mercurius, Moschus, Natrium muriaticum.

Anacardium orientale

Orientalische Elefantenlausnuß oder Malakka-Nuß; Baum in den Gebirgen Indiens.

Allgemeines

Gefühl von einem stumpfen Pflock oder einer Kugel an verschiedenen Stellen. Bandgefühl um einzelne Körperteile. Äußerliche Taubheit. Starke Erkältungsneigung; empfindlich gegen Kälte und Zugluft; Neigung zu Frösteln. Periodizität der Beschwerden. Schwäche aller Sinne.

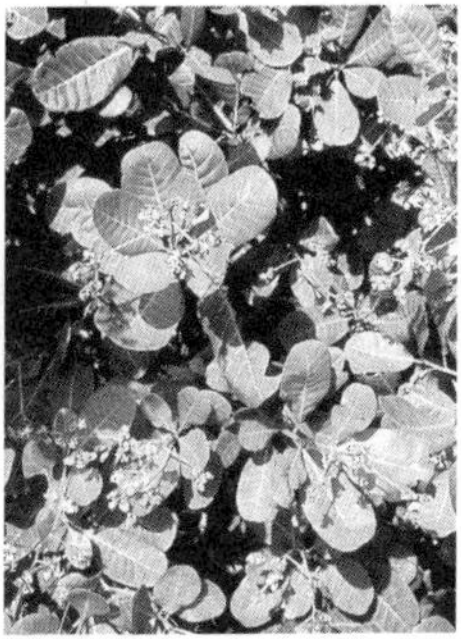

Malakka-Nuß Photo: DHU

Geist und Gemüt

Innerer Konflikt; Gefühl, zwei Willen zu haben; Widerspruch im Willen. **Gefühl, daß auf einer Schulter ein Engel, auf der anderen ein Teufel sitzt**. Mangel an Selbstvertrauen, tiefgreifender **Minderwertigkeitskomplex**; will sich beweisen; Hilflosigkeit, Bedürftigkeit, Unsicherheit; Selbstvorwürfe; Übersensibilität. Lachen bei ernsten Themen und Ernsthaftigkeit bei lächerlichen Dingen. Verfolgungsangst beim Gehen im Freien. Ängstlich; glaubt immer von Feinden umgeben zu sein. Angst vor der Zukunft, vor eingebildeten Gefahren. Prüfungsangst mit nervöser Erschöpfung. Alles erscheint wie im Traum. Boshaftigkeit; Grausamkeit; Heimtücke; Sadismus; Haß; Rachsucht; Hartherzigkeit; Gefühllosigkeit. Mangelnde Moral. Schimpfen, Fluchen; Seufzen. **Plötzlicher Gedächtnisverlust**; Geistesabwesenheit; Unfähigkeit zu geistiger Arbeit.

Kopf

Kopfschmerzen wie von einem Band oder Pflock; Verschlechterung durch geistige Arbeit. Nüchternkopfschmerz morgens, Besserung nach dem Frühstück.

Verdauungstrakt

Leeregefühl und Magenschmerzen, die sich durch Essen bessern. Schwangerschaftserbrechen, besser durch ständiges Essen. Bauchschmerzen, als sei ein stumpfer Pflock in die Gedärme gerammt. Heftiger Stuhldrang ohne Entleerung. Verstopfung; selbst weicher Stuhl wird mühsam entleert. Hämorrhoiden.

Haut

Rote Hautausschläge mit unerträglichem, zur Verzweiflung treibendem Juckreiz, Warmwerden im Bett verschlechtert. Bläschenausschläge, besonders um den Nabel herum, mit entsetzlichem Juckreiz. Juckreiz, Besserung durch sehr heißes Wasser. Warzen auf den Handflächen.

Modalitäten

Verschlimmerung: Kälte; Hitze; zu Beginn der Bewegung; morgens; Reiben; durch geistige Arbeit; bei leerem Magen; Ärger.
Besserung: Beim und nach dem Essen; durch langsames Umhergehen; abends.
Angriffsseite: Die Symptome wandern von rechts nach links.

Causa

Folgen von Ärger.

Klinische Indikationen

Depression. Ekzem. *Gastritis.* Hämorrhoiden. Kopfschmerzen. Minderwertigkeitskomplex. *Obstipation.* Psychovegetative Erschöpfung. Schizophrenie. *Ulcus ventriculi et duodeni.* Verhaltensstörungen.

Vergleichbare Arzneimittel

Barium carbonicum, Hyoscyamus, Ignatia, Lycopodium, Medorrhinum, Nux vomica, Platina, Rhus toxicodendron, Staphysagria, Stramonium.

Antimonium crudum

Grauspießglanzerz oder Schwefelspießglanz (Sb_2S_3). Black Sulphide of Antimony. Eine gräulich-schwarz glänzende, kristalline Masse in natura. Als Pulver von eisengrauer Farbe. Es ist in Wasser unlöslich.

Allgemeines

Fettsucht oder Abmagerung; wassersüchtige Anschwellung; Erschöpfung. Warmblütig.

Geist und Gemüt

Übellaunig, verdrießlich, unzufrieden, pessimistisch. Außerordentliche Reizbarkeit; **will weder angesehen noch angefaßt werden**; ärgerlich über jegliche Aufmerksamkeit; will weder sprechen noch angesprochen werden. Emotional; introvertiert; **romantisch; sentimentale Stimmung bei Mondschein**; Weinen bei feierlicher Stimmung; Dichten, Sprechen in Versen. Traurigkeit, Lebensüberdruß, Selbstmordneigung.

Kopf

Migräne, die sofort gemildert wird, sobald irgendeine beliebige Ausscheidung (z.B. Schnupfen, Erbrechen, Durchfall) eintritt. Ursache der Migräne ist häufig die Unterdrückung eines Ausflusses oder Hautausschlages. Kopfschmerzen wechseln mit Magenschmerzen ab. Gerötete Augenlider, Bindehautentzündung. Schrunden in den Lidwinkeln. Die Mundwinkel sind aufgesprungen, rissig und schmerzhaft.

Verdauungstrakt

Pelzartiger, dicker, (milchig-) weißer Belag, „wie Schnee" auf der Zunge. Durstlosigkeit. Verlangen nach Gurken und Saurem. Saures verschlimmert die Magenbeschwerden. **Verdauungsstörungen durch Überlastung des Magens.** Gefühl im Magen wie überladen. Häufiges Erbrechen, das jedoch nicht erleichtert. Magenbeschwerden nach Kummer. Krämpfe und krampfartige Schmerzen im Solarplexus. Durchfall und Verstopfung im Wechsel. Hämorrhoiden mit ständigem Schleimaussickern.

Atemwege

Trockener, hackender, spastischer Husten, der den ganzen Körper schüttelt; schlimmer in einem warmen Raum. Stimmlosigkeit durch Überhitzung.

Haut

Hautausschläge, die vor allem in der Bettwärme jucken. Entzündete Hautausschläge mit *Pusteln* und Blasen. Dicke, harte Schorfe und Krusten, oftmals honiggelb, die hier und da aufreißen und eine grüne eitrige Flüssigkeit absondern, brennend wie in glühende Kohle getaucht; dabei große Erschöpfung. Risse, besonders um die Nasenflügel und Mundwinkel. Warzen an der Fußsohle; zahlreiche schmerzhafte Hühneraugen. Außerordentliche Empfindlichkeit der Fußsohlen; dicke, schwielige Haut mit sehr schmerzhaften und sehr empfindlichen, hornigen Stellen. Dicke, gespaltene, harte, hornige, trockene, langsam wachsende Nägel.

Modalitäten

Verschlimmerung: Hitze, Strahlungswärme; Mondlicht; bei kalt-feuchtem Wetter, durch kaltes Baden; durch Berührung; nach dem Essen; im Sommer; abends, beim Zubettgehen, nachts.
Besserung: Kühle, frische Luft; Gehen im Freien; Ruhe; durch warme Bäder.

Causa

Beschwerden durch unglückliche, **enttäuschte Liebe**, Kummer; Folgen von Sonnenbestrahlung, Sonnenbrand; nach einem kalten Bad; Beschwerden nach Impfungen; üble Folgen von Weintrinken, besonders nach saurem Wein.

Klinische Indikationen

Adipositas. Bronchitis. Depression. *Diarrhoe.* Ekzem. *Gastritis. Gastroenteritis.* Hämorrhoiden. *Impetigo contagiosa.* Klavus. Kopfschmerzen. *Laryngitis.* Luftwegsinfektion. Migräne. *Pertussis.* Psychovegetative Erschöpfung. *Ulcus ventriculi et duodeni. Varizellen.*

Vergleichbare Arzneimittel

Calcium carbonicum, Calcium phosphoricum, Capsicum, Carbo vegetabilis, Chamomilla, Ferrum, Graphites, Ipecacuanha, Pulsatilla, Sulfur.

Antimonium sulphuratum aurantiacum

Antimonpentasulphid, Goldschwefel, Sb_2S_5

Allgemeines

Unwohlsein, Ermüdung, Mattigkeit mit Übelkeit.

Kopf

Brennen im Kopf, besonders bei Augenbeschwerden. Nachts beim Erwachen dumpfe Kopfschmerzen. Beginnende Erblindung.

Verdauungstrakt

Teigiger Geschmack im Mund am Morgen. Appetitverlust. Übelkeit mit Mattigkeit. Druck und Völlegefühl im Bauch, empfindliche Nabelgegend. Verstopfung mit harten Stühlen. Viel Windabgang mit plötzlichem Stuhldrang; dann hellgelbe weiche Stühle; anschließend heftige Koliken.

Atemwege

Nasenbluten beim Waschen. Geruchsverlust. Starke Schleimabsonderungen aus Nase und Hals; zäher Schleim in Bronchien und Kehlkopf. Kitzel im Kehlkopf. Erschwerte Atmung. Hörbares Schleimrasseln in den Atemwegen; der Schleim kann aber nur schwer abgehustet werden. Winterhusten. Trockener, harter Husten ohne Auswurf.

Haut

Juckreiz an Händen und Füßen. *Pustel*akne.

Klinische Indikationen

Akne. Bronchitis. *Diarrhoe. Epistaxis.* Husten. *Obstipation. Pneumonie. Rhinitis.*

Vergleichbare Arzneimittel

Antimonium crudum, Arsenicum album, Ferrum metallicum, Mercurius sulfuricus, Tartarus stibiatus, Sulfur.

Apis mellifica

Honigbiene.

Allgemeines

Schwellungen, **Ödeme**. *Ödeme* der Extremitäten durch, Nierenerkrankungen. Ergüsse in den serösen Häuten. **Brennende, stechende Schmerzen**; wie ein Bienenstich. Extreme Berührungsempfindlichkeit. Heftigkeit der Symptome und plötzliches Auftreten.

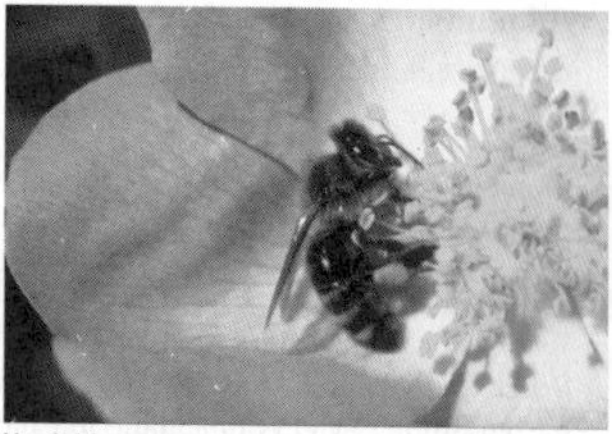

Honigbiene Photo: DHU

Geist und Gemüt

Arbeitswut; muß ständig mit irgend etwas beschäftigt sein. **Fruchtlose Geschäftigkeit. Ungeschicklichkeit**; läßt Gegenstände fallen und lacht über das Mißgeschick. Unbeholfenheit; kann seine Gefühle nur schlecht ausdrücken. **Eifersucht**. Erotischer Wahn und sexuelle Manie. Reizbar, schnell verärgert, nervös, schwer zufrieden zu stellen; hat eine scharfe Zunge. Leidet später unter seinen eigenen Wutanfällen. Weint schnell, auch grundlos; entmutigt, verzagt. Gleichgültigkeit. Simuliert Fröhlichkeit, auch wenn er sich erbärmlich fühlt; überspannte Heiterkeit; Lachen über Unglück. Zerstreutheit; kann sich nicht konzentrieren. Schläfrigkeit. Todesvorahnungen.

Kopf

Hirnhautentzündung oder Koma mit gellenden Schreien (Cri encéphalique); Krämpfe in der einen Körperhälfte, die andere wie gelähmt. Stark geschwollenes Gesicht; Augenlider wie Wassersäcke; **Schwellung der** Ober- und/oder **Unterlider** sowie der Wangen und Lippen. Schwellung der Bindehäute mit Röte und Brennen.

Hals

*Ödem*atöse Mandel- und Rachenentzündung mit Zusammenschnürungsgefühl. Das Zäpfchen hängt wie ein durchscheinender Wassersack herab. *Glottis-Ödem*. Angioneurotisches Quincke-*Ödem*.

Verdauungstrakt

Durstlosigkeit, auch im Fieber. Durchfälle; unfreiwillig durch jede Bewegung; als ob der *Anus* weit offen wäre.

Atemwege

Lungenentzündung oder Rippenfellentzündung mit außerordentlich starken Schmerzen beim Einatmen. Empfindung, als wenn jeder Atemzug sein letzter sein würde. Husten, schlimmer um Mitternacht.

Urogenitaltrakt

Akutes Nierenversagen. Blasenentzündung mit brennenden Schmerzen. Spärlicher, milchiger Urin mit einem dunklen, kaffeeartigen Satz. Harn*inkontinenz*. Eiweiß im Urin nach Scharlach. Großes sexuelles Verlangen. Eierstockzysten; besonders durch Unterdrückung des sexuellen Verlangens. Fehlgeburten im 2.- 4. Monat.

Extremitäten

Aufgedunsene Schwellung der Hände und Füße, der unteren Extremitäten. Schwellung und Entzündung der Gelenke, besonders der Knöchel. Gelenkkapselentzündung der Knie. Ungeschicklichkeit, Unbeholfenheit, Koordinationsstörung. Kraftlosigkeit, Lähmungen.

Haut

Große Berührungsempfindlichkeit. *Erysipel*- oder nesselartiges Haut*ödem.* Nesselsucht; schlimmer nachts; nach starker körperlicher Anstrengung. Rosarote, wachsartig-transparente Schwellungen.

Schlaf

Gellende Schreie während des Schlafes. Unruhiger Schlaf. Träume vom Fliegen oder von weiten Reisen. Großes Schlafbedürfnis; extreme Schläfrigkeit.

Modalitäten

Verschlimmerung: **Hitze**, Wärme, geschlossener Raum; Druck, **Berührung**; am Nachmittag von 15 bis 18 Uhr; nach Schlaf; Unterdrückung des sexuellen Verlangens.
Besserung: Kalte Anwendungen, **Kälte**; frische Luft, Bewegung.
Vorherrschende Angriffsseite: Rechts.

Causa

Beschwerden durch Eifersucht, Wut, Verdruß, Ärger, Erwartungsspannung, schlechte Nachrichten, Furcht, Kummer, sexuelle Exzesse, Schock; unterdrückte Hautausschläge.

Klinische Indikationen

Abort. Allergie. *Anaphylaktischer Schock. Arthritis. Erysipel. Glomerulonephritis. Herpes zoster.* Insektenstich. *Meningitis. Nephritis. Nephrotisches Syndrom. Ovarialzysten. Pharyngitis. Pleuritis exsudativa. Pneumonie. Pyelonephritis.* Quincke-*Ödem. Synovitis. Urtikaria. Zystitis.*

Vergleichbare Arzneimittel

Arsenicum album, Belladonna, Cantharis, Lachesis, Lycopodium, Nux vomica, Palladium, Rhus toxicodendron, Vespa, Zincum.

Argentum nitricum

Salpetersaures Silber, Höllenstein, Silbernitrat, $AgNO_3$. Im Altertum zur Behandlung der Epilepsie benutzt, was zu Vergiftungen mit typischer bleiartiger Verfärbung der Haut führte (Argyrie).

Allgemeines

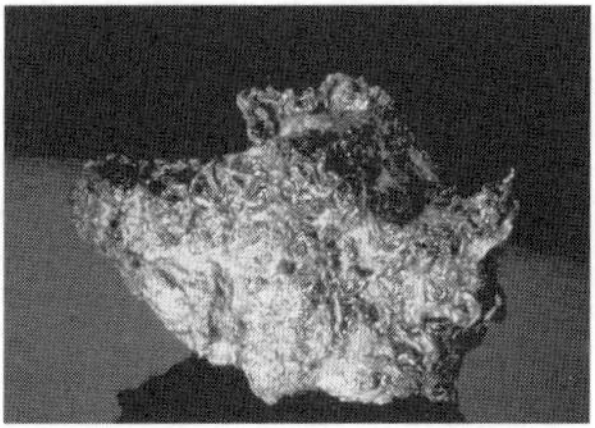
Silber Photo: DHU

Nervöse Symptome, wie Schwindel, Schwinden der Gedanken, Gedächtnisschwäche, Unbesinnlichkeit, Zittern der Glieder, Schwäche mit hastigem Wesen. *Ulzerationen* der Schleimhäute. Schleimig- eitrige Absonderungen der entzündeten und geschwürigen Schleimhäute. **Schmerzhaftes Splittergefühl** in verschiedenen Teilen des Körpers, besonders aber im Schlund und in der *Uterus*-Gegend. Paßt zu Geschäftsleuten, Studenten. Hysterische nervöse Personen. Personen, die ausgetrocknet sind, vorzeitig gealtert. Warmblütig, eines der heißesten Mittel!

Geist und Gemüt

Angstvolles Wesen. Ängstlich, reizbar, nervös, gehetzt. Angst um die Gesundheit, hypochondrisch; phobische Zustände mit **Höhenangst** (Impuls, von einer Höhe herabzuspringen), Klaustrophobie, Furcht vor Ohnmacht; Angstzustände vor Verabredungen, die *Diarrhoe* hervorrufen können; **Erwartungsangst**, Lampenfieber; Angst, wenn alleine, besser in Gesellschaft. Verlangen nach Gesellschaft. **Impulsivität**, impulsives Denken, unerklärliche Impulse. Ausgeprägte Emotionalität. Zwanghaftigkeit, abergläubisches Denken und Phobien. Beeinflußbarkeit. Mitfühlend. Die Zeit vergeht ihm zu schnell, denn der aufgeregte, ängstliche Kranke macht alles in Hast. Vergrößerungsgefühl bestimmter Teile des Körpers (z.B. des Kopfes bei Kopfschmerz, des Beines bei Ischias). Träumt von Schlangen.

Kopf

Schwindel (fehlt fast nie, wenn das Heilmittel angezeigt ist), oft von Ohrensausen begleitet.

Erdfahles, gealtertes Aussehen. Kopfschmerz, ausgesprochen kongestiver Art, von heftigem Klopfen begleitet, befällt häufig Kopfarbeiter nach einer langen Arbeit oder anhaltender geistiger Erregung; dabei findet sich das Vergrößerungsgefühl des Gehirns, als wolle der Schädel springen, was der Kranke durch Druck zu mildern versucht. Oft nimmt das Kopfweh die Form rechtsseitiger *Hemikranie* an und kann mit Galleerbrechen seinen Abschluß finden. *Konjunktivitis*, an kleiner Stelle, scharlachrot wie rohes Fleisch, mit starker *mukopurulenter* Absonderung.

Hals

Splitterartiger Halsschmerz. Heiserkeit, chronische Heiserkeit mit Kitzelhusten. Chronische *Laryngitis* der Sänger, Husten bei hohen Noten; muß sich oft räuspern. Papillome und Warzen an Hals oder Kehlkopf.

Brust

Herzklopfen, schlimmer durch Liegen auf der rechten Seite, schlimmer durch Anstrengung und seelische Erregung.

Verdauungstrakt

Verlangen: Süßigkeiten, die jedoch schlecht vertragen werden; nach Salz und Zucker. Magenschmerzen mit sehr reichlichem, **lautem Aufstoßen** - wie ein Maschinengewehr - und Schmerzen, die nach den Seiten ausstrahlen. Sehr reichliche **Blähungen**, *Meteorismus*; lautes Rumpeln und Kollern im Bauch. Aufstoßen und Flatus lindern nicht. **Durchfall durch Erwartungsspannung,** Emotionen.

Urogenitaltrakt

Schmerzhafter Koitus, danach Aussickern von Blut. Impotenz, schlimmer wenn er an dieses Problem denkt.

Modalitäten

Verschlimmerung: Wärme; Süßigkeiten; während der Regel; nachts und morgens; geistige Arbeit; Liegen rechts.
Besserung: In frischer Luft; wenn der Wind ihm ins Gesicht bläst; **Kälte**, beim Baden in kaltem Wasser; durch starken Druck.
Vorherrschende Angriffsseite: Links.

Causa

Erwartungsdruck, Furcht. Essen von Eiscreme. Onanie und sexueller Exzeß. Süßes. Tabak (Jungen).

Klinische Indikationen

Angina pectoris. Angst. *Apoplexie. Arrhythmie. Ataxie.* Bindegewebserkrankungen. *Colon irritabile.* Depression. Epilepsie. *Gastritis. Hepatitis. Hypertonie.* Impotenz. Kehlkopf*polypen. Kolitis. Konjunktivitis.* Kopfschmerzen. *Laryngitis. Morbus Parkinson. Multiple Sklerose. Orchitis. Pharyngitis.* Phobien. Psychovegetative Erschöpfung. *Refluxösophagitis. Tabes dorsalis. Tremor. Ulzerationen* im Hals. *Vertigo.* Zwanghaftes Verhalten.

Vergleichbare Arzneimittel

Agaricus, Apis, Carbo vegetabilis, China, Jodum, Lac caninum, Lycopodium, Phosphorus, Pulsatilla, Sulfur, Zincum.

Arnica montana

Berg-Wohlverleih, Fallkraut (Fam. nat. Compositae); wächst in den europäischen Hoch- und Mittelgebirgen.

Allgemeines

Zerschlagenheitsgefühl mit Schwäche und Müdigkeit; der ganze Körper schmerzt wie zerschlagen. Außerordentliche Empfindlichkeit des ganzen Körpers, so daß das Bett zu hart erscheint und der Patient sich deshalb immer wieder bewegen muß; empfindlich gegen Berührung. Körperabsonderungen haben einen fauligen Geruch. Blutungsneigung. Der Kopf und das Gesicht sind heiß, der übrige Körper kühl. Heilmittel bei jeder Art von **Verletzung**.

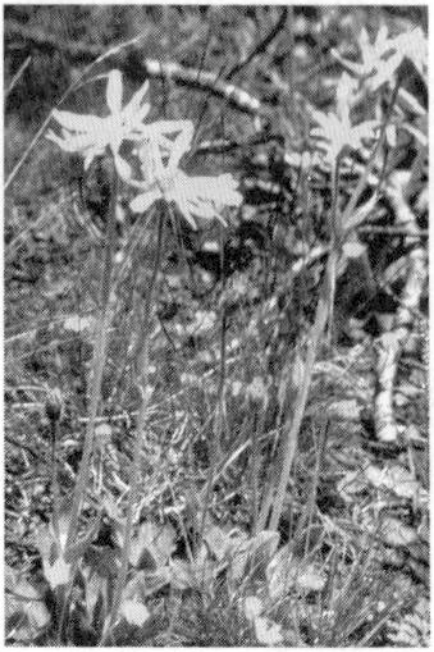
Berg-Wohlverleih Photo: DHU

Geist und Gemüt

Will allein gelassen werden; sagt, daß ihm nichts fehle; behauptet trotz schwerer Erkrankung, gesund zu sein. Widerspenstig; widerspricht; reizbar, mürrisch, schreckhaft. **Angst vor Annäherung, Berührung** (schon bei Annäherung), plötzlichem Tod, Herzkrankheiten. Platzangst. Nach einem Unfall persistiert nachts die Angst; der Patient schreckt durch furchtbare Träume aus dem Schlaf auf. Geistesabwesend und benommen. Glaubt im Delirium, daß es ihm gutgeht; schickt den Arzt fort. Verfällt während des Antwortens in tiefe Betäubung, ohne ausreden zu können; oder beantwortet eine Frage korrekt und fällt anschließend zurück ins Koma. Betäubung mit unwillkürlichem Kot- und Harnabgang.

Kopf

Blutandrang zum Kopf mit Hitze, aber die Nase und der übrige Körper bleiben kalt. Gehirnerschütterung; Kopfverletzung; stumpfe Augenverletzung. Migräne/*Meningitis*/Epilepsie/Schwindel nach Kopfverletzung. Dumpfe, drückende Kopfschmerzen mit dem Gefühl, daß das Kissen, auf dem er liegt, zu hart sei.

Verdauungstrakt

Aufstoßen und Durchfall mit dem Geruch von faulen Eiern. Zahnschmerzen nach Operation oder Zahnextraktion. Auftreibung des Leibes; übelriechende Blähungen; *kolik*artiges Leibschneiden. Durchfall mit schleimigen, eitrigen, blutigen Stühlen. Unwillkürlicher Stuhl nachts im Schlaf.

Atemwege

Heiserkeit oder Husten nach Überanstrengung der Stimme. Husten nach Weinen. Keuchhusten; trocken, heftig, sehr schmerzhaft; das Kind schreit vor dem Anfall, als ob es Schmerzen hätte. Husten mit *Expektoration* von hellem, schaumigem, klumpigem Blut. Stick- und Krampfhusten mit Zerschlagenheitsgefühl, als wären die Rippen gebrochen.

Brust

Stiche in der Brust. Plötzliche Herzschmerzen; wie zusammengedrückt oder wie ein Schlag.

Urogenitaltrakt

Konstantes Harntröpfeln nach der Entbindung; oder Harnverhalt auch nach Anstrengung oder Unfall. Drohende Fehlgeburt nach Schock etc. Große Empfindlichkeit der Genitalien.

Rücken und Extremitäten

Akute Verstauchungen, Verrenkungen; Quetschungen; Muskelschmerzen, besonders nach Überanstrengung. *Arthritis* mit empfindlichen, steifen Gelenken; verschlimmert durch Kälte und Feuchtigkeit.

Haut

Symmetrische Ausschläge. Blaue Mäler bei geringfügigem Stoß; Bluterguß; Blaurotverfärbung der Haut; Quetschwunden; *Petechien*. Viele kleine, äußerst schmerzhafte Furunkel, einer nach dem anderen.

Modalitäten

Verschlimmerung: Durch die geringste **Berührung** oder den geringsten Druck; **Bewegung**; Verletzung (stumpfes Trauma, Schock, Erschütterung, Überanstrengung, Wehen, Verstauchung); abends, nachts; Hitze; Feuchtigkeit.
Besserung: Durch Ausstrecken in horizontaler Lage mit tiefliegendem Kopf; **Liegen**, **Ruhe**; kaltes Baden.

Causa

Physische und psychische Traumata, (stumpfe) Verletzung, Quetschung, Verwundung, Gehirnerschütterung, Unfall; Schock; Überanstrengung und Ermüdung.

Klinische Indikationen

Akne. *Angina pectoris. Apoplexie. Arthritis. Commotio cerebri. Ekchymosen. Erysipel. Furunkel. Hypertonie. Meningitis.* Migräne. *Pertussis. Pneumonie.* Posttraumatische Kopfschmerzen. *Varizen.* Verletzungen und Traumata.

Vergleichbare Arzneimittel

Aconitum, Baptisia, Bellis perennis, Bryonia, Hypericum, Opium, Rhus toxicodendron, Ruta, Symphytum.

Arsenicum album

Arsenige Säure, weißes Arsenik, , As_2O_3. Starkes Gift ("Arsen und Spitzenhäubchen"). Wurde eingesetzt bei Pferden, um das Fell zum Glänzen zu bringen. In homöopathischer Form ungiftig (ab D3).

Allgemeines

Angst, Unruhe, Erschöpfung. Mangel an Lebenswärme, Frösteln. Periodizität. Alternieren der Symptome. Geschwürbildung; **brennende** Schmerzen; *ödematöse* Schwellungen, *Aszites*; ätzende, dünne, faulige, aber nicht reichliche Absonderungen; Tendenz zur Malignität.

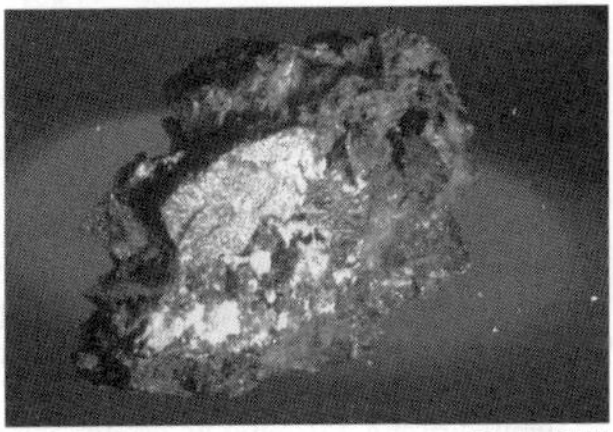

Arsenige Säure Photo: DHU

Geist und Gemüt

Tiefsitzende Unsicherheit; großes Sicherheits- und Kontrollbedürfnis. Abhängigkeit von anderen Menschen, Verlangen nach Gesellschaft, besitzergreifend in bezug auf Nahestehende und Materielles, geizig, Habsucht. Egoistisch. Ordnungsliebe, Pedanterie; **peinlich genau in Kleinigkeiten**; Putzzwang, Waschzwang. Perfektionismus. Kritisch gegenüber anderen und sich selbst, tadelsüchtig.
Unzufriedenheit. Reizbarkeit, besonders morgens. Überempfindlichkeit; empfindlich auf Berührungen, Licht, Gerüche, Geräusche, Unordnung. **Unruhe; angstvoll**; verbunden mit Schwäche. Panische Angstattacken. **Furcht**: vor dem Alleinsein; vor Räubern; vor Krankheit, besonders Krebs und **Tod**; daß er Menschen töten wird. Angst um die Gesundheit, Hypochondrie. Erschöpfung, Verzweiflung, Abscheu vor dem Leben. Traurigkeit, Depressionen. *Suizid*neigung. Mißtrauen. Paranoider Wahnzustand. *Anorexia nervosa.*

Kopf

Leidendes Gesicht: blaß, erdfahl, aufgedunsen, wachsgelb, kachektisch; Säckchen um die oder unter den Augen. Patient sieht vorzeitig gealtert aus. Körper kalt, aber Kopf fühlt sich heiß an bei akuten Beschwerden. Brennende, periodisch auftretende Kopfschmerzen, besser durch Wärme. Epileptische Anfälle, später todesartige Bewußtlosigkeit; tetanische Starre. Ohnmachtsanfälle am Morgen.

Atemwege

Chronischer Husten und Asthma, schlimmer im Liegen, durch Gerüche, Lachen, Reden und wenn er sich im Bett umdreht; besser durch Aufsetzen. Asthmaanfall nach Schnupfen. *Dyspnoe* mit Angst, Unruhe, Erschöpfung, *zyanotischem* Gesicht und Schweiß.

Verdauungstrakt

Verlangen: nach Fett, Saurem, Erfrischungen, Brot und Alkohol.
Abneigung: gegen Mehlspeisen, blähungsauslösende Speisen wie Hülsenfrüchte, Fleisch und Fett von Fleisch, Butter und Süßigkeiten.
Durst auf kleine Schlucke kalten Wassers. Brennende Magenschmerzen, wie glühende Kohlen. Übelkeit, Erbrechen; Verschlechterung beim Aufrichten/Aufstehen. Magenschmerzen; besser durch (süße) Milch. Angst wird in der Magengrube gespürt. Neigung zu *Gastroenteritis*, **Lebensmittelvergiftung**. Übelkeit durch den Anblick, den Geruch oder gar den bloßen Gedanken an Essen. Tympanitische Auftreibung des *Abdomens. Aszites. Peritonitis.* Heftige, *kolik*artige Bauchschmerzen. Übelriechende, brennende, scharfe, aber nicht reichliche Stühle. *Diarrhoe* durch kalte Getränke, Obst, Eiscreme. Stark erschöpft nach Stuhlgang.

Haut

Jucken, Brennen, Schwellungen. *Ödeme*; Ausschlag, papulär, trocken, rauh, schuppig; Verschlechterung durch Kälte und Kratzen. Juckreiz, muß kratzen bis es blutet. Intensiver Juckreiz auf der Haut ohne Ausschlag; nach unterdrücktem Ausschlag. *Psoriasis. Epitheliome. Karbunkel. Petechien.* Quaddeln auf Schellfisch.

Modalitäten

Verschlimmerung: Unordnung; Kälte; Seeluft; nachts, nach Mitternacht, von 1 bis 2 Uhr; auch 13 bis 14 Uhr: Alleinsein.
Besserung: **Wärme**, Hitze; leichte Bewegung; Höherliegen des Kopfes, frische Luft. Gesellschaft.

Klinische Indikationen

Anämie. Angina pectoris. Anorexia nervosa. Asthma bronchiale. *Bronchitis.* Depression. Ekzem. *Gastritis. Gastroenteritis.* Grippe. Hämorrhoiden. *Hepatitis. Herpes zoster.* Heuschnupfen. *Kolitis.* Kopfschmerzen. Nahrungsmittelvergiftung. Panikzustände. *Pharyngitis.* Phobien. *Pneumonie. Psoriasis.* Schlaflosigkeit. *Ulcus ventriculi et duodeni.* Zwanghaftes Verhalten. *Zystitis.*

Vergleichbare Arzneimittel

Aconitum, Agaricus, Bismuthum, Cannabis indica, China, Graphites, Hepar sulfuris, Kalium arsenicosum, Lycopodium, Nitricum acidum, Nux vomica, Phosphorus, Rhus toxicodendron, Veratrum album.

Aurum metallicum

Aurum metallicum oder foliatum, metallisches Gold. Wird nicht oxydiert durch Luft oder herkömmliche Säuren.

Allgemeines

Blutwallungen, Blutandrang. Sehr kälteempfindlich. Allgemeine Überempfindlichkeit; insbesondere gegen Schmerzen, die zur Verzweiflung treiben.

Geist und Gemüt

Aurum-Menschen investieren alles in ein Ziel, z.B. Geschäft/Religion/Familie; zumeist finanziell-materiell orientiert. Großes Pflichtbewußtsein, Gerechtigkeitsbewußtsein. Schneller Arbeiter, schneller Denker, „Workaholic"(Arbeitssucht). Zeigt keine Gefühle, stirbt emotional innerlich ab. Innere Hast und Unruhe. Reizbarkeit; verträgt keinen Widerspruch. Streitsucht, Jähzorn. Schweigsamkeit; Selbstgespräche. Ernst, introvertiert, verschlossen; verantwortungsbewußt, ehrgeizig. Egoismus. Idealismus. **Ängste:** vor Herzleiden, Herzinfarkt, Räubern, Menschen. Sorgen um die Zukunft. Furcht vor dem persönlichen, gesellschaftlichen, beruflichen oder finanziellen Ruin. Hypochondrie. Verlangen zu **Beten**; zweifelt an seinem Seelenheil. Wenn das Lebensziel scheitert, stürzt der Patient in die absolute Depression, nichts kann ihn trösten, totale Hoffnungslosigkeit. Gefühl der Wertlosigkeit; Schuldgefühle, Selbstvorwürfe. Verlust des Selbstvertrauens. Depression, Melancholie, Trübsinn, Verzweiflung; Todessehnsucht, **Verlangen zu sterben, ständige Selbstmordgedanken**. Der Gedanke an den möglichen Selbstmord tröstet ihn. **Selbstmordneigung**, z.B. Autounfall, Erschießen, aus dem Fenster springen, Abstürzen beim Drachenfliegen (Gewalt und schnell).

Kopf

Blutandrang zum Kopf mit deutlich sichtbarem Klopfen der Halsschlagader und der Schläfenarterie. Kopfschmerzen der Studierenden. Reißende Hinterkopfschmerzen, die nach vorne und zur Stirn ausstrahlen. Bohrender Kopfschmerz am inneren Augenwinkel und an der Nasenwurzel. *Exostosen* des Schädels. Gefühl von Luftzug am/im Kopf. Haarausfall bei jungen Männern.

Ohren

Mastoiditis mit starken Schmerzen, die den Patienten zum *Suizid* treiben können. Empfindliches Gehör.

Augen

Halbsichtigkeit: sieht nur die untere Hälfte eines Gegenstandes. Sternchensehen, schlimmer durch geistige Anstrengung. Entzündung der Augen mit Tränen und Lichtscheu; stechende Schmerzen im Auge. Empfindlichkeit und Schmerzen um die Augen herum. *Glaukom*-Anfall. *Iritis*; sieht schwarze Flecken vor den Augen. *Exophthalmus.*

Nase

Ulzerationen; blutig-eitriger Ausfluß. Übler Geruch in der Nase beim Schneuzen. Rote, knotige Nase.

Herz-Kreislauf

Gefühl, als wenn das Herz 2-3 Sekunden lang aussetze und unmittelbar darauf nach einem Ruck mit heftigem Klopfen wieder zu schlagen beginne. Starkes Herzklopfen. Gefühl, als ob das Herz locker wäre beim Gehen. Anfallsweiser, nächtlicher Schmerz hinter dem Brustbein. Gefühl von Hitze in den Blutgefäßen.

Verdauungstrakt

Verlangen: nach Brot, Milch, Leckereien, feinen Kuchen, Delikatessen, Alkohol, Kaffee.

Abneigung: gegen Fleisch.

Stinkender Mundgeruch „wie von altem Käse". Großer Hunger und Durst oder Appetitverlust. Brennendes Gefühl im Magen und Aufstoßen. Eingeklemmte Blähungen. Verstopfung mit harten und knotigen Stühlen. Nächtliche Durchfälle. Stühle grau-weiß wie Asche. Warzen um den After.

Urogenitaltrakt

Urin trübe wie Buttermilch. Schmerzhafter Harnverhalt. Schweiß im Genitalbereich. Verhärtung und Vergrößerung von Gebärmutter und Hoden. Gesteigertes sexuelles Verlangen. Schwellung und Schmerzen der Hoden. Hodenhochstand, Leistenbruch. Nächtliche Erektionen und Samenergüsse. Unerfüllter Kinderwunsch mit Depressionen. *Amenorrhoe* mit Melancholie. *Fluor* dick gelb/weiß, riecht nicht. Empfindliche Scheide. Schmerzen unter der Geburt können zur Verzweiflung treiben. Gelbsucht während der Schwangerschaft.

Extremitäten

Knochenschmerzen; reißend; als ob Knochen gebrochen wären; morgens Verschlechterung; Bewegung bessert. Knieschmerzen, wie fest bandagiert. *Exostosen.* Stinkender, kalter Fußschweiß. Kalte Hände nachts. Bein*ödeme*, Verschlechterung nachts. Zittern durch Zorn oder Schreck.

Schlaf

Schlaflosigkeit; erwacht nach wenigen Stunden Schlaf mit tiefer Depression. Stöhnt, wimmert, schluchzt und schreit im Schlaf. Angstvolle Träume. Furchtbare Nächte, so daß Patient die Nacht fürchtet. Schlaf erfrischt nicht.

Modalitäten

Verschlimmerung: Nachts; Kälte; Gefühle; Alkohol; Winter, bewölktes Wetter, drinnen; *Menses.*
Besserung: Sonne, frische Luft; kaltes Baden; Gehen; Wärme; Mondlicht, **abends**; (traurige) Musik; Essen.
Vorherrschende Angriffsseite: Rechts.

Causa

Folge von Kummer, Gram, Enttäuschung, Kränkung, ungewollter Verantwortung, Liebeskummer, Schreck, finanziellen Verlusten, gekränkter Ehre, Widerspruch, unterdrücktem Verdruß, Ärger.

Klinische Indikationen

Alkoholismus. *Angina pectoris.* Depression. *Glaukom. Hepatitis.* Herzklappenerkrankung. Hodenhochstand. *Hypertonie. Iritis. Katarakt.* Knochenschmerzen. Kopfschmerzen. Leistenbruch (bei Kindern). *Mastoiditis. Orchitis.* Psychovegetative Erschöpfung. Schlaflosigkeit. *Sinusitis. Suizid*neigung. *Uterusmyom.*

Vergleichbare Arzneimittel

Aurum muriaticum natronatum, Ignatia, Mercurius, Natrium sulfuricum, Natrium muriaticum, Nux vomica, Platinum, Psorinum.

Barium carbonicum

Baryta carbonica. Neutrales kohlensaures Baryt. Bariumcarbonat, $BaCO_3$.

Allgemeines

Mentale/körperliche **Unreife**. Zwergwuchs. Abmagerung. Schwäche. Meist Kinder oder ältere Menschen. Verfroren. Häufige Erkältungen. Lymphknotenvergrößerungen, Drüsenschwellungen, Drüsenkrebs. Gefäßverkalkung.

Geist und Gemüt

Entwicklungsrückstand, Demenz, Idiotie. Geistige Unzulänglichkeit; emotionale Unreife. Kindisches Verhalten. **Naivität**. Braucht viel Bestätigung, leicht beeinflußbar. **Mangel an Selbstvertrauen. Minderwertigkeitsgefühle**; fühlen sich klein und nichts wert. Verlegenheit. Wird/fühlt sich ausgelacht. Schüchternheit. Versteckt sich. Unsicherheit; Unentschlossenheit. Passivität. Bleibt am liebsten zu Hause. Abneigung gegen Gesellschaft. Schutz- und Anlehnungsbedürfnis. Unfähigkeit, selbständig zu denken oder zu handeln. Schwache Vaterfigur: Vater zurückgeblieben, Schwächling bzw. Vater eines zurückgebliebenen Kindes. Konzentrationsstörungen; schlechtes Gedächtnis. Ängstlichkeit. Furcht/Gefühl, unzulänglich zu sein mit dem Verlangen nach Rückversicherung. Angst um seine Gesundheit und Verzweiflung um seine Genesung. Angstneurose. **Fürchtet sich vor allem!** Furcht vor dem Alleinsein, vor Dunkelheit, vor Geistern, vor Fremden, das Haus zu verlassen/alleine zu Hause zu bleiben, verrückt zu werden, vor Menschen, ausgelacht zu werden, neue Dinge auszuprobieren; ohnmächtig zu werden ... . Angst, nicht gut auszusehen. *Agoraphobie*. Schulangst. Angst um andere. Furcht vor Verantwortung, will z.B. keine Kinder. Wut/Verzweiflung/Kummer wegen Kleinigkeiten. Engstirnige Moralvorstellungen. Weigerung, erwachsen zu werden. Verweigert sich dem Leben, der natürlichen Entwicklung. Kann nicht lachen. Schreckhaftigkeit. Überempfindlichkeit. Nervöses Nägelbeißen. Aggressionshemmung. Selbstvorwürfe. Mißtrauisch, vorsichtig, zurückhaltend, eifersüchtig, argwöhnisch; verträgt keinerlei Kritik. Verschlossenheit. Wahnvorstellungen: Verfolgungswahn; fühlt sich beobachtet, kritisiert, ausgelacht.

Kopf

Schwindel. Ohnmachtsanwandlungen: nachts, in einem überfüllten Raum, nach dem Essen. Haarausfall, Kahlköpfigkeit. Jucken der Kopfhaut. Gefühl von

Lockerheit des Gehirns. Kopfschmerzen, besonders Hinterhaupt und Scheitel. *Photophobie. Katarakt.* Ohrgeräusche. Schwerhörigkeit. Überempfindliches Gehör; jegliches Geräusch tut im Gehirn weh. Schwellung von Nase und Oberlippe. Gesicht: törichter Gesichtsausdruck, offenstehender Mund. Röte. Gefühl, als sei die ganze Gesichtshaut mit Spinnweben überzogen. Halbseitige Lähmung/ Schweiße.

Hals

Mandeln stark vergrößert und chronisch/*rezidivierend* entzündet. Ersticktes Atmen im Liegen durch Vergrößerung der Mandeln. Harte Schwellung der Halslymphknoten.

Atemwege

Stimmlosigkeit, Heiserkeit. Katarrh von Kehlkopf und Luftröhre. Viel Schleim in den oberen Luftwegen. Asthma. Rasselnde Atmung. Drohende Lungenlähmung.

Verdauungstrakt

Verlangen: nach Süßem, nach Eiern.
Abneigung: gegen Obst, besonders gegen Bananen und Pflaumen.
Speichelfluß; Sabbern im Schlaf. Schwäche nach dem Essen. Aufgetriebener Bauch bei Abmagerung. *Obstipation* mit hartem Stuhl.

Herz und Kreislauf

Aneurysma. Arteriosklerose. Hypertonie.

Urogenitaltrakt

Verminderter Sexualtrieb oder Abneigung gegen Sex. Unterfunktion, Impotenz, *Sterilität.* Einschlafen beim Geschlechtsverkehr. *Prostatahypertrophie* mit Verhärtung bei alten Männern.
Geschwätzigkeit während *Menses.*

Schlaf

Alpträume; erwacht voller Schrecken, kann jedoch nicht erklären, warum.

Modalitäten

Verschlimmerung: Geringste **Kälte** (aber nicht Kopfschmerzen); Feuchtigkeit; beim Darandenken; Liegen auf schmerzender Seite; nach Essen; Waschen der betroffenen Körperteile; Gesellschaft; Druck.
Besserung: Kopfschmerz: durch frische Luft.

Vorherrschende Angriffsseite: Rechts.

Klinische Indikationen

Adenopathie. Alopezie. Angeborene Mißbildung. *Angina tonsillaris. Asthma bronchiale.* Entwicklungsverzögerung. *Enuresis.* Erkältungen. Geistige *Retardierung. Morbus Hodgkin. Obstipation.* Phobien. *Prostatahypertrophie. Prostatitis.* Sexuelle Funktionsstörungen.

Vergleichbare Arzneimittel

Alumina, Barium muriaticum, Bufo, Calcium carbonicum, Calcium iodatum, Dulcamara, Pulsatilla, Silicea.

Belladonna

Atropa belladonna, die Tollkirsche, Deadly Nightshade. Familie der Nachtschattengewächse (Solanaceae) wie auch Stramonium, Hyoscyamus und andere, die unter Umständen schwer voneinander zu unterscheiden sein können. Im Altertum wurde sie von den Frauen benutzt, um die Pupillen zu erweitern, was nachgewiesenermaßen einen sympathischen Effekt auf Männer ausübt. Deswegen der Name, der soviel wie „schöne Frau" heißt.

Allgemeines

Symptome großer Intensität und Heftigkeit, die **plötzlich** kommen und gehen; mit Hitze, leuchtender Röte, Brennen, Anschwellung und Klopfen. Hohes Fieber mit trockener Haut, rotem Gesicht, roten Augen, weiten Pupillen, heißem Kopf und kalten Extremitäten. Extreme **Überempfindlichkeit**, besonders gegen Geräusche, Schmerzen und Erschütterung.

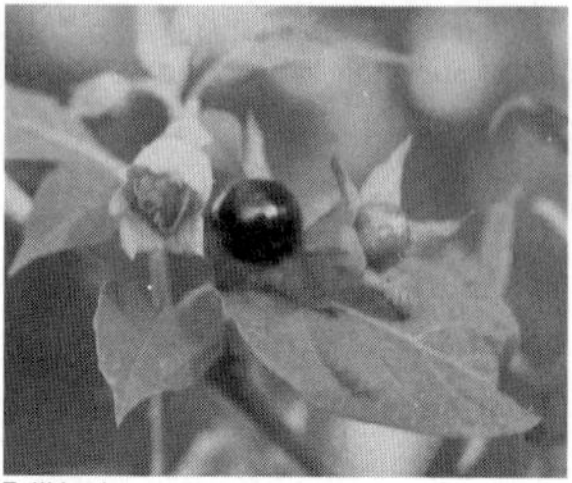

Tollkirsche
Foto: Sertürner Bildarchiv

Geist und Gemüt

Lebhafte Phantasie. Kinder sind lebhaft, fröhlich, intelligent, aufgeweckt und empfinden alles sehr intensiv. Engel solange es ihm gutgeht, Teufel bei Krankheit. Ungeduld mit plötzlichen Wutausbrüchen. Raserei, Zorn und Wut mit Schreien, Schlagen, Beißen, Spucken, Treten, Haarereißen und Gewalttätigkeit. Furcht vor Hunden, Tieren, eingebildeten Dingen. (Fieber-)Delirium mit Wutanfällen, Geschwätzigkeit, furchterregenden Wahnvorstellungen und Halluzinationen von Ungeheuern, Gespenstern, Hunden, Wölfen u.a. Bewußtlosigkeit, durch Schreien unterbrochen.

Kopf

Hitzewallungen und Blutandrang, Brennen im Kopf; **rotes Gesicht**. Migräne mit pulsierenden, klopfenden Schmerzen; durch Erschütterung, Licht und Geräusch verschlimmert, Abneigung gegen Licht, Lärm und Sonne; Besserung durch kalte Anwendungen, Druck, dunkle Räume und Liegen. Lichtscheu; **große, glänzende**

Pupillen. Krämpfe, Fieberkrämpfe. Schwindel, Verschlechterung durch Drehen des Kopfes, Drehen im Bett, Vorwärtsbeugen.

Hals

Eitrige Mandelentzündung mit leuchtender Röte und Schluckbeschwerden. Konstriktionsgefühl und Trockenheit im Schlund. Sichtbares Klopfen der Halsschlagader.

Verdauungstrakt

Trockenheit der Schleimhäute mit starkem Durst oder Durstlosigkeit. Verlangen nach Zitrone, Limonade und kaltem Wasser. Starke Empfindlichkeit des Bauches, schon beim Erzittern des Bettes, schlimmer durch Berührung nur der Bettdecke. Krämpfe und krampfartige Schmerzen an allen Hohlorganen, wie Magen, Darm, Gallenblase. Verstopfung mit Trockenheit des Mastdarms.

Atemwege

Trockener, krampfiger, bellender, anfallsweiser Husten, schlimmer nachts, gegen Mitternacht, mit Erstickungsgefahr.

Haut

Die Haut ist gleichmäßig scharlachrot, glatt, glänzend, feucht und so warm, daß man ein brennendes Gefühl hat, wenn man sie berührt.

Schlaf

Zähneknirschen und Sprechen im Schlaf. Zittern, plötzliches Auffahren und spastische Bewegungen während des Schlafes oder gerade im Augenblick des Einschlafens. Schlaflage auf dem Bauch. Alpträume, Fallträume, Träume von Hunden. Schläfrigkeit, kann aber nicht schlafen.

Modalitäten

Verschlimmerung: Hitze, Sonne, Zugluft, Erschütterung, Bewegung, Bücken, Geräusch, Licht, Berührung, Kaltwerden des Kopfes, Haareschneiden; nachts und nachmittags gegen 15 Uhr; Ermahnung.
Besserung: Wärme, in einem warmen Zimmer; Ruhe; Liegen auf dem Bauch; nach hinten Überstrecken; Druck.
Vorherrschende Angriffsseite: Rechts.

Causa

Folgen von Sonnenbestrahlung; nach Haarewaschen; Beschwerden durch Aufregung, Schreck, Furcht, Kummer, enttäuschte Liebe, Ärger.

Klinische Indikationen

Angina tonsillaris. Arthritis. Asthma bronchiale. Delirium. *Dysmenorrhoe.* Epilepsie. *Erysipel.* Fieber. Fieberkrampf. *Gastritis.* Hitzschlag. *Hypertonie.* Kopfschmerzen. *Mastitis. Meningitis.* Migräne. *Neuralgien. Obstipation. Otitis media. Pertussis. Pharyngitis. Pneumonie. Pyelonephritis.* Scharlach. *Sinusitis.* Sonnenbrand. Sonnenstich. *Ulcus ventriculi et duodeni.*

Vergleichbare Arzneimittel

Aconitum, Apis, Bryonia, Chamomilla, Glonoinum, Hyoscyamus, Lachesis, Stramonium.

Bromum

Brom. Eine dunkelrote bis braune, zähflüssige, korrosive Substanz, welche ein stark reizendes Gas erzeugt.

Allgemeines

Vergrößerung und Verhärtung von Drüsen aller Art, besonders linksseitig. **Besserung am Meer.** Unverträglichkeit gegen Kälte mit leichter Erkältungsneigung. Neigung zum Dickwerden oder Abmagerung. Zittrige Schwäche. Beschwerden gehen oft mit Herzklopfen einher. Paßt zu blauäugigen, blonden Menschen, besonders Kinder mit dünner, blaßer, empfindlicher Haut und sehr hellem Haar und Augenbrauen (dunkelhaarige sind jedoch nicht ausgeschlossen); mit skrofulöser Konstitution.

Geist und Gemüt

Nervosität, Aufregung. Fröhlichkeit, wechselnd mit Schwermut und Schweigsamkeit. Rauschzustand mit Benommenheit, vermehrte Unternehmungslust, euphorische Stimmung, Hemmungs- und Kritiklosigkeit. Verlangen nach geistiger Betätigung. Schwäche; Abneigung gegen jegliche Arbeit, gegen Lesen. Vergeßlichkeit, Gedächtnisschwäche; Unfähigkeit zu jeglicher Konzentration. Keinerlei Interesse an Haushaltspflichten. Gleichgültigkeit. Müdigkeit. Traurig und entmutigt. Weinen und Jammern. Ängstlichkeit. Unruhe und Angst. Gefühl, als ob jemand hinter ihm stehe, beim Alleinsein.

Kopf

Gefühl von Spinngewebe über dem Gesicht; dieses tritt vor allem auf, wenn man die Nasenflügel bewegt. Schwindel beim Anblick von fließendem Wasser; der Kranke kann keine Brücke überschreiten, ohne Schwindel zu bekommen. Ohnmachtsneigung. Kopfschmerzen nach Überhitzung. Hitze des Kopfes, gerötetes Gesicht. Aschgraues Gesicht bei chronisch Kranken. Ohrgeräusche. Ohrenentzündungen. Schwellung und Entzündung der linken Ohrspeicheldrüse.

Verdauungstrakt

Besserung des Allgemeinbefindens durch Essen. Magengeschwüre; Kaffeesatzerbrechen. Aufstoßen. Magenschmerzen nach heißen Speisen und Getränken. Durchfall mit Magenschmerzen nach dem Genuß von Austern. Verträgt nichts Saures, *Diarrhoe* auf saure Speisen. Schleimige Stühle mit falschen

Membranen. Blutige Stühle wie Kaffeesatz. Brennende, Tag und Nacht schmerzende, hervortretende Hämorrhoiden.

Atemwege

Fächerartige Bewegung der Nasenflügel. Nasenbluten. Schnupfen mit viel Niesen; Verstopfung der Nase, schlimmer durch Niesen. Brennen und Kältegefühl in der Nase. Nasenlöcher wund. Heiserkeit mit Kratzen und Rauheit im Kehlkopf. Heiserkeit/Stimmverlust nach Überhitzung.

Husten; trocken; krampfig; abends vor Mitternacht; mit Erstickungsanfällen; ohne Auswurf; Verschlechterung beim Betreten eines warmen Zimmers; beim Einatmen von Staub; ein Schluck kalten Wassers bessert. Jeder Atemzug ruft Husten hervor. Schleimrasseln im Kehlkopf während der krampfartigen Hustenanfälle. Auswurf von weißlichem, dickem Schleim. Kitzeln im Kehlkopf, das Dauerhusten hervorruft. *Larynx*-Konstriktion/Spasmus. Kältegefühl im *Larynx.* Atemnot mit viel Schwitzen. Gefühl, als wären die Atemwege voller Rauch. **Asthma: Besserung am Meer; der Seeleute, bei Landgang Verschlechterung.**

Urogenitaltrakt

Reichlicher Gasabgang durch die *Vagina.* Unterdrückung der *Menses.* Konstanter dumpfer Schmerz im linken Eierstock mit Schwellung und Härte. Schwellung und Verhärtung des linken Hodens.

Extremitäten

Zunehmende Schwäche; schwache Beine, Zittern und Eiseskälte der Extremitäten.

Modalitäten

Verschlimmerung: Hitze, nach Erkältung während warmer Tage, abends vor Mitternacht.

Besserung: An der See; beim Reiten oder beim Fahren im Wagen; bei Bewegung.

Vorherrschende Angriffsseite: Links.

Klinische Indikationen

Adenopathie. Akne. *Angina tonsillaris.* Asthma bronchiale. *Bronchitis.* Diphtherie. Drüsenverhärtungen. *Dysmenorrhoe.* Kopfschmerzen. *Laryngitis. Orchitis. Parotitis. Pertussis. Pharyngitis. Pneumonie.* Pseudokrupp. *Rhinitis. Struma.* TBC.

Vergleichbare Arzneimittel

Conium, Jodum, Medorrhinum, Spongia.

Bryonia

Bryonia alba - Vitis alba, Vitis diaboli. Weiße Zaunrübe, Gicht- oder Teufelsrübe. Pflanze aus der Familie der Cucurbitaceen. Wächst hauptsächlich an Hecken oder Zäunen. Urtinktur aus der frischen, vor der Blütezeit ausgegrabenen Wurzel.

Allgemeines

Zentrale Idee nach Vithoulkas: **Trockenheit** auf allen Ebenen. Außerordentliche Trockenheit der Schleimhäute. Ergüsse in den serösen Häuten mit stechenden Schmerzen in der erkrankten Organgegend. **Stechende Schmerzen.** Akute Erkrankungen entwickeln sich langsam. **Generelle Verschlimmerung durch Bewegung.**

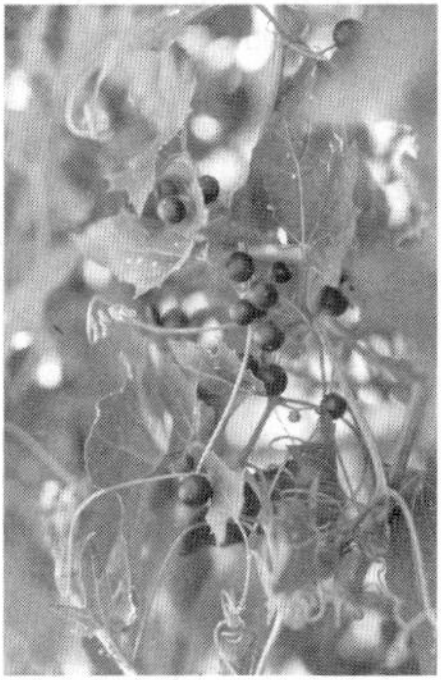

Weiße Zaunrübe Photo: DHU

Geist und Gemüt

Reizbar und mürrisch, zornig; möchte allein gelassen werden, **will in Ruhe gelassen werden**; schlimmer durch jede Einmischung einer anderen Person. Verträgt keinen Widerspruch. Schweigsamkeit. „Emotional ausgetrocknet": zeigt wenig Gefühle. Unzufriedenheit; weist Dinge zurück, die er zuvor verlangt hat. Ängstlichkeit, Mißmut, Verzagtheit. Furcht vor dem Tod, vor drohender Krankheit, vor Unheil, vor dem Alleinsein; Zukunftsangst. Materialistische, nüchterne Geschäftsleute. Fleißig, geschäftig, arbeitet schnell. Große Angst vor Armut; Geiz. Spricht ständig über sein Geschäft; andauernde Geldsorgen. Im Delirium Irrereden von Geschäften oder der Wunsch, nach Hause zu gehen, selbst wenn sie zu Hause sind.

Kopf

Kopfschmerzen auf der linken Seite, über dem linken Auge, ausstrahlend zum Hinterkopf; schlimmer beim Husten und jeder Bewegung.

Verdauungstrakt

Sehr **durstig** auf große Mengen kalten Wassers. Verlangen nach warmer Milch, Suppe, Wein und Kaffee. Übelkeit und Ohnmacht beim Aufstehen. Magendruck nach dem Essen wie von einem Stein. Schmerzen in der Lebergegend, besser beim Liegen auf der rechten Seite. Dumpfe Stiche in der rechten Leistengegend. Verstopfung mit sehr hartem und trockenem Stuhl; wie verbrannt.

Atemwege

Der **Husten** ist so **schmerzhaft**, daß der Kranke sich die Brust halten muß. Weinen vor dem Husten. Trockener, harter Husten. Würgen und Erbrechen beim Husten. Verschlimmerung des Hustens durch Wärme, im warmen Zimmer.

Urogenitaltrakt

Indurationsschmerzen in den Brüsten zur Zeit der Regel. Anstelle der Regel Nasenbluten oder andere Blutung. Brustentzündung, besonders wenn die Milch versiegt. Die Brüste sind dabei heiß, aber blaß und steinhart. Das Gefühl der Schwere und die geringste Bewegung sind so schmerzhaft, daß die Brüste durch einen Stützverband ruhiggestellt werden müssen.

Rücken und Extremitäten

Lumbago mit heftigen, stechenden, reißenden oder ziehenden Schmerzen, schlimmer beim Gehen. Gelenkentzündungen mit roten, geschwollenen, heißen und steifen Gelenken. Entzündliche Schwellung der Gelenke mit Blässe der Gewebe.

Schlaf

Schlaflage: linke Seite. Aufschrecken beim Einschlafen und im Schlaf. Träume von Ereignissen des vorhergehenden Tages, Arbeit, geschäftlichen Angelegenheiten oder Haushaltsangelegenheiten.

Modalitäten

Verschlimmerung: Bewegung; Berührung; **Hitze**, Wärme; gegen 9 Uhr und 21 Uhr, von 3 bis 21 Uhr; morgens; trockene Speisen, Brot und blähende Nahrungsmittel, nach dem Essen; kalte Getränke; kaltes trockenes Wetter, kalter Wind; Überhitzung in warmen, stickigen Räumen; Gemütsbewegungen (Aufregung, Ärger, Zorn, Schreck, Kränkung, Geringschätzung, Verachtung).
Besserung: Ruhe; durch starken **Druck**; Liegen auf der schmerzhaften Seite; durch kalte Getränke und kalte Anwendungen (außer Magenbeschwerden); Schwitzen und andere Absonderungen; Gehen an der frischen Luft.
Vorherrschende Angriffsseite: Rechts.

Causa

Beschwerden nach Gemütsbewegungen wie Zorn, Schreck, Geringschätzung, Kränkung, Verachtung, Betrübnis, Enttäuschung, Hast, Heftigkeit.

Klinische Indikationen

Appendizitis. Arthritis. Asthma bronchiale. *Bronchitis. Cholezystitis. Gastritis.* Gicht. *Hepatitis. Ischialgie.* Kopfschmerzen. *Lumbago. Mastitis. Meningitis.* Migräne. *Obstipation. Perikarditis. Peritonitis. Pertussis. Pleuritis. Pneumonie.* Rheumatismus.

Vergleichbare Arzneimittel

Apis, Belladonna, Calcium carbonicum, Calcium fluoricum, Chamomilla, Chelidonium, Nux vomica, Rhus toxicodendron, Sepia, Spigelia, Stellaria media, Veratrum album.

Calcium carbonicum

Calcarea carbonica Hahnemanni. Kalziumkarbonat, kohlensaurer Kalk. Conchae praeparat. Verwendet werden die inneren, schneeweißen Teile aus den zerbrochenen Schalen der Auster, Ostrea edulis (Fam. nat. Acephala).

Allgemeines

Schwäche und **Erschöpfung. Frostig**; insbesondere kalte Füße, bedeckt von klammem, klebrigem Schweiß. Schwitzen im Schlaf im Bereich des Nackens. Körpersekrete riechen sauer. Vergrößerte Lymphknoten. Infektanfälligkeit. Neigung zum Dickwerden. Trägheit, Schwerfälligkeit. Schlaffheit-Verhärtung. Zittern nach Anstrengung des Geistes oder Körpers. Belladonna ist akutes Komplement (wächst besonders auf kalkhaltigen Böden!). Tuberkulinum folgt gut.

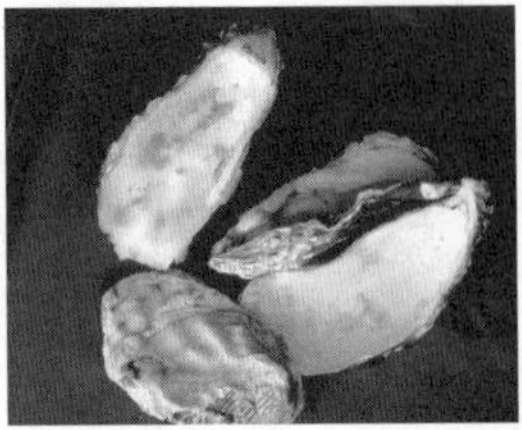
Austernschalenkalk Photo: DHU

Geist und Gemüt

Ängstlichkeit. Furcht vor: Dunkelheit; Gespenstern; Gewitter; Höhen; Mäusen; Hunden; ansteckenden Krankheiten; vor dem Tod, usw.; **den Verstand zu verlieren; daß die Leute sie beobachteten und ihnen ihre Verwirrtheit ansähen. Verzweiflung an der Genesung; überwältigende Angst um die eigene Gesundheit und Furcht vor Krebs**. Sorge um das eigene Seelenheil; um die Zukunft. Zwanghafte Gedanken an Kleinigkeiten. Ärgerlich über Kleinigkeiten. Abneigung gegen Arbeit; Aufgeben der Arbeit infolge übermäßiger Erschöpfung. Indolenz, Trägheit, Lethargie. Aber auch hartnäckiges Arbeiten an einer Sache. Friedfertigkeit. Eigensinnig, stur. Reizbarkeit, Ärgerlichkeit, Erregtheit. Leicht beleidigt. Depression, Niedergeschlagenheit, Melancholie, Weinerlichkeit, Selbstmitleid. Schreckhaftigkeit. Wahnvorstellungen; wenn sie die Augen schließen: grausige Phantasiebilder.

Kopf

Schwindel an hochgelegenen Orten. Ohnmachtsanfälle. Verschiedene Kopfschmerzen; Beginn morgens beim Erwachen, Verschlechterung durch geistige Arbeit, alkoholische Getränke und körperliche Anstrengung. Blutandrang zum

Kopf: der Kopf ist heiß und schwer bei blassem Gesicht. Oder Eiseskälte im und am Kopf. Brennen im Scheitel bei Kälte der Stirn. Fontanellen schließen sich spät. Chronischer *Hydrozephalus*. Reichliche Kopfschweiße, besonders nachts. Jucken der Kopfhaut. Milchschorf bei Stillkindern. Verzögerte und schwierige Zahnung. Chronische *Pupillendilatation*.

Verdauungstrakt

Verlangen: nach **Süßigkeiten**; weichgekochten **Eiern**; unverdaulichen Dingen wie Kreide, Kohle, Graphit u.ä.
Abneigung: gegen Fett, Fleisch und gekochte Speisen.
Der ganze Verdauungstrakt ist sauer: saurer Geschmack, saures Aufstoßen, saures Erbrechen, saure Stühle. Milch wird schlecht vertragen; das Kind bricht sie in Klumpen aus. Heißhunger bei schwachem Magen. Häufiges, im allgemeinen saures Aufstoßen. Leeregefühl/flaues Gefühl im Magen; Drücken im Magen. Aufgeblähtes *Abdomen*. Hartnäckige Verstopfung; Kinder fühlen sich besser, solange sie verstopft sind. Durchfälle mit unverdauten Stühlen.

Rücken und Extremitäten

Schwäche und Müdigkeit in allen Gliedern. Kältegefühl an den Füßen, den Knien, dem ganzen Unterschenkel, wie von „kalten, feuchten Strümpfen". Knochenverkrümmung, besonders der Wirbelsäule und der Röhrenknochen. *Exostosen*. Brüchige Fingernägel. Schmerzhafte Eiterungen am Nagelfalz. Muskelschwäche; Kinder lernen spät laufen. Wadenkrämpfe nachts im Bett. Rheumatische Beschwerden. Zuckungen, Zittern, Krämpfe, *Konvulsionen*.

Modalitäten

Verschlimmerung: Kaltes und nasses Wetter; Kälte, Feuchtigkeit, durch jegliche Anstrengung; nach Koitus; bei Vollmond; am Abend und am frühen Morgen; durch Steigen; beim Zahnen; durch Kleiderdruck; im Stehen; durch Milch und geräuchertes Fleisch.
Besserung: In trockenem Klima; Berühren oder Streicheln des betroffenen Körperteils; Stilliegen im Dunkeln.
Vorherrschende Angriffsseite: Rechts; außer bei Halsmuskelproblemen, Brustbeschwerden, *Ischialgie*, die eher auf der linken Seite auftreten.

Causa

Erschöpfung nach körperlicher oder geistiger Anstrengung; Übermaß an Sorgen und Pflichten. Üble Folgen von: Alkohol; Verlust von Körpersäften; sexuellen

Exzessen; Masturbation; Überanstrengung; Verheben; Unterdrückung von Schweiß, Ausschlägen oder der *Menses*. Beschwerden durch Zorn, Kummer, Grobheit, Schreck, Sorge, übersteigertes Geltungsbedürfnis oder schlechte Nachrichten.

Klinische Indikationen

Abszeß. Adenopathie. Adipositas. Akne. Allergie. Alpträume. *Angina tonsillaris.* Angst. *Aphthen. Arthritis. Arthritis psoriatica.* Asthma bronchiale. Beinkrämpfe. Bindegewebserkrankungen. *Bronchitis. Cholezystitis. Dentitio difficilis.* Depression. Ekzem. Epilepsie. Erkältungskrankheiten. Gicht. Grippe. *Hypertonie. Hypothyreose. Ischialgie.* Kopfschmerzen. Maligne Entartungen. *Metrorrhagie.* Migräne. *Mononukleose. Multiple Sklerose. Muskeldystrophie. Nephrolithiasis. Obstipation. Osteogenesis imperfecta. Otitis media. Panaritium. Pharyngitis. Prämenstruelles Syndrom.* Psychovegetative Erschöpfung. *Rheumatoide Arthritis. Rhinitis.* Rückenschmerzen. *Sinusitis. Sklerodermie. Skoliose. Struma.* Systemischer *Lupus. Uterusmyom. Varizen. Vertigo.* Warzen.

Vergleichbare Arzneimittel

Antimonium crudum, Barium carbonicum, Bromum, Calcium bromatum, Calcium fluoratum, Calcium muriaticum, Calcium phosphoricum, Calcium sulfuricum, Capsicum, Graphites, Kalium carbonicum, Phosphorus, Pulsatilla, Rhus toxicodendron, Sanicula, Silicea.

Calcium phosphoricum

Kalziumphosphat. Calcarea phosphorica. Calciumhydrogenphosphat.

Allgemeines

Groß und mager. Frostig. Schwäche und Mattigkeit. Sensibel, überempfindlich, empfindsam, zart, zerbrechlich. Empfindlich auf Geräusche, Kälte, Zugluft, Feuchtigkeit, Wetterwechsel und Tauwetter. Langsame/schlechte *Rekonvaleszenz* nach akuter Krankheit. Lymphknoten und Mandeln vergrößert.
Kindheit: Körperliche Mißhandlung; einschüchternde, angsterzeugende Umwelt; emotionale Mißhandlung: dominierende, herrschsüchtige, jähzornige oder übermäßig kontrollierende primäre Bezugsperson.

Geist und Gemüt

Sehr sensibel. In ihren Gefühlen leicht verletzbar. Empfindlich auf die geringste Kritik. Geringes Selbstwertgefühl. Angst- und Schamgefühle. Angst: vor Zurückweisung; um andere; vor Trennung; um Gesundheit; vor Dunkelheit; Alleinsein; Gewitter; Hunden; Katzen. **Sehnsucht**, Traumwelt, Romantiker, Tagträumer. **Unzufriedenheit**, Unbehaglichkeit, innere Leere, Launenhaftigkeit, Verdrießlichkeit, Reizbarkeit, Zorn. **Fluchtbedürfnis**; **Verlangen zu Reisen**; Heimweh; Unruhe, Ungeduld. **Seufzen**, Klagen, Jammern; fordernde Haltung. Trauer, Enttäuschung, Opferrolle. Entrüstung, Empörung. Verträgt keinen Widerspruch. Unterdrückung negativer Gefühle, passive Aggression. Verschlimmerung durch Trost. Wenig Ausdauer, schnell müde, träge, gleichgültig. Konzentrationsschwierigkeiten, Vergeßlichkeit, Abneigung gegen geistige Arbeit. Benommenheit, Verwirrung.
Scholten: „Das Schlimmste ist, wenn andere glauben, daß ich dumm bin." Angst, andere könnten denken, daß sie nicht gut lernen oder Freundschaften schließen könnten/daß andere sie dumm oder blöd finden.

Schlaf

Morgens sehr schläfrig. Stöhnen im Schlaf bei Kindern.

Kopf

Migräne. Schulkopfschmerz. Schwindel. Verspätete Zahnung, Karies. Fontanellen schließen sich spät.

Verdauungstrakt

Verlangen: geräuchertes Fleisch, Gewürztes, Salziges, Süßes, Fisch, kalte Getränke, Milch. Abneigung: Salz, Fisch, Milch.
Sodbrennen, Erbrechen, Magenschmerzen, Bauchschmerzen, Blähungen, Durchfall.

Urogenitaltrakt

Vor Menses: Brüste empfindlich, Schlafstörungen, Depression, Reizbarkeit, geistige Trägheit, *Obstipation*, Unterleibsschmerzen wie Wehen, Nymphomanie.
Während Menses: *Diarrhoe.*
Metrorrhagie; *Menses* zu früh, Zyklus manchmal nur 2 Wochen lang.

Rücken und Extremitäten

Verspannungen im Hals- Bereich, chronisch steifer Hals, verschlimmert durch Zugluft/Wind. Rheumatische Schmerzen. Steifheit der Gelenke. Kribbeln, Taubheits- und Kältegefühle. Zittern; Krämpfe. Wachstumsschmerzen. Spätes Gehenlernen.

Modalitäten

Verschlimmerung: 15 und 21 Uhr. Feuchtkaltes Wetter, Wetterwechsel, Zugluft, Ostwind, **Schneeschmelze**. Bewegen, Laufen. Darandenken, geistige Anstrengung.
Besserung: Reisen. Sommer; trocken-warmes Wetter; Hinlegen.

Causa

Schlechte Ernährung, schlechte Nachrichten, schlechtes Wetter. Anstrengung.

Klinische Indikationen

Adipositas. Arthritis. Dentitio difficilis. Depression. *Diarrhoe.* Hämorrhoiden. *Karpaltunnelsyndrom.* Kopfschmerzen. *Otitis media.* Psychovegetative Erschöpfung. Rückenschmerzen. *Skoliose.* Wachstumsschmerzen.

Vergleichbare Arzneimittel

Calcium carbonicum, Calcium fluoricum, Kalium phosphoricum, Sanicula, Tuberculinum.

Calcium sulfuricum

Calcarea sulfurica. Calciumsulfat, Gips, Alabaster, $CaSO_4$.

Allgemeines

Neigung zu **Eiterungen**, die nicht heilen; Eiterungen über Monate und Jahre. Absonderungen gelb, dick, klumpig, krustig, sahneartig, eitrig, ohne Unterbrechung; dickblutiger Eiter. *Fistel*bildung. Dickleibigkeit. Reaktionsmangel. Trägheit, Mattigkeit, Müdigkeit.

Geist und Gemüt

Extreme Eifersucht. Starke Persönlichkeit, streitsüchtig und bestimmend. Übersteigertes Gefühl der eigenen Wichtigkeit; ausgeprägtes, verborgenes Geltungsbedürfnis. Haß auf Personen, die nicht einer Meinung mit ihm sind. Jammern und Lamentieren, weil er nicht geschätzt wird. Unzufriedenheit; Reizbarkeit; Jähzorn; Boshaftigkeit. Stimmungsschwankungen; Traurigkeit beim Erwachen, abends heiter und fröhlich. Angst um die Zukunft, um die Gesundheit, um sein Seelenheil. Furcht vor Unglück, vor dem Tod, vor Vögeln. Die Ängste treten vor allem nachts im Bett auf. Geistige Benommenheit, Verwirrung; plötzlicher Gedächtnisverlust.

Kopf

Chronische und periodische Kopfschmerzen, oft in der Stirn. Bösartige Akne; das ganze Gesicht ist mit Krusten bedeckt; Pickel und *Pusteln* im Gesicht. Augenentzündungen mit Absonderung dicken, gelben Eiters. Mittelohrentzündung mit anhaltender Eiterung.

Verdauungstrakt

Abszesse an Zähnen und Zahnfleisch mit eitrigen Absonderungen. Verlangen nach grünem, unreifem Obst und Alkohol. Verdauungsstörungen, krampfartige Bauchschmerzen, *Koliken*, Blähungen. Schmerzhafte *Abszesse* um den After; bei *Fisteln*, die ständig gelblichen Eiter absondern.

Atemwege

Erkältungsneigung, besonders durch Zugluft. Dicker, gelber, klumpiger, oft blutgestreifter Schnupfen. Einseitige Nasenabsonderung. Keuchen mit Erstickungsgefühl. Lufthunger. Hartnäckige Heiserkeit, besser im Freien. Katarrh mit viel Schleim in den Atemwegen und reichlich Auswurf.

Haut

Eiternde, brennende und juckende Hautaffektionen. *Abszesse*, Furunkel, Akne, *Fisteln* mit chronischer Eiterung. Starkes Brennen und Jucken der Fußsohlen.

Modalitäten

Verschlimmerung: Hitze; durch Wetterwechsel, nach Abkühlung, Zugluft, kaltnasses Wetter; Anstrengung, Bewegung; Berührung.
Besserung: Im Freien, Gehen im Freien; durch Essen.

Causa

Beschwerden durch unterdrückte Schweiße.

Klinische Indikationen

Abszeß. Adipositas. Akne. Allergie. *Bronchitis.* Ekzem. *Fisteln. Impetigo contagiosa. Konjunktivitis. Mastoiditis. Otitis media.* Pseudokrupp. *Sinusitis.*

Vergleichbare Arzneimittel

Hepar sulfuris, Medorrhinum, Pulsatilla, Silicea, Sulfur.

Camphora

Kampfer; Laurus Camphora; gewonnen aus dem in Japan wachsenden Kampferbaum (Cinnamomum camphora).

Allgemeines

Schwäche, Erschöpfung, Kräfteverfall, **Kollapszustand.** Eisige **Kälte** des ganzen Körpers, mit Blutandrang zu Kopf und Brust. Eiskalte Haut, kalter Schweiß, Blässe und *Zyanose.* **Obwohl der Patient sehr kälteempfindlich ist, erträgt er keine Zudecke und wirft sie von sich.** Berührungsempfindlichkeit. Neigung zu Gehirnkrämpfen und Krämpfen an allen Muskeln und Hohlorganen. Camphora antidotiert die meisten pflanzlichen Arzneimittel.

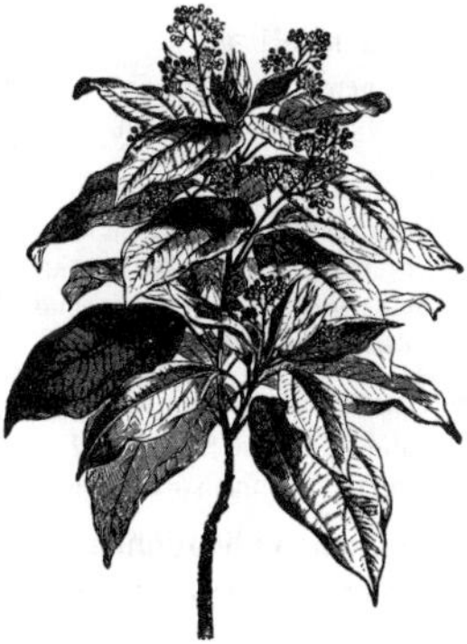

Kampferbaum

Geist und Gemüt

Bewußtlosigkeit, Koma; Delirium; ängstliche Unruhe, nervöse Reizbarkeit, nervöse Erregung. Angst in der Nacht, besonders beim Alleinsein. Streitsucht, Raserei. Fühlt sich ungeliebt von der Familie, verlassen und isoliert. Wahnideen, Einbildungen, Sinnestäuschungen; z.B. sie sei allein auf der Welt; er sei ein Teufel.

Kopf

Pulsierende Kopfschmerzen, besonders im Hinterhaupt. Schwindel, so daß er schwankt. Ohnmachtsanfälle. Heftige Krampfanfälle.

Verdauungstrakt

Unstillbarer Durst auf kleine Mengen kalten Wassers, das fast augenblicklich wieder ausgebrochen wird. Übelkeit und Erbrechen im Kollaps; dabei kalter Mund und Atem, verzerrtes Gesicht und quiekende Stimme. Kältegefühl oder Gefühl von Brennen im Bauch. Durchfälle mit großer Schwäche, kalten Schweißen und Kollaps.

Atemwege

Plötzlicher Schnupfen mit allgemeinem Kältegefühl, verstopfter Nase und Kopfschmerzen in der Gegend der Stirnhöhlen. Anhaltendes Nasenbluten, besonders bei Gänsehaut. Kalter Atem.

Urogenitaltrakt

Brennen und Schmerzen beim Wasserlassen. Harnverhalt; obgleich die Blase voll ist, entleert sie sich nicht.

Modalitäten

Verschlimmerung: Durch kalte Luft, Kälte; durch Bewegung; nachts; Unterdrückung von Körpersekreten.
Besserung: Durch Denken an die Beschwerden; durch Wärme; beim Trinken von kaltem Wasser; durch Schweiß.

Causa

Kälte, plötzliche Erkältung; Folgen eines Schocks, wie Verletzung, Operation, Infektion, Sonnenstich; Folgen von Masern.

Klinische Indikationen

Bronchitis. Cholera. *Dysenterie.* Epilepsie. *Gastroenteritis.* Kopfschmerzen. *Nephritis. Pneumonie.* Psychovegetative Erschöpfung. *Rhinitis. Sepsis.* Sonnenstich. *Zystitis.*

Vergleichbare Arzneimittel

Arsenicum album, Carbo vegetabilis, Cuprum, Laurocerasus, Opium, Phosphorus, Secale cornutum, Veratrum album.

Cannabis indica

Indischer Hanf, Haschisch (Fam. nat. Moraceae).

Allgemeines

Große Müdigkeit, Schwäche, Empfindungslosigkeit. Wechselnde Symptome.

Geist und Gemüt

Wahnvorstellungen aller Art. Panikattacken, verbunden mit Todesangst und geistiger Verwirrung; Angst, die Kontrolle oder den Verstand zu verlieren. Angst um die Gesundheit; Furcht vor Wahnsinn, vor dem Tod, vor der Dunkelheit. Überschwengliche Redseligkeit; stellt immerzu Fragen, **theoretisiert** maßlos. Leichtgläubigkeit. Lachen über die geringste Kleinigkeit, Lachkrämpfe. Verwirrung; Inkohärenz der Gedanken. Empfindung von Unwirklichkeit; Halluzinationen, Einbildungen, Sinnestäuschungen, Hellsichtigkeit; Schwebegefühle; Verlassenheitsgefühl; Gefühl, den eigenen Körper zu verlassen. Große Vergeßlichkeit; beginnt einen Satz und vergißt, was er sagen wollte. Unfähigkeit, sich an irgendeinen Gedanken oder ein Ereignis zu erinnern, weil der Kopf voll anderer Gedanken ist; kann mit den Gedanken nicht bei einer Sache bleiben. Geistesabwesenheit, Verträumtheit. Verzerrung und Verwirrung des Zeitgefühls; die Zeit scheint zu langsam zu vergehen. *Apathie*, Gleichgültigkeit; Schläfrigkeit; Bewußtlosigkeit.

Kopf

Krämpfe durch Erregung oder geistige Anstrengung. Chronischer Schwindel, als schwebte er davon. Gefühl, als öffne und schließe sich der Schädel. Dumpfer, schwerer, pochender Kopfschmerz. Heftiger Kopfschmerz mit Halluzinationen. Häufiges, unwillkürliches Kopfschütteln.

Verdauungstrakt

Großer Durst, manchmal mit Abscheu vor Trinken. Heißhunger, der durch Essen ungeheurer Mengen nicht vermindert wird. Aufstoßen von Luft. Schmerz am Mageneingang, Druck bessert.

Urogenitaltrakt

Brennende Schmerzen in den Harnwegen vor, während und besonders nach dem Wasserlassen. Hartnäckiger Harndrang, häufiges Wasserlassen; Nachtröpfeln.

Nierenschmerzen, die ihn nachts wach halten; Verschlechterung durch Lachen oder andere Erschütterung.
Sehr starkes sexuelles Verlangen. Schmerzhafte Erektionen in der Nacht. Starke Schwellung der Vorhaut. Sehr starke, mit Schmerzen - wie Wehen - verbundene Regelblutung.

Modalitäten

Verschlimmerung: Dunkelheit; Überanstrengung; Alkohol, Tabak; enge Kleidung.
Besserung: An der frischen Luft, durch Gehen in frischer Luft; Tiefatmen; Waschen mit kaltem Wasser; Ruhe; Kaffee.

Causa

Folgen von Haschisch- oder Marihuana - Genuß.

Klinische Indikationen

Delirium tremens. Depression. *Dysmenorrhoe.* Kopfschmerzen. *Nephritis.* Phobien. *Psychose.* Psychovegetative Erschöpfung. Verhaltensstörungen. *Zystitis.*

Vergleichbare Arzneimittel

Acidum nitricum, Agaricus, Arsenicum album, Belladonna, Cannabis sativa, Hyoscyamus, Lachesis, Nux moschata, Phosphorus, Stramonium, Sulfur.

Cantharis

Cantharis officinalis oder Lytta vesicatoria. Spanische Fliege. Wird auch als Aphrodisiakum in der Volksmedizin eingesetzt.

Allgemeines

Brennende, schneidende, stechende, reißende, entsetzliche Schmerzen. Heftige, plötzliche Entzündungen. Die Erkrankungen verlaufen rasch, intensiv und destruktiv. Periodizität, alle 4 Tage.

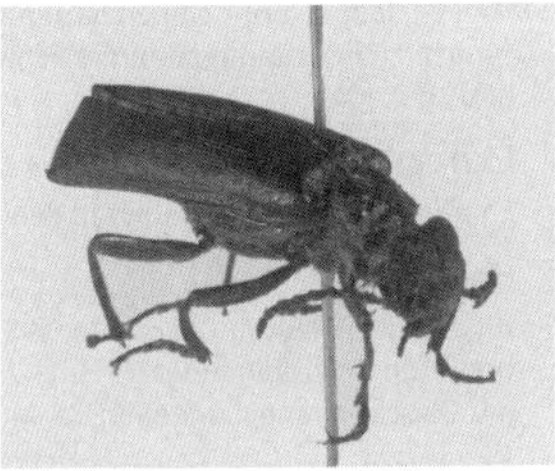

Spanische Fliege Photo: DHU

Geist und Gemüt

Heftiges Temperament. Ruhelosigkeit, Nervosität, Reizbarkeit, Unzufriedenheit. Verträgt keine Berührung oder Annäherung. Fröhlichkeit, abwechselnd mit Traurigkeit. Großes sexuelles Verlangen. Furcht vor Wasser, Spiegeln und glänzenden Gegenständen. Angst in der Nacht. Raserei, Wut; unbändige Wutanfälle. Rasendes Delirium mit Schreien nach Hilfe.

Kopf

Wutanfälle mit *Konvulsionen.* Brennende Kopfschmerzen, als ob das Gehirn Feuer gefangen hätte oder voll kochenden Wassers sei.
Entzündung der Augen infolge von Verbrennungen. Gelbsehen.

Hals

Wut durch Berührung der Kehle. Halsschmerzen brennen wie Feuer. Zäher Schleim oder Bläschen im Hals.

Verdauungstrakt

Brennender Durst, aber Abneigung gegen Getränke. *Kolik*artige Schmerzen und brennende Afterschmerzen beim Stuhlgang; Durchfall mit grünlichem oder blutigem Schleim.

Urogenitaltrakt

Blasenentzündung mit starken brennenden Schmerzen, vor/während/nach dem Harnabgang. **Ständiger Harndrang**; der Urin geht tropfenweise ab.

Harnwegsinfektionen mit Blut im Urin. So starke Schmerzen beim Wasserlassen, daß der Patient laut aufschreit. Heftige *Tenesmen*, Besserung durch kalte Anwendungen.
Extrem gesteigerte sexuelle Erregbarkeit. Heftiger Geschlechtstrieb mit vielen, starken, langen und schmerzhaften Erektionen, Verschlechterung nachts. Kleine Jungen ziehen häufig an ihrem Penis. Die Regelblutung ist schwärzlich, zu früh und zu stark.

Extremitäten

Empfindung von Trockenheit in den Gelenken.

Haut

Brennen der Haut mit oder ohne Bläschenbildung. Geschwürschmerz der Haut bei Berührung. Verbrennungen 1. und 2. Grades; Verbrühungen und Verbrennungen mit Blasenbildung, Sonnenbrand. Mückenstiche mit unerträglichem Jucken.

Modalitäten

Verschlimmerung: Durch Berührung; beim Wasserlassen, Geräusch von Wasser; beim Trinken von kaltem Wasser oder Kaffee; helle/glänzende Gegenstände; Hitze; Nacht.
Besserung: Durch Reiben, Wärme, Liegen, Ruhe, Kälte oder kalte Anwendungen.
Vorherrschende Angriffsseite: Rechts

Klinische Indikationen

Ekzem. *Enzephalitis. Gastroenteritis. Herpes zoster. Kolitis. Meningitis. Pharyngitis. Pleuritis. Priapismus. Pyelonephritis.* Sexuelle Störungen. *Urethritis.* Verbrennungen. *Zystitis.*

Vergleichbare Arzneimittel

Apis, Arsenicum album, Belladonna, Mercurius corrosivus, Nux vomica, Platina, Sarsaparilla, Stramonium.

Capsicum

Capsicum annuum, Nelkenpfeffer, Cayenne-Pfeffer, der spanische Pfeffer oder Paprika (Fam. nat. Solanaceae), stammt aus Mittelamerika/Indien. Verwendet werden die frischen, reifen Schoten.

Allgemeines

Frostig, *adipös*, träge, antriebsarm; Reaktionsmangel. **Brennende Schmerzen**, als wenn die befallenen Stellen mit rotem Pfeffer bestreut wären. Einschnürungsgefühl. Kälte in verschiedenen Körperteilen, Kälteempfindlichkeit.

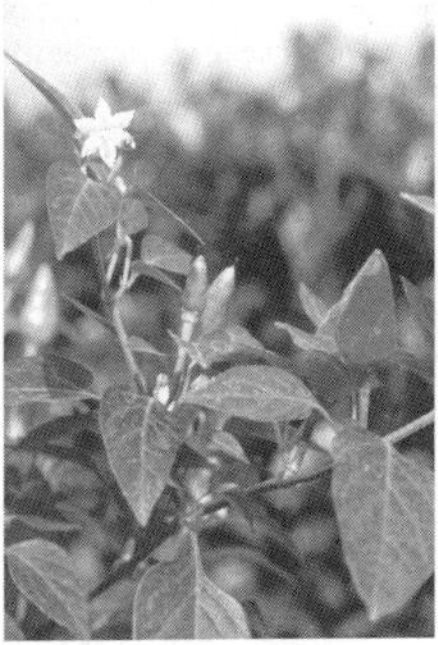

Spanischer Pfeffer Photo: DHU

Geist und Gemüt

Phlegmatiker; dicke Leute, denen es an Reaktionsvermögen mangelt, die leicht erschöpft sind; träge, schreckt vor jeder Anstrengung zurück; freundliche Leute, die sich über Kleinigkeiten aufregen. Kinder scheuen die frische Luft, frieren immer; störrisch/widerspenstig, schwerfällig, dick, dreckig, ungeschickt, abgeneigt zu arbeiten oder nachzudenken. **Heimweh** (der trägen, melancholischen Leute), Wehmut nach Vergangenheit, stille Unzufriedenheit mit der Gegenwart; mit roten Backen und Schlaflosigkeit. Große Schläfrigkeit tagsüber. Eigensinnig, reizbar, nimmt alles negativ auf. Furcht vor Kritik. Je kälter der Körper, desto schlechter die Laune. Selbstmordgedanken.

Kopf

Berstendes Kopfweh, als wenn die Hirnschale zerspringen wollte, schlimmer durch Husten, durch Bewegung, beim Gehen und beim Sitzen. Rote Augen, morgens brennend und tränend. Ein drückender Schmerz im Auge, wie von einem Fremdkörper. **Mastoiditis**: schmerzhafte Schwellung hinter dem Ohr, äußerst schmerzhaft und berührungsempfindlich. Chronische *Otitis media* (perforata). Geräuschempfindlichkeit während Fieberfrost. Herpes labialis. Nasenbluten. Trockene, rissige Lippen. Gesicht/Wangen/Nase rot, aber kalt.

Atemwege

Stinkender Atem, nicht nur beim Ausatmen, sondern auch bei jedem explosiven Hustenanfall. Husten mit Schmerzen in weit entfernten Körperteilen wie Kopf, Blase, Knie, Beine etc. Nervöser, krampfartiger Husten, in plötzlichen Anfällen; als ob es die Brust zersprengen wollte. *Pertussis*. Husten; besser abends, im Liegen. Zäher Schleim. Heiserkeit bei Sängern und Predigern. Tiefes Atmen, wodurch er sich in allem, was ihn beschwert, Erleichterung zu verschaffen wähnt. Atemnot, die aus dem Magen zu kommen scheint. Atembeengung mit Schmerz, als wenn die Brust zusammengeschnürt wäre; der Schmerz vermehrt sich schon bei geringer Bewegung. Asthma.

Verdauungstrakt

Verlangen: Stimulanzien, insb. Alkohol (Alkoholiker!), Kaffee (wird jedoch nicht vertragen); scharfe Gewürze: vor allem Pfeffer und Salz.
Zunge am Ansatz grünlich. Brennende Schmerzen an der Zungenspitze. *Stomatitis (aphthosa)*. Vermehrte *Salivation*, übler Geschmack und Mundgeruch. Viel Durst. Sodbrennen; saures, brennendes Aufstoßen. Blähungs*koliken*. *Dysenterie*: Durchfall mit häufigen kleinen Stühlen, bestehend aus Schleim, teilweise mit Blut gemischt, mit *Tenesmus*. Nach jedem Stuhl Durst und nach jedem Trinken Schaudern. Stechende Schmerzen beim Stuhlgang. Hämorrhoiden: blutend, mit brennenden Schmerzen im After.

Urogenitaltrakt

Brennen in der Blase, Harnbrennen, stechende und schneidende Harnröhrenschmerzen vor allem außerhalb des Urinierens. Akute *Zystitis*; Urin wird nur tropfenweise entleert. Harnverhaltung nach Anstrengung.
Weißer Ausfluß, wie fette Milch, z.B. spätes Stadium der *Gonorrhoe*. Kälte des Hodensacks. Zahlreiche Beschwerden während der Schwangerschaft.

Extremitäten

Rheumatismus; Verschlechterung morgens und nach Ruhe, durch Kälte; Bewegung bessert.

Modalitäten

Verschlechterung: Feuchte Kälte, im Freien; beim Aufdecken; durch Zugluft, schon durch den geringsten, selbst warmen Zug; kalte Luft; Wasser; Feuchtigkeit, Baden; Kälte; leeres Schlucken; nach dem Essen; Alkohol; durch leichte Berührung.
Besserung: Während des Essens; durch **Wärme**; durch fortgesetzte Bewegung.

Vorherrschende Angriffsseite: Links.

Klinische Indikationen

Adipositas. Alkoholismus. *Bronchitis.* Depression. *Gastritis.* Hämorrhoiden. *Kolitis.* Kopfschmerzen. *Mastoiditis. Pertussis.* Rückenschmerzen. *Urethritis.*

Vergleichbare Arzneimittel

Antimonium crudum, Calcarea carbonica, Ferrum, Graphites, Sulfur.

Carbo vegetabilis

Pflanzliche Kohle; Holzkohle.

Allgemeines

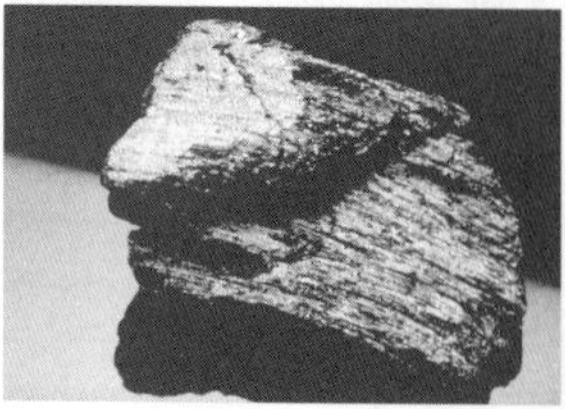

Holzkohle Photo: DHU

Die Lebenskraft ist nahezu erschöpft, völliger Kollaps. Extreme Schwäche. Der ganze Körper ist **eiskalt**, besonders die Akren und Extremitäten: Nase, Hände, Füße und Knie. Die ganze Haut ist kalt. Selbst der Atem ist kalt. Innerliches Brennen bei äußerer Kälte. Brennende Schmerzen. *Anämie* nach schweren, erschöpfenden Krankheiten. Übler Geruch der Ausscheidungen. Passive Schleimhautblutungen. **Verlangen, gefächelt zu werden.**

Geist und Gemüt

Gleichgültigkeit, Teilnahmslosigkeit; *Apathie*. Trägheit, Langsamkeit, Passivität. Abneigung gegen geistige Arbeit. Reizbarkeit; Jähzorn. Konzentrationsschwäche. Entschlußlosigkeit. Phasenweiser Gedächtnisschwund. Fixe Ideen. Stumpfsinn. Geistige Trägheit/Verwirrung. Angst: vor Dunkelheit, besonders abends im Bett; vor Gespenstern; vor Krankheit und Unfällen; um die Gesundheit. Hypochondrische Reizbarkeit. Weinerliche Stimmung. Erschrickt leicht.

Kopf

Bläulich-livides, längliches und hageres Gesicht.

Herz-Kreislauf

Fortschreitende Herzschwäche; die Körperoberfläche wird immer bläulicher, *zyanotischer*. Immer wieder auftretende Beklemmungen mit Atemnot. Gestörte, verlangsamte Blutzirkulation; Hitzewallungen. Schwacher, weicher oder kaum tastbarer Puls.

Atemwege

Angst, keine Luft zu bekommen; mit ausgeprägter Schwäche; Luft zufächeln bessert. Heiserkeit; Verschlechterung in feuchter Luft; abends. In der Brust

„Brennen wie von glühenden Kohlen" sowie Schwäche und Ermüdungsgefühl. Unangenehm riechender Auswurf.

Verdauungstrakt

Schwammiges, leicht blutendes Zahnfleisch.
Abneigung: **fett-** und **milchhaltige** Speisen. Speisen in Breiform werden schlecht vertragen. Unverträglichkeit von Alkohol. Brennen im Magen.
Sehr starke *epigastrische Flatulenz*, übermäßige Spannung des Oberbauches mit krampfartigen, zusammenziehenden Schmerzen, die sich zur Brust hin ausdehnen und von Atemnot begleitet sind. Verdauungsbeschwerden und Blähungen; Besserung durch Aufstoßen oder Blähungsabgang.

Extremitäten

Kalter Schweiß an den Gliedern. Bläuliches Aussehen, Kälte, *Ekchymosen*. Kälte von den Knien abwärts. Besserung durch Hochlagerung der Beine.

Modalitäten

Verschlimmerung: Abends; durch fette Nahrungsmittel, wie Butter und Milch; Alkohol; durch feuchte und warme Witterung; bei Kälte; im Winter; zwischen 16 und 17 Uhr; Hinlegen.
Besserung: Durch Aufstoßen, bei Gasabgang durch den Darm; durch Zufächeln von Luft; durch Kälte.

Causa

Folge eines Schocks, z.B. Unfall oder schwere Krankheit.

Klinische Indikationen

Adipositas. Agonie. Anämie. Asthma bronchiale. *Bronchitis.* Ekzem. *Flatulenz. Gastritis. Hämorrhagie.* Kollaps. Koma. Kopfschmerzen. *Laryngitis. Ösophagitis.* Ohnmacht. *Pertussis. Pneumonie.* Psychovegetative Erschöpfung. *Ulcus ventriculi et duodeni. Ulzera.*

Vergleichbare Arzneimittel

Acidum nitricum, Argentum nitricum, Calcium carbonicum, Camphora, Carbo animalis, China, Lycopodium, Sepia.

Causticum

Tinctura acris sine Kalio. Der Ätzstoff Hahnemanns wird nach Hahnemanns Vorschrift hergestellt aus frisch gebranntem Kalk, der aus Marmor gewonnen wurde, und doppeltsaurem, schwefelsaurem Kalium.

Allgemeines

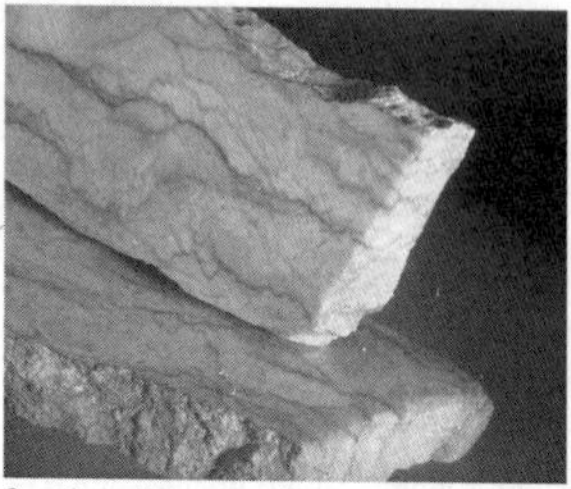

Causticum Hahnemanni Photo: DHU

Anfangs ausgeprägte *Hypersensibilität* und Hyperreaktivität, später allmählich fortschreitende *Paralyse*. Große körperliche und geistige Schwäche, die einen ganz eigentümlichen Zustand von Depression und nervöser Erregung hervorruft. Diese Schwäche ist häufig von Zittern begleitet. Örtlich begrenzte **Lähmungen**, die im allgemeinen die rechte Seite befallen (Gesicht, Zungenmuskeln, Lider, *Pharynx* usw.). Lähmungen mit Schmerzen wie Stromstöße. Brennende Schmerzen. An den Schleimhäuten Gefühl von Brennen und **Wundsein**. Große Empfindlichkeit auf Luftzug und Kälte; Frösteln.

Geist und Gemüt

Sinn für soziale Gerechtigkeit; duldet keine Ungerechtigkeit, keine Unterdrückung, weder bei sich noch bei anderen. Idealistischer Anarchist. Schwierigkeiten mit Autoritäten. Radikal, brutal; herausfordernd, streitsüchtig; ehrgeizig, konkurrenzorientiert; kritisch, mißtrauisch. Religiöser Fanatismus. Revolutionär. Kämpft für eine bessere Welt; hilft den Armen, Unterdrückten. Äußerst empfindsam, leicht erregbar; verträgt keine Kritik. Reizbarkeit, Ärgerlichkeit; Zorn, Wut; Rechthaberei, Hochmut. Sehr starkes **Mitgefühl**; kann jemand anders nicht leiden sehen. Friedlich und bescheiden. Weinerliche Stimmung; weint beim geringsten Anlaß. Hoffnungslose Traurigkeit durch Sorgen, Kummer und Leid; mit viel Weinen. Erschöpft und „ausgelaugt". Vorahnungen, daß irgendetwas Schlimmes ihm oder seiner Familie zustoßen könne. Angst/Furcht vor: Dunkelheit; Alleinsein, besonders nachts; Hunden. Ruhelosigkeit, besonders abends und nachts. Stottern bei Aufregung oder Ärger. Konzentrations- und Gedächtnisschwäche; Gefühl, er habe etwas vergessen. Unaufmerksam, zerstreut, gedankenabwesend. Im Endstadium passiver Schwachsinn.

Kopf

Gefühl eines leeren Raumes zwischen Hirn und Stirn. Trockenheit der Augen mit Lichtscheuheit; Sandgefühl in den Augen, auch ohne objektiven Befund. Schwere und Lähmungsgefühl in den oberen Lidern.

Verdauungstrakt

Verlangen: Salz, geräuchertes Fleisch. Abneigung: Süßes.
Gefühl, als befände sich ungelöschter Kalk im Magen, der viel Gas abgibt. Die Stühle werden leichter im Stehen entleert, sogar unfreiwillig. Verstopfung mit heftigem, vergeblichem Drang. Beißt sich während des Kauens oder Sprechens in die Wangen.

Atemwege

Neigung zu Heiserkeit; rauhe Stimmlosigkeit, besonders morgens oder nach Überanstrengung; Stimmbandlähmung. Heuschnupfen mit Jucken der Nasenflügel innen und außen, Niesen morgens beim Aufwachen, zähem Rachenschleim und verstopfter Nase im Liegen, besonders nachts.
Tiefer, hohler Husten mit rohem Gefühl in der Brust und zähem Schleim im unteren Teil der Luftröhre. Patient muß sich die Brust festhalten beim Husten. Trinken von kaltem Wasser bessert den Husten.

Urogenitaltrakt

Unwillkürliches Harnen beim Husten, Gehen, Niesen und Schlafen. Ausgeprägte Schwäche des Blasenhalses. Urinverhaltung durch Anstrengung der Blasenmuskulatur.

Extremitäten

Muskelzucken, Schreibkrampf, Spasmen, *Konvulsionen*. Krampfartige Schmerzen. Lähmungen, die allmählich erscheinen, mit Kältegefühl im befallenen Teil. Nervöse Ruhelosigkeit in den Beinen, besonders beim Liegen im Bett. Taumelnder, schwankender, torkelnder Gang; Stolpern. Koordinationsstörungen. Spätes Gehenlernen bei Kindern. Schmerzhafte Krampfadern.

Haut

Warzen, besonders an Gesicht und Fingern. Hautausschläge; trocken; um die Nase herum; kaltes Wasser bessert; Hitze verschlechtert. *Fissuren*; *Rhagaden* an Lippen, Augenwinkeln und Nase. *Parästhesien*. Schlecht heilende bzw. sich wieder öffnende Narben nach Verbrennungen, Verbrühungen und alten Verletzungen.

Schlaf

Erwacht morgens früh um 2 oder 4 Uhr und kann wegen Unruhe nicht wieder einschlafen. Unruhiger, traumreicher Schlaf; Aufschrecken aus dem Schlaf. Tagsüber große Schläfrigkeit. Unüberwindliche Schlafsucht nach der Mahlzeit; der Kranke schläft selbst beim Stehen, Gehen oder Antworten ein. Schlaflosigkeit durch Mitgefühl mit anderen, z.B. Nachtwachen.

Modalitäten

Verschlimmerung: Trocken-kaltes Wetter; kalte Luft; Temperaturextreme; Wagenfahrt; nach Durchnässung oder nach einem Bad; 3 - 4 Uhr; Abend.
Besserung: Feuchtes und regnerisches Wetter; Wärme, in warmer Luft; beim Trinken von kaltem Wasser.
Vorherrschende Angriffsseite: Rechts (Gesicht); **Links**.

Causa

Verbrennungen und Verbrühungen; Schlaflosigkeit; Naßwerden; unterdrückte Hautausschläge; Bleivergiftung. Folgen von Verdruß, Zorn, Ärger, Gram, Kummer, Leid und Mitleid.

Klinische Indikationen

Akne. Alkoholismus. *Apoplexie. Arthritis.* Asthma bronchiale. *Ataxie. Bronchitis. Chorea. Dysphagie.* Ekzem. *Enuresis.* Epilepsie. *Fazialisparese.* Gicht. Harn*inkontinenz. Herpes zoster.* Heuschnupfen. Impotenz. *Laryngitis. Multiple Sklerose. Obstipation.* Rheumatismus. Rückenschmerzen. Sexuelle Funktionsstörungen. *Sinusitis. Tortikollis. Varizen.* Warzen.

Vergleichbare Arzneimittel

Calcium phosphoricum, Cocculus, Ignatia, Phosphorus, Plumbum, Sepia, Staphysagria, Natrium muriaticum, Nux vomica, Tuberculinum.

Chamomilla

Gemeine Feldkamille, echte Kamille oder Mutterkraut. Matricaria Chamomilla (Fam. nat. Compositae).

Allgemeines

Extreme Überempfindlichkeit, insbesondere gegen Schmerz. Unerträgliche, zur Verzweiflung treibende Schmerzen, häufig mit Taubheit verbunden; treten anfallsweise und plötzlich auf. Brennend heiße Fußsohlen. Häufiges Kindermittel bei Zahnungsbeschwerden.

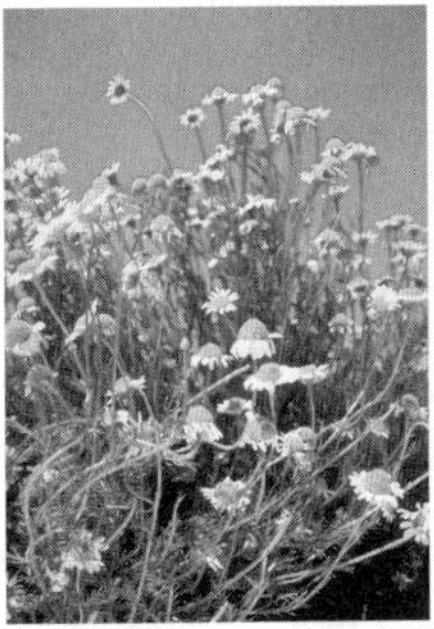

Echte Kamille Photo: DHU

Geist und Gemüt

Reizbar, ärgerlich, zornig, streitsüchtig, garstig, unerzogen, unhöflich, unzufrieden; es ist unmöglich, mit diesen Patienten auszukommen, es ihnen recht zu machen. Sie verlangen nach Dingen, die sie aber im nächsten Augenblick nach Erhalt wieder ablehnen. Abneigung gegen Berührung oder angesprochen zu werden. Heftige Wutanfälle. Schimpfen. Ruhelosigkeit. Furcht vor Wind. Will herumgetragen und geschaukelt werden. Das Kind läßt sich nur beruhigen, wenn man es auf dem Arm herumträgt. Ungeduld durch Schmerzen; Schmerzen machen rasend, ärgerlich und aggressiv.

Kopf

Heißer, klebriger (oder feuchtkalter) Schweiß an Stirn und Kopfhaut.
Röte und brennende Hitze des Gesichtes, vor allem der Wangen, oft auch nur einer, bei Kälte und Blässe der anderen.
Mittelohrentzündung bei Kindern.

Verdauungstrakt

Schmerzhafte Zahnung; Zahnungsbeschwerden. Neuralgische Zahnschmerzen, Warmes verschlechtert. Großer Durst. Unerträgliche Bauchschmerzen, morgens bei Sonnenaufgang; Blähungs*koliken*. Durchfall beim Zahnen. Sehr schmerzhafte *Diarrhoe* mit Blähungen; der Stuhl sieht spinatartig grünschleimig oder wie Rührei aus und riecht nach verfaulten Eiern.

Atemwege

Asthma durch Ärger, Aufregung. Trockener, heftiger Husten, Verschlechterung nachts. Katarrh der Kinder während der Zahnung.

Urogenitaltrakt

Ungeheure Regelschmerzen mit kleinen Schauern, Erbrechen, Durchfall und Ohnmacht. Die Regel ist zu früh, reichlich und extrem schmerzhaft. Die Blutung ist schwarz mit Klumpen. *Koliken* mit Druckgefühl von unten nach oben. Schlechte Laune vor der Periode. Spastische, quälende, unerträgliche Wehenschmerzen.

Modalitäten

Verschlimmerung: Ärger, Zorn, Wutanfall, durch geistige Anstrengung; durch Kaffee; Wärme, Hitze, warmes Essen, Aufstoßen; Berührung; Wind; *Menses*; abends und bei Nacht, von 21 bis 12 Uhr oder von 9 bis 21 Uhr bzw. um 9 Uhr und 21 Uhr.
Besserung: Getragenwerden, Fahren; mildes Wetter; Schweiß; kalte Anwendungen und Getränke; Fasten.
Vorherrschende Angriffsseite: Links.

Causa

Zorn, Wutanfall; Zahnung; Erkältung; Kaffee, Betäubungsmittel.

Klinische Indikationen

Asthma bronchiale. *Bronchitis. Dentitio difficilis. Diarrhoe. Dysmenorrhoe. Neuralgien. Otitis media. Prämenstruelles Syndrom. Trimenonkoliken.* Zahnschmerzen.

Vergleichbare Arzneimittel

Antimonium crudum, Calcium phosphoricum, Cina, Coffea, Colocynthis, Hepar sulfuris, Nux vomica, Rheum.

Chelidonium

Chelidonium majus, Schöllkraut (Fam. nat. Papaveraceae).

Allgemeines

Wichtiges Leber- und Gallemittel. Gelbsucht. Übelkeit und Schwitzen bei Schmerzen.

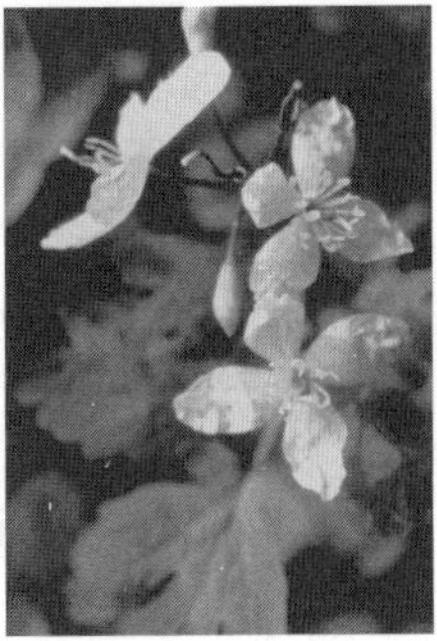

Schöllkraut Photo: DHU

Geist und Gemüt

Dominant, rechthaberisch, willensstark, pragmatisch. Möchte, daß andere auf ihren/seinen Rat hören und möchte über das Leben anderer bestimmen. Angst um andere; um die eigene Gesundheit. Mißtrauen, Skepsis. Tiefe Depression aus geringfügigen Gründen.

Kopf

Rechtsseitige Kopfschmerzen und Neuralgien, die sich zu den Zähnen und nach oben in das Auge erstrecken, mit extremem Tränenfluß. Gefühl eisiger Kälte vom Hinterhaupt bis zum Nacken. Schwindel mit Neigung, vornüber zu fallen.

Verdauungstrakt

Gelblich belegte Zunge mit Zahneindrücken. Schmerzen im rechten Oberbauch, ausstrahlend zum unteren Schulterblattwinkel. Verlangen nach sehr heißen Getränken, Milch, Käse, Essig und Saurem. Abneigung gegen Käse. Leeregefühl im Magen. Verstopfung mit sehr hartem Stuhl; harte, rundliche Ballen wie Schafskot. Verstopfung wechselnd mit Durchfall. Schmerzlose, dünnflüssige, hellgelbe oder weißliche Durchfälle. Heftiges Jucken am After.

Atemwege

Lungenentzündung rechts basal, kompliziert durch Lebersymptome. Krampfhafter, heftiger Husten, ausgelöst durch einen Kitzel in der Kehle, durch ein Staubgefühl in der Luftröhre oder hinter dem Brustbein; der Kranke hustet so angestrengt, daß ihm die Tränen kommen.

Rücken und Extremitäten

Schmerz unterhalb des rechten Schulterblattes. Rechtsseitige Gelenkschmerzen; Knieschmerzen, Laufen verschlechtert. Der rechte Fuß ist eiskalt, während der linke normal temperiert ist. Eiskalte Fingerspitzen.

Modalitäten

Verschlimmerung: Kaltes, rauhes Wetter, Wetterwechsel; Bewegung; Berührung; 4 Uhr, morgens nach dem Erwachen.
Besserung: Im warmen Zimmer; Essen und warme Getränke; Ruhe; abends ab 20 Uhr.
Vorherrschende Angriffsseite: Rechts.

Klinische Indikationen

Arthritis. Cholelithiasis. Cholezystitis. Gastritis. Hepatitis. Hepatopathie. Ikterus. Migräne. *Neuralgien. Pertussis. Pneumonie.*

Vergleichbare Arzneimittel

Bryonia, China, Dulcamara, Lycopodium, Nux vomica, Podophyllum, Sanguinaria, Sepia, Sulfur.

China officinalis

Cinchona succirubra. Cortex peruviana. Die Chinarinde wurde von Hahnemann als erstes an sich selbst geprüft, nachdem ihm bei Übersetzungsarbeiten an einer Materia medica die Ähnlichkeit der Symptome der Vergiftung mit Chinarinde und der Malaria auffielen.

Allgemeines

Schwäche durch erschöpfende Absonderungen, durch Blutverlust. Periodisches Fieber; **Periodizität** der Beschwerden. Fröstelt bei geringster Kälte oder Zugluft. Überempfindlichkeit aller Sinne.

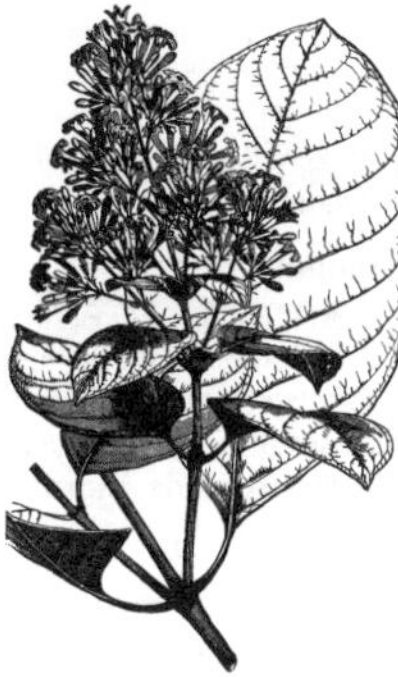

Chinabaum

Geist und Gemüt

Nervöser Erethismus. Übersensibel. Empfindlich, leicht verletzbar, leicht beleidigt. Ungeheuer reizbar; launisch. Kritisch; pessimistisch. Unzufriedenheit, Enttäuschung. Neid, Habgier. Ernst, schweigsam, introvertiert; mißtrauisch. Sorgenvoll. Entmutigt, verzagt, traurig, trostlos. Lebensüberdruß; Selbstmordneigung mit Furcht vor dem Tod. Abneigung gegen Gesellschaft. Wahnvorstellung, verlassen und unglücklich zu sein. Erschöpfung. Große Vorstellungskraft. **Nachts**, wenn sie zu Bett gehen, phantasieren sie über alles Mögliche und **spielen den Helden in ihren Phantasien**. In der Nacht bauen sie Luftschlösser; morgens erwachen sie ernüchtert in der Realität. Furcht: Tiere; Hunde; Unheil; jemanden zu töten; nachts zu ersticken. Große Angst; auch um Kleinigkeiten oder um die Zukunft.

Kopf

Klopfende Kopfschmerzen, schlimmer durch leichte Berührung, besser durch harten Druck. Blasses, gelbliches Gesicht, eingesunkene Augen mit dunklen Ringen. Geruchsüberempfindlichkeit.

Atemwege

Atemnot mit Schleimrasseln und Luftschnappen; will **angefächelt** sein. Asthma:

feuchtes Wetter, Herbst verschlechtert. Husten: krampfhaft, erstickend; durch Kälte hervorgerufen; Verschlechterung durch Reden; Lachen und flaches Liegen. Bluthusten.

Verdauungstrakt

Verlangen nach Süßigkeiten, stark gewürztem Essen.
Appetitverlust oder Heißhunger. Alle Nahrung scheint zu Gas zu werden.
Aufblähung des *Abdomens* mit viel Gas; keine Erleichterung durch Aufstoßen oder Windabgang. Neigung zu *Diarrhoe*, besonders nach Obstgenuß. Schmerzlose, wäßrige; gelb, braun oder hell gefärbte und unverdaute Stühle, begleitet von starkem Blähungsabgang. Chronische Leberleiden mit Schmerz im rechten *Hypochondrium*. Gallensteine.

Modalitäten

Verschlimmerung: Geringste Berührung; Kälte; Zugluft; Erschütterung; Geräusche; nachts, oft gegen Mitternacht; Körpersäfteverlust; jeden 3. Tag; zu ganz bestimmter Tageszeit.
Besserung: Starker Druck; Zusammenkrümmen; frische Luft.
Vorherrschende Angriffsseite: Links.

Causa

Verlust von Körpersäften, wie Blut, Milch, Speichel, Ausfluß, Samen, starke Eiterungen, lang anhaltende *Diarrhoe* usw.; windiges und stürmisches Wetter; Durchnässung.

Klinische Indikationen

Anämie. Arthritis. Asthma bronchiale. *Bronchitis. Cholezystitis. Diarrhoe.* Fieber. *Gastritis.* Grippe. *Hämorrhagie. Hepatitis. Ischialgie.* Kopfschmerzen. *Kolitis.* Malaria. Migräne. Psychovegetative Erschöpfung. Schlaflosigkeit. *Ulcus ventriculi et duodeni. Vaginitis.*

Vergleichbare Arzneimittel

Arsenicum album, Carbo vegetabilis, Chininum arsenicosum, Chininum sulfuricum, Ignatia, Lycopodium, Natrium muriaticum, Nux vomica.

Cimicifuga

Actaea racemosa oder Cimicifuga serpentaria, Wanzenkraut oder schwarze Schlangenwurz (Fam. nat. Ranunculaceae).

Allgemeines

Geistige und körperliche Symptome wechseln sich ab. Betroffen ist vorwiegend das Nerven- und Muskelsystem. Störungen des weiblichen Organismus, insbesondere in den Wechseljahren, während der Regel und nach der Entbindung. Je stärker die Regelblutung, desto schlimmer die Beschwerden. Schwäche und Erschöpfung durch Krankenpflege. Überempfindlichkeit gegen Schmerzen, Wehen und Geräusche.

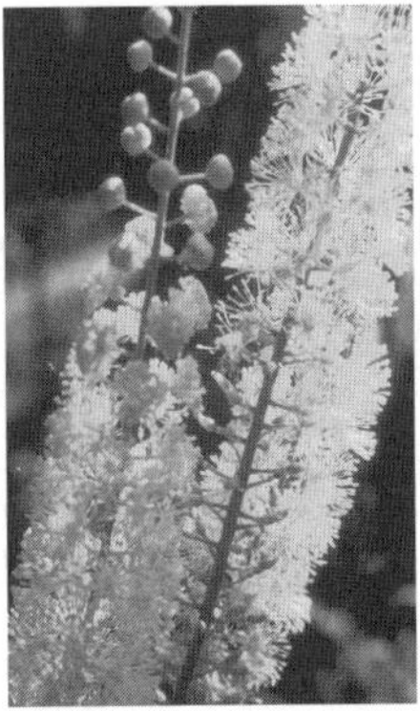

Wanzenkraut Photo: DHU

Geist und Gemüt

Nervöse Menschen mit großer Erregung des Nervensystems, Ruhelosigkeit und Bewegungsdrang; Verlangen zu Reisen. Extrovertiert. Geschwätzigkeit; springt von einem Thema zum nächsten. Einmal Abneigung zu antworten; zu anderer Zeit gesprächig; antwortet überstürzt und ohne Beziehung zur Frage. Seufzen. Furcht vor Verletzung, Ratten, Geisteskrankheit, Tod, ermordet zu werden. Wechselnde Stimmungen, Launenhaftigkeit. Reizbarkeit bei Kleinigkeiten. Argwohn. Traurig und schwermütig, wie in einer schwarzen Wolke. Teilnahmslosigkeit; Todesahnung; Selbstmordneigung.

Kopf

Schwankendes Gefühl im Gehirn. Gefühl, als würden ihn die Kopfschmerzen verrückt machen; als wolle die Schädeldecke davonfliegen. Kopfschmerzen mit geistiger Dumpfheit und Steifheit des Nackens.

Urogenitaltrakt

Schmerzen in der Gebärmuttergegend, die von Seite zu Seite schießen. Um so schlimmere Regelschmerzen, je stärker die Blutung ist. Langanhaltende

Regelblutung mit heftigem Rückenschmerz, die Schenkel hinab, durch die Hüften mit schwerem Druck nach unten. Beschwerden in der Schwangerschaft: Übelkeit, Erbrechen, schießende Schmerzen, Schlaflosigkeit, Traurigkeit, Nervosität. Fehlgeburten im dritten Monat. Reguliert die Wehen, erleichtert die Entbindung.

Rücken und Extremitäten

Schmerzen und Steifigkeit im Nacken; sehr zugempfindlich. Kreuzschmerzen. Muskelschmerzen, wie wund, nach Anstrengung; dadurch Schlaflosigkeit. Zittern, Zuckungen, Krämpfe. Neuralgische und rheumatische Schmerzen im ganzen Körper mit großer Empfindlichkeit gegen Kälte und Besserung durch warmes Einhüllen. Scharfe, lanzinierende Nerven- oder Muskelschmerzen. Bei Rheumatismus ist vor allem der Muskelbauch betroffen.

Modalitäten

Verschlimmerung: Kälte, feucht-kaltes Wetter; Zugluft; Bewegung; Berührung; (unterdrückte) Periodenblutung; Entbindung; Klimakterium; Pubertät; Zahnung; morgens, nachts; Erregung, Schreck; nach Wirbelsäulenverletzung; Alkohol.
Besserung: Wärme; Ruhe; Essen.
Vorherrschende Angriffsseite: Links.

Causa

Unglückliche Liebe; Angst, Furcht; Überanstrengung; geschäftlicher Mißerfolg; Schwangerschaft und Geburt.

Klinische Indikationen

Arthritis. Chorea. Depression. *Dysmenorrhoe. Ischialgie.* Klimakterische *Psychosen. Menorrhagie.* Migräne. *Neuralgien.* Phobien. Rheumatismus. Schlaflosigkeit. Schwangerschafts*psychose.* Wehenschwäche. Weichteilrheumatismus.

Vergleichbare Arzneimittel

Argentum nitricum, Calcium phosphoricum, Caulophyllum, Ignatia, Lac caninum, Lachesis, Phosphorus.

Cina

Artemisia Cina; Zitwerblüten (Fam. nat. Compositae).

Allgemeines

Abmagerung mit Heißhunger bei Kindern. Berührungsempfindlichkeit. Periodizität; die Beschwerden treten täglich zur selben Stunde auf. Die Beschwerden gehen mit Gähnen und Steifigkeit des Körpers einher. Krämpfe in jeder Körperregion.

Geist und Gemüt

Ruhelosigkeit, Reizbarkeit, Launenhaftigkeit. Eigensinnige, starrköpfige, ärgerliche, trotzige, ungehorsame und launische Kinder, die herumgetragen und gewiegt werden wollen, nicht berührt oder angesehen werden möchten und Dinge zurückweisen, wenn sie ihnen angeboten werden. Sie schreien, schlagen und kneifen. Krämpfe durch Schelte und Tadel. Man kann dem Kranken nichts recht machen. Überempfindlich; will nicht angeschaut werden. Notorisch schlechte Laune, Unzufriedenheit.

Kopf

Berührungsempfindliche Kopfhaut; Abneigung gegen Berührung der Haare. Gesicht abwechselnd rot und bleich mit dunklen Ringen um die Augen und blasser oder bläulicher Verfärbung um den Mund. Augenschwäche; weite Pupillen; Gelbsehen.

Verdauungstrakt

Beschwerden durch Spulwürmer. Häufiges Schlucken. Abwechselnd Heißhunger und völlige Appetitlosigkeit. Heißhunger kurze Zeit nach dem Essen oder Erbrechen. Krampfige Schmerzen in der Magengrube. Stechende Schmerzen um den Nabel herum; die Nabelgegend ist sehr berührungsempfindlich. Farblose Stühle. Würmer im Stuhl. Juckreiz am After.

Atemwege

Ständiges Kratzen, Reiben und Bohren in der Nase. Jucken in der Nase. Husten aufgrund eines Erstickungsgefühls. Krampfhafter Husten bei der geringsten Bewegung. Husten aus Zorn oder Verdruß, mit blassem Gesicht und Steifsein vor dem Anfall. Am Ende des Hustenanfalls Auswürgen von weißlichem, zähklebrigem Schleim.

Urogenitaltrakt

Häufiger Harndrang mit reichlichem Wasserlassen. Unfreiwilliger Harnabgang. Milchiger Urin.

Extremitäten

Krämpfe, Zucken, Zittern, krampfhaftes Muskelzucken, *Konvulsionen*, schlimmer durch Berührung.

Schlaf

Ständiges, heftiges Gähnen. Unruhiger Schlaf; das Kind schreit in der Nacht durchdringend auf; Zähneknirschen, Kauen, Schlucken und Zittern im Schlaf. Gehen auf Händen und Füßen im Schlaf. Vor Mitternacht wacht das Kind erschreckt auf.

Modalitäten

Verschlimmerung: Berührung; Würmer; Ärger; angesehen werden; Druck; Kälte; nachts, im Schlaf, bei Vollmond; bei Sonne, im Sommer, im Frühjahr und Herbst; im Sitzen; durch Gähnen.
Besserung: Durch Liegen auf dem Bauch oder auf Händen und Knien; durch fortgesetzte Bewegung.
Vorherrschende Angriffsseite: Links.

Causa

Beschwerden durch Würmer.

Klinische Indikationen

Diarrhoe. Enuresis. Epilepsie. *Otitis media. Pertussis.* Verhaltensstörungen. Wurmerkrankungen, besonders Madenwürmer. Zähneknirschen im Schlaf.

Vergleichbare Arzneimittel

Antimonium crudum, Antimonium tartaricum, Arum triphyllum, Bryonia, Calcium phosphoricum, Chamomilla, Medorrhinum.

Cocculus

Kockelskörner; Menispermum cocculus, Anamirta cocculus (Fam. nat. Menispermaceae). Verwendet werden die reifen, getrockneten Früchte der in Ceylon, Vorderindien und auf dem Malaiischen Archipel wachsenden Schlingpflanze.

Allgemeines

Erschöpfung des Nervensystems; *paralytische* Schwäche. Empfindsame, romantische Mädchen. Die Patientin ist zu schwach, um den Kopf hochzuhalten, zu stehen oder gar zu sprechen, vor allem während der Regel. Schwäche- und Leeregefühl in verschiedenen Organen.

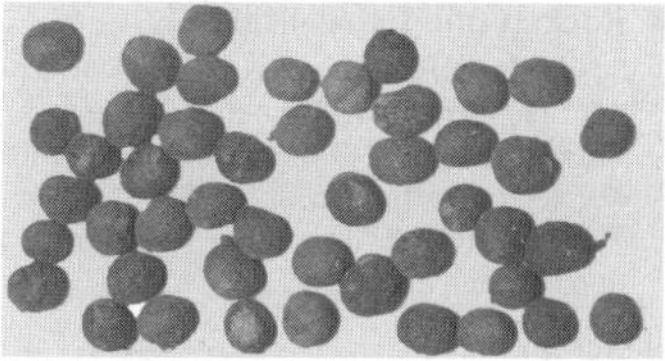

Kockelskörner Photo: DHU

Geist und Gemüt

Reizbare Schwäche durch Verlust von Schlaf, geistige Erregung oder Nachtwachen. Langsam von Begriff; Stumpfsinnigkeit. Verwirrung, Betäubung. Tieftraurig, brütend, mürrisch, schweigsam. Die Gedanken sind auf ein unerfreuliches Thema fixiert. Erträgt keinen Widerspruch; leicht beleidigt. Spricht hastig. Ängstlich und nervös. Große Angst um die eigene Gesundheit und um die Gesundheit der Familie.

Schwindel

Schwindel beim Fahren im Wagen. Drehender Schwindel beim Aufrichten im Bett, der zwingt, sich wieder niederzulegen. Schwindel mit Übelkeit und Herzklopfen.

Kopf

Migräne mit Übelkeit und Erbrechen. Leeregefühl im Kopf.

Verdauungstrakt

Verlangen nach Bier und Senf. Übelkeit und Erbrechen durch Fahren im Wagen, Auto, Zug oder Schiff: Reisekrankheit; Seekrankheit, besser durch Augenschließen. Übelkeit beim Gedanken an oder Geruch von Essen. Auftreibung des Bauches;

Blähungs*koliken* mit dem Gefühl, als sei der Leib voller spitzer Holzstücke oder Steine; oft gegen Mitternacht. Leberschmerz und Schwellung der Leber, schlimmer durch Ärger und Zorn.

Atemwege

Schnupfen mit seitenwechselnder Verstopfung.

Rücken und Extremitäten

Schwäche der Nackenmuskeln mit Schwere des Kopfes; die Muskeln scheinen den Kopf nicht tragen zu können. Schwäche im Kreuz, als wäre es gelähmt; Rückenschmerzen. *Paralytische* Steifigkeit der Gelenke. Schwäche in den Beinen. Muskelerschlaffung. Koordinationsstörungen. Taubheitsgefühl und Einschlafen der Füße, Hände und Arme. Zittern von Armen, Beinen und der Hände, schlimmer durch Heben der Hände.

Schlaf

Schlaflosigkeit durch Sorgen.

Modalitäten

Verschlimmerung: Fahren im Wagen, Schiff, Eisenbahn, Fliegen; durch Nachtwachen, Schlafmangel; Angst, Emotionen; Kälte; Geräusch; während der Regel; beim Aufrichten aus der horizontalen Lage, Bücken.
Besserung: Bei ruhigem Liegen auf der Seite oder im Sitzen.

Causa

Schlafmangel, Nachtwachen, Krankenpflege, Überarbeitung, Sorgen, Kummer, Ärger.

Klinische Indikationen

Depression. *Dysmenorrhoe.* Kopfschmerzen. Migräne. *Multiple Sklerose. Nausea.* Psychovegetative Erschöpfung. Reisekrankheit. Rückenschmerzen. Seekrankheit. *Vertigo.*

Vergleichbare Arzneimittel

Acidum phosphoricum, Alumina, Calcium carbonicum, Causticum, Conium, Gelsemium, Helleborus, Ignatia, Natrium muriaticum, Petroleum, Phosphorus, Pulsatilla, Staphysagria, Tabacum.

Coffea

Kaffee; Coffea cruda oder arabica. Frucht des Kaffeebaumes, einer Rubiacee.

Allgemeines

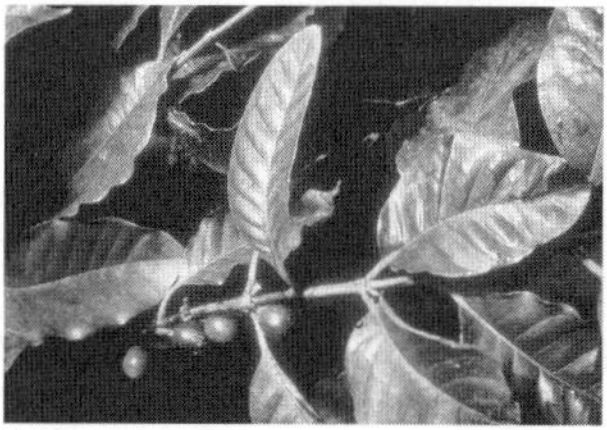

Kaffee Photo: DHU

Krankhafte Überreizung der Sinnesorgane und des Nervensystems; mit Überempfindlichkeit für jeden, auch kleinsten Schmerz. Jeder Schmerz ist dem Kranken unerträglich. Er kann nicht den geringsten Schmerz ertragen, ohne zu klagen und zu jammern. Überempfindlichkeit aller Sinne, Berührungsempfindlichkeit. Abneigung gegen und Verschlimmerung in der frischen Luft. Große Erschöpfung und Schwäche bei überempfindlichen Menschen.

Geist und Gemüt

Ungeheure körperliche wie geistige Aktivität. Große Erregung und Unruhe. Erhöhte intellektuelle Aktivität und verstärkte Wahrnehmung von Geräuschen, Bewegungen. Fröhlich, ausgelassen, vergnügt, lebhaft. Ekstatische Zustände. Voller Zukunftspläne; lebhafte Gedanken. Geistreich, witzig; handelt schnell. Ehrgeiz; Gewissenhaftigkeit, Gewissensbisse, Schuldgefühle. Fleißig, kreativ und produktiv; zum Wohle von anderen, um sich nicht isoliert zu fühlen. Verlassenheitsgefühl. Mildherzigkeit; Mitgefühl. Lehnt selbst jedoch Mitgefühl ab. Stimmungsschwankungen: Weinen wechselt mit Lachen. Weinen aus Freude. Weint, klagt und wirft sich herum wegen Kleinigkeiten. Voll ängstlicher Erwartung, daß Schreckliches geschehen werde; Zukunftsangst.

Kopf

Kopfschmerzen, einseitig, mit einem Gefühl, als wäre ein Nagel in den Kopf geschlagen oder als wäre das Gehirn in Stücke gerissen oder auseinandergebrochen; häufig Folge geistiger Überarbeitung, schlimmer an der frischen Luft. Die Beschwerden fangen gewöhnlich am Morgen an, steigern sich allmählich und werden so unerträglich, daß der Kranke dauernd klagt und wimmert. Gesichts*neuralgie*; häufig infolge schlechter Zähne. Überempfindlichkeit des Gehörs. Ohnmachtsneigung.

Brust

Lebhafte Herztätigkeit mit heftigem Herzklopfen, schlimmer durch Sonnenhitze.

Verdauungstrakt

Zahnschmerzen, die nur mit kaltem Wasser im Mund erträglich sind; ausstrahlend bis in die Fingerspitzen. Krampfhaftes Zähneknirschen. Magendruck nach dem Essen; nervöser Hunger mit gierigem, hastigem Essen; Blähungs*koliken*.

Urogenitaltrakt

Dysmenorrhoe mit ungeheuer schmerzhaften *Koliken*; dabei Verzweiflung, Weinen, Jammern. Regelblutung: große, dunkle Klumpen. Überempfindlichkeit von *Vulva* und *Vagina*. Unerträglich schmerzhafte Wehen, mit Todesangst. Beschwerden im Klimakterium.

Schlaf

Schlaflosigkeit durch Erregung, nervöse Überreizung, Gedankenzufluß, auch nach Entbindung; durch Krankenpflege. Erwacht bei jedem Geräusch.

Modalitäten

Verschlimmerung: Aufregung, übermäßige Freude; Narkotika, Kaffee; starke Gerüche; Sinneseindrücke, Lärm; Überessen; kaltes Wetter und kalte Luft, frische Luft; Kälte (aber Zahn- und Kieferschmerzen besser); Berührung; bei hellichtem Tag, nachts; *Klimakterium*.
Besserung: Wärme; Liegen, Ruhe, Schlaf.
Vorherrschende Angriffsseite: Rechts.

Causa

Folgen von freudiger Erregung, übermäßiger Freude, erfreulicher Überraschung, von Schreck, Streit, Ärger, Aufregung, Furcht, von enttäuschter Liebe, Kummer, von Genußmittelmißbrauch (Tabak, Alkohol und besonders von Kaffee).

Klinische Indikationen

Dysmenorrhoe. Hyperästhesie. Kopfschmerzen. Migräne. *Neuralgien.* Psychovegetative Erschöpfung. Schlaflosigkeit. Zahnschmerzen.

Vergleichbare Arzneimittel

Aconitum, Chamomilla, China, Ignatia, Kalium phosphoricum, Lachesis, Natrium muriaticum, Nux vomica, Sepia, Staphysagria, Theridion.

Colocynthis

Koloquinte oder Cucumis/Citrullus colocynthis (Fam. nat. Curcurbitaceae). Wächst in Nordafrika.

Allgemeines

Koliken in allen Bereichen. Krampfartige, heftige, reißende, *neuralgische* Schmerzen, gebessert durch kräftigen Druck. Ruhelosigkeit, besonders während der Schmerzen. Gefühl des Zusammenschnürens wie mit eisernen Klammern.

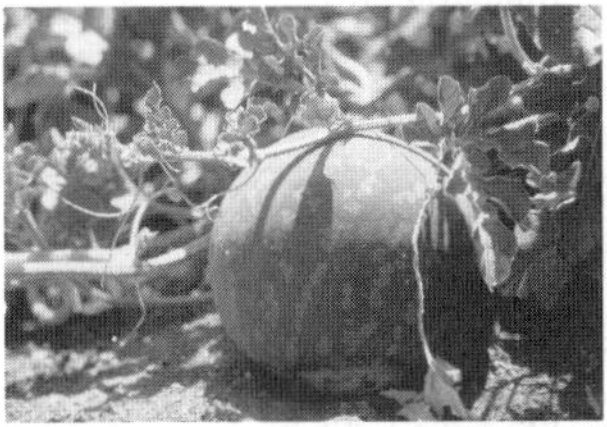

Koloquinte Photo: DHU

Geist und Gemüt

Ungeduldig, äußerst reizbar und schnell ärgerlich. Abneigung zu reden oder zu antworten. Zorn mit Entrüstung.

Kopf

Drückende Kopfschmerzen. Neuralgische Gesichtsschmerzen; schmerzhafte Muskelzuckungen im Gesicht.

Verdauungstrakt

Koliken infolge von Ärger und Empörung. Plötzliche, in Wellen auftretende, krampfartige Leibschmerzen, besser durch Zusammenkrümmen, starken Druck, Wärme, nach Stuhlgang und Abgang von Blähungen. Dreimonats*koliken* bei Säuglingen. Übelkeit und Erbrechen, wenn die Bauchschmerzen am heftigsten sind. Großer Durst. Nach der geringsten Nahrungs- und Flüssigkeitsaufnahme grüne Durchfälle.

Urogenitaltrakt

Schneidende Schmerzen in den Harnleitern und Eierstöcken mit Ruhelosigkeit, zum Zusammenkrümmen nötigend. Regelschmerzen, besser durch Druck und Hitze.

Rücken und Extremitäten

Schmerzhafte Muskelkrämpfe. Schießende Schmerzen; als ob elektrische Stöße die linke Seite einer Extremität hinabschießen. Schwere, krampfartige Schmerzen, abwechselnd oder in Verbindung mit Taubheit. Heftiger Schmerz im Hüftgelenk, wie in einen Schraubstock gepreßt; besser durch Liegen auf der betroffenen Seite und Anziehen des Beines.

Modalitäten

Verschlimmerung: Nach den Mahlzeiten; durch Emotionen, Zorn, Ärger, Kummer; am Abend, nachts, 6 Uhr oder 16 bis 17 Uhr; durch Sichausstrecken; Berührung.
Besserung: Druck; durch **Zusammenkrümmen**, Beine-Anziehen, Bauchlage; Kaffee, stärkehaltige Speisen, Kartoffeln; Ruhe, **Hitze**, Bettwärme; sanfte Bewegung.

Causa

Folgen von (unterdrücktem) Ärger, Zorn, Beleidigung, Kränkung, Entrüstung, Aufregung, Schreck, Kummer.

Klinische Indikationen

Arthritis. Cholezystitis. Dysmenorrhoe. Gastroenteritis. Ischialgie. Kopfschmerzen. *Lumbago. Nephrolithiasis. Neuralgien.* Nieren*kolik. Trimenonkoliken.*

Vergleichbare Arzneimittel

Chamomilla, Cuprum metallicum, Magnesium phosphoricum, Nux vomica, Staphysagria.

Conium maculatum

Gefleckter Schierling (Fam. nat. Umbelliferae). Hiermit wurde wahrscheinlich Sokrates vergiftet (nachzulesen im Phaedon von Platon).

Allgemeines

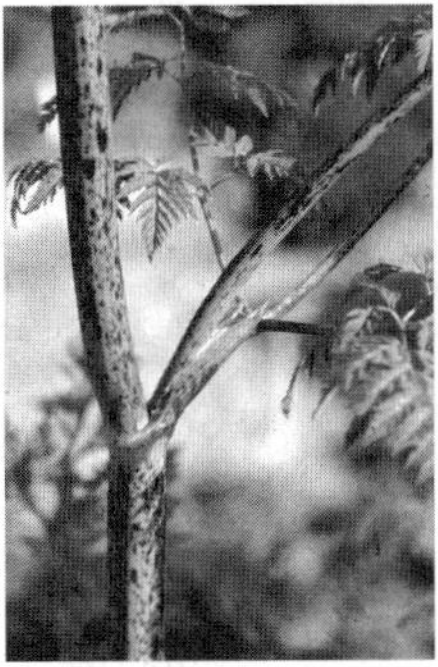

Gefleckter Schierling Photo: DHU

Schwäche, bei Frauen während und nach der *Menopause*; nach einer akuten Krankheit; infolge anomaler sexueller Ausschweifungen bei Unverheirateten. Große Mattigkeit und Muskelschwäche der Glieder mit Zittern der Muskeln, besonders in den Beinen; *Tremor* der Hände, *klonische* Krämpfe. Schwäche, die zum Niederlegen zwingt. Aufsteigende Lähmung (Vergiftung Sokrates). Koordinationsstörungen bei Bewegungen der Glieder, an der Zunge (beim Sprechen), den Augen (Doppeltsehen). **Drüsenverhärtungen.** Verhärtete und vergrößerte Lymphknoten. Die Brustdrüsen und Hoden sind hart wie Holz, besonders bei Leuten, die eine Veranlagung zu **Krebs** haben; nach Stoß oder Verletzung bisweilen Verhärtung mit brennendem Schmerz. *Tumor*bildung als Folge von Stoß und Schlag; bei bösartigen *Tumoren* als *Palliativum*. Drüsenverletzungen mit Verhärtungen und schwarzen *Hämatomen*. Schweiße bei Tag und Nacht; schwitzt beim Einschlafen oder schon beim Schließen der Augen. Kalter Schweiß an den Handtellern und Fingern. 14tägige Periodizität.

Geist und Gemüt

Gefühl, sich beweisen zu müssen; Versagensangst, Schuldgefühle. Schwachsinn, *Imbezillität*. Gedächtnisverlust, Konzentrationsschwäche. Vollkommene Gleichgültigkeit. Traurig, unglücklich, depressiv, ängstlich, mürrisch, weinerlich, kleinlich, furchtsam, verdrießlich, verbittert, emotional verschlossen und verhärtet. Abneigung gegen Gesellschaft, aber trotzdem Furcht vor dem Alleinsein. Unlust und Unfähigkeit zu jeder geistigen Arbeit. Totale *Asomnie*. Fixe Ideen, abergläubisch. Materialist. Unfähigkeit zu denken mit Schwinden der Gedanken und Gedächtnisschwäche. Hypochondrie mit Menschenscheu, aber doch Furcht vor Alleinsein, nicht selten aufgrund sexueller Störungen oder im Alter. Nervöse

Störungen als Folge von sexueller Schwäche oder Überreizung. Angst/Hysterie/Traurigkeit als Folge der Unterdrückung des Geschlechtstriebs.

Schwindel

besonders bei Seitenwechsel im Bett; bei leichten Bewegungen des Kopfes oder sogar schon bei Bewegungen der Augäpfel; muß deshalb den Kopf völlig still halten; beim Drehen des Kopfes nach links; bei alten Frauen mit *Ovarial*- und *Uterus*erkrankungen.

Augen

Außerordentliche Lichtscheu (*Photophobie*) in keinem Verhältnis zur Krankheitsursache (z.B. bei *strumöser Ophthalmie* mit geringer Entzündung); ohne/kaum äußere Entzündungszeichen am Auge; *Hyperästhesie* der Netzhaut; Muskellähmungen, im besonderen Akkommodationsschwäche.
Hornhautgeschwüre. *Ptosis*: Lid erscheint wie von einem schweren Gewicht nach unten gedrückt. Gegenstände werden rot/regenbogenfarbig gesehen; *Visus*schwäche.

Herz und Kreislauf

Heftiges Herzklopfen, harter, beschleunigter Puls, oder ungewöhnlich langsamer Puls (*Bradykardie* bis zu 30 Schlägen/Minute). Der Puls wird im ganzen Körper wahrgenommen. Ohnmachtsartige Schwäche, Haut kalt und *zyanotisch*, Ausbruch von kaltem Schweiß.

Atemwege

Husten beim Hinlegen. Trockener, schmerzhafter, sehr häufiger oder beständiger Husten, besonders abends oder nachts, durch horizontale Lage ausgelöst oder gesteigert; dabei Heiserkeit, Kehlkopfschmerzen, Erstickungsgefühl, spärliche, eitrige, besonders schwierige *Expektoration*. Schleimauswurf unmöglich; wird geschluckt; berichtet kaum über Husten tags. Heftige krampfartige Hustenanfälle, ausgelöst durch Jucken und Kitzeln in Brust und Hals oder eine trockene Stelle im *Larynx*, ebenso durch tiefes Luftholen.

Verdauungsorgane

Verlangen: **Salzig**, Saures, Kaffee.
Abneigung: Milch, die schlecht vertragen wird.
Dysphagie. Erbrechen dunkler Speisemassen, wie "Kaffeesatz", begleitet von heftigen Schmerzen. Schwäche und Zittern nach der Stuhlentleerung.

Urogenitaltrakt

Harnentleerungen in Absätzen.
Potenzstörungen: Es besteht Libido, jedoch kann der Akt nicht durchgeführt werden, weil die nur vorübergehende Erektion während des *Koitus* aufhört; Impotenz. Oder im Gegenteil: unfreiwillige *Ejakulation* schon beim Anblick einer Frau oder beim bloßen Denken an eine Frau. Starker Sexualtrieb. *Prostata*-Erkrankungen der alten Männer.
Die Brüste werden bei jeder Menstruation voll und schmerzhaft; Gehen oder leiseste Erschütterung verschlechtert.

Modalitäten

Verschlimmerung: Nachts und morgens nach dem Erwachen; Schlaf, auch Mittagschlaf; wenn der Kopf tief liegt; Heben der Arme; Sehen bewegter Gegenstände; vor und während der Regel; lange sexuelle Enthaltsamkeit/ Unterdrückung des Sexualtriebs; Geschlechtsverkehr und Samenverluste; (eine geringe Menge) Alkohol; durch körperliche und geistige Anstrengung; Kälte, in der Ruhe (Gliederschmerzen); Druck enger Kleidung; Erschütterung; trockene, heiße Luft; Stehen; Frühling; Alter.
Besserung: Bewegen; Gehen; Wärme; Druck; in der Dunkelheit. Besserung von Magenbeschwerden und des Gesamtbefinden durch Essen. Fasten. Runterhängenlassen des betroffenen Körperteiles. Bücken; gebeugt gehen; Hinsetzen. In der Sonne. Dunkelheit.

Klinische Indikationen

Augenleiden. Degeneration des zentralen und peripheren Nervensystems. Drüsengeschwülste. Gesichts*neuralgien*. Hypochondrie. Magenkrebs. *Multiple Sklerose*. *Myelitis* acuta. *Prostata*-Beschwerden. *Ptosis*. Tuberkulose. *Tumoren* der weiblichen Brust. *Vertigo*.

Vergleichbare Arzneimittel

Acidum phosphoricum, Agaricus, Anacardium, Carbo animalis, Causticum, Cocculus, Sepia.

Crotalus horridus

Crotalus Cascavella. Gift der südamerikanischen Waldklapperschlange.

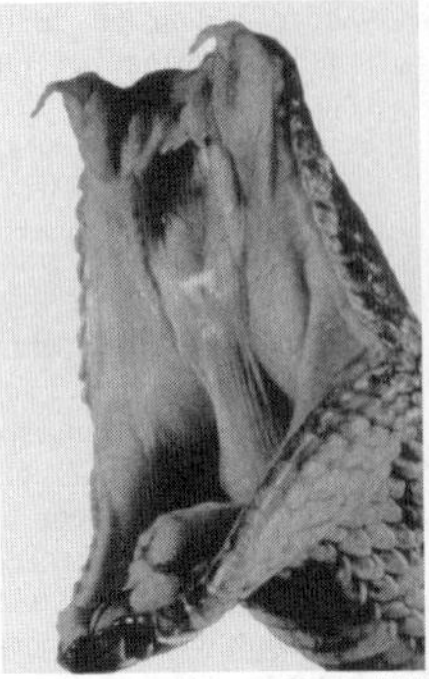

Waldklapperschlange Photo: DHU

Allgemeines

Blutungen von dunklem, flüssigem Blut aus jeder Körperöffnung; selbst der Schweiß ist blutig; das Blut gerinnt nicht. *Hämorrhagische Diathese.* Große Erschöpfung, plötzliche Schwäche, Kollaps, Zittern. Gelbsucht. Neigung zu *Gangrän*, Gewebszerfall, *Ödemen* und zu *septisch*-fieberhaften Prozessen. Nach lokalen Bissen kommen die Symptome in langen Intervallen, vor allem jährlich, wieder.

Geist und Gemüt

Traurigkeit, Melancholie; weinerliche Stimmung. Geschwätzigkeit mit dem Verlangen zu entkommen. Mißtrauen. Gedächtnisschwäche; kann sich nicht korrekt ausdrücken. Ängstlichkeit und Reizbarkeit; regt sich schnell auf. Delirium mit Murmeln, Durcheinanderwerfen der Worte, Zittern und Mattigkeit. Schläfrigkeit, ohne schlafen zu können. Bewußtlosigkeit.

Kopf

Dumpfe, klopfende Hinterhauptschmerzen in Wellen, schlimmer durch Erschütterung. Gelbe Farbe der Augen. Netzhautblutungen. Dunkle Blutungen aus Nase, Mund etc.

Hals

Zuschnürungsgefühl im Hals. Der Hals ist trocken, dunkelrot und sowohl innen wie außen geschwollen. Halsschmerzen schlimmer beim Leerschlucken.

Verdauungstrakt

Stark geschwollene Zunge. Unstillbarer, brennender Durst. Verlangen nach Schweinefleisch. Schwarzes oder galliges Erbrechen. Kleiderdruck ist unerträglich. Aufgetriebener Bauch. Dünne, schwarze Stühle wie Kaffeesatz.

Atemwege

Husten mit blutigem Auswurf.

Urogenitaltrakt

Dunkler, blutiger, spärlicher Urin.

Haut

Gelb-blasse oder blau-schwarze Färbung. *Purpura* hämorrhagica, *Ecchymosen.* Blutblasen. Alte Narben brechen wieder auf. Geschwüre mit Neigung zu *Gangrän.* Die Haut ist kalt und trocken. Schwellung der Haut über dem ganzen Körper.

Schlaf

Fährt erschreckt aus dem Schlaf auf. Schreckliche Träume von Mord, Tod, Leichen. Schläfrigkeit; kann aber nicht schlafen.

Modalitäten

Verschlimmerung: Durch feuchtwarmes Wetter; Frühling; Einschlafen, durch Schlaf, morgens nach dem Erwachen; Liegen auf der rechten Seite; Erschütterung; Alkohol.
Besserung: Licht; Bewegung.
Vorherrschende Angriffsseite: Rechts.

Klinische Indikationen

Abszeß. Angina tonsillaris. Delirium tremens. Erysipel. Gangrän. Hämorrhagie. Hämorrhagische Diathese. Karbunkel. Myokarditis. Nephritis. Pharyngitis. Phlegmone. Purpura hämorrhagica. *Pyelonephritis. Sepsis.*

Vergleichbare Arzneimittel

Acidum aceticum, Acidum sulfuricum, Baptisia, Elaps, Lachesis, Naja, Pyrogenium, Secale cornutum.

Cuprum metallicum

Metallisches Kupfer. Neben Silber und Gold der beste elektrische Leiter.

Allgemeines

Spasmen und **Krämpfe** in allen Bereichen. Periodizität der Symptome. Große allgemeine Müdigkeit und Schwäche durch geistige Überanstrengung und Schlafmangel.

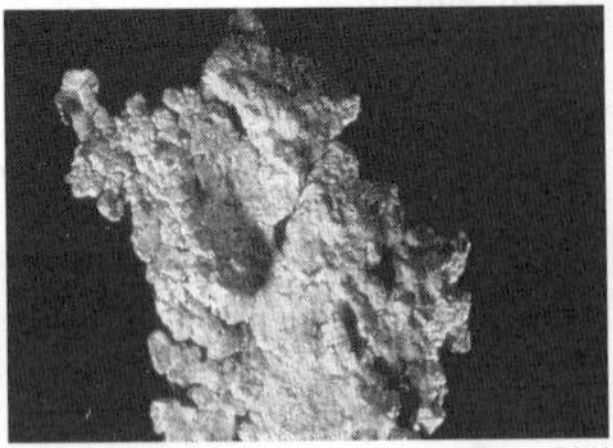

Kupfer Photo: DHU

Geist und Gemüt

Ernste, innerlich verkrampfte Menschen. Sehr **verschlossen**; unterdrückt seine Emotionen, kann seine Gefühle nicht zeigen. Unüberwindbare Angstanfälle. Furcht vor Feuer. Durchdringende Schreie; heftiges Weinen, krampfhaftes Lachen. Brüllen oder Schreien vor einem Krampfanfall. Wechselhaftes Verhalten; abwechselnd nachgiebig und dickköpfig; gesprächig, dann melancholisch; Weinen wechselnd mit sonderbaren Possen. Kinder mit Verhaltensstörungen: Schlagen, Beißen, Spucken; halten aus Wut die Luft an, bis sie blau im Gesicht werden. **Geistig schwerfällig und langsam.**

Kopf

Konvulsionen. Schwindel bei diversen Beschwerden, besser durch Stuhl. Kopfschmerzen an der Nasenwurzel. Zyanotisches Gesicht und blaue Lippen bei Krampfanfällen. Unwillkürliche Grimassen. Zungenlähmung; Stottern.

Verdauungstrakt

Kupferartiger Mundgeschmack mit Speichelfluß. Gluckerndes Geräusch beim Trinken. Ausgeprägte Übelkeit. Heftiges Druckgefühl im Magen mit krampfigen, anfallsweise auftretenden Schmerzen. Todesgefühl im Magen. Heftige *Koliken.* Reichliche Durchfälle, wie grünes Wasser.

Atemwege

Asthma mit Übelkeit und plötzlichem Erbrechen, besser durch Erbrechen. Langanhaltende, heftige, erstickende, krampfhafte Hustenanfälle. Husten mit

Atempausen; der Patient erscheint tot. Husten besser durch kalte Getränke. Erstickungsanfälle, schlimmer 3 Uhr.

Urogenitaltrakt

Reichliches Wasserlassen nach Krampfanfällen.

Extremitäten

Krämpfe, Zuckungen. Muskelkrämpfe, schlimmer durch Schlaf und Geschlechtsverkehr. Schwere Krämpfe mit Schreien vor Schmerz in den unteren Extremitäten, vor allem in den Waden und Fußsohlen. Während eines Anfalles ist der Daumen in die geschlossene Faust eingeschlagen. *Klonische* Spasmen, die in den Fingern und Zehen beginnen und sich über den ganzen Körper erstrecken.

Modalitäten

Verschlimmerung: Berührung; heißes Wetter; kalte Luft, kalter Wind; nachts; unterdrückte Absonderungen; vor der Regel; Emotionen, Ärger.
Besserung: Trinken von kaltem Wasser; Schwitzen.

Causa

Unterdrückte Hautausschläge, Körpersekretionen, Fußschweiß.

Klinische Indikationen

Affektkrämpfe. Asthma bronchiale. Cholera. *Chorea. Enzephalitis.* Epilepsie. *Gastroenteritis.* Kopfschmerzen. Krämpfe. *Meningitis.* Migräne. *Pertussis.* Tics.

Vergleichbare Arzneimittel

Agaricus, Bufo, Causticum, Cicuta virosa, Colocynthis, Ipecacuanha, Veratrum album, Zincum.

Dulcamara

Solanum dulcamara, Amara dulcis, Dulcis amara. Bittersüß (Fam. nat. Solanaceae).

Allgemeines

Verursachung oder Verschlimmerung der Beschwerden durch feuchte Kälte oder durch Wechsel von heißem zu kaltem Wetter, also besonders im Herbst. Kälteempfindlichkeit. Neigung zur *Adipositas*. Hautausschläge und rheumatische Schmerzen wechseln mit *Diarrhoe* ab.

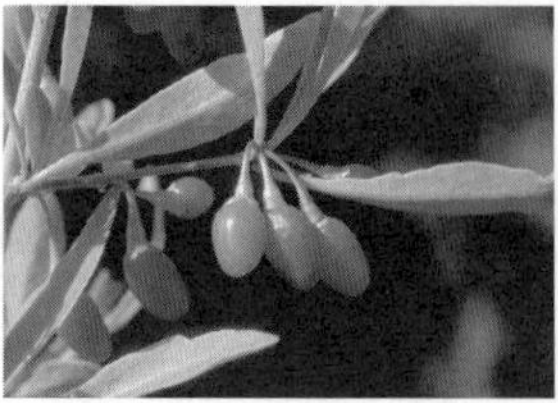

Bittersüß — Sertürner Bildarchiv

Geist und Gemüt

Oft mental stark und emotional schwach. Mißgestimmt, streitsüchtig. Ungeduld und Ruhelosigkeit. Willensstark, dominant, eigensinnig, rechthaberisch, egozentrisch; besitzergreifend gegenüber den nahen Angehörigen. Angst um andere. Mißtrauen. Verzweiflung über Kleinigkeiten. Angst um die Zukunft.

Kopf

Kopfschmerzen nach Unterdrückung eines Katarrhs. Hautausschläge im Gesicht; Gesichts*neuralgien* nach Unterdrückung derselben.
Ptosis.

Atemwege

Schnupfen; verstopfte Nase bei Regenwetter.
Trockener, heiserer, krampfiger Husten mit schnürendem Schmerz im *Epigastrium.*
Asthma mit lockerem Husten und schleimhaltigen Rasselgeräuschen.

Verdauungstrakt

Verlangen nach Süßigkeiten. Großer Durst auf kalte Getränke. Durchfall mit grünen, wäßrigen, schleimigen, klebrigen, manchmal blutigen Stühlen; vorher schneidende Schmerzen um den Nabel; besonders im Sommer, wenn es plötzlich kalt wird bzw. im Herbst, in kalter, feuchter Witterung oder nach Verschwinden eines Hautausschlages.

Urogenitaltrakt

Blasenkatarrh infolge von Feuchtigkeit oder beim Wechsel von warm nach kalt. Katarrhalische Harnverhaltung mit milchigem Urin bei Kindern, die mit bloßen Füßen in kaltem Wasser geplantscht haben.

Rücken und Extremitäten

Rückenbeschwerden infolge von Erkältungen. Gelenkschmerzen. Zerschlagenheitsgefühl und Stechen am ganzen Körper. Eiskalte Hände und Füße. Lähmungen einzelner Muskeln, die gelähmten Partien sind kalt.

Haut

Hautausschläge, die durch Kälte hervorgerufen oder verschlimmert werden. Krustige Hautausschläge mit *Exsudation*, gewöhnlich begleitet von Drüsenschwellungen. *Impetigo*. **Flache Warzen.**

Modalitäten

Verschlimmerung: **Feuchte Witterung; Feuchtigkeit; feuchte Kälte**; Wechsel von warm nach kalt; Kälte; nachts.
Besserung: Wärme; Bewegung.
Vorherrschende Angriffsseite: Links.

Causa

Feuchte Kälte; Wetterwechsel von heiß nach kalt; Naßwerden, Baden; Verletzungen; unterdrückte Hautausschläge; unterdrückter Schweiß.

Klinische Indikationen

Allergie. Asthma bronchiale. *Bronchitis. Diarrhoe. Erkältungen. Fazialisparese.* Herpes. Heuschnupfen. *Hypertonie.* Kopfschmerzen. *Neuralgien. Otitis media. Pneumonie.* Rheumatismus. Rückenschmerzen. Sinusitis. Warzen. *Zystitis.*

Vergleichbare Arzneimittel

Arsenicum album, Barium carbonicum, Calcium carbonicum, Kalium carbonicum, Natrium sulfuricum, Rhus toxicodendron, Silicea, Sulfur.

Eupatorim perfoliatum

Der Wasserhanf (Fam. nat. Compositae) wächst in Nordamerika an Seen und Bächen; im Volksmund „Beinheil" genannt.

Allgemeines

Schmerzhaftes **Zerschlagenheitsgefühl** im ganzen Körper. Tiefliegende, heftige Knochenschmerzen bei Fieber; **als ob die Knochen gebrochen wären**. Hohes Fieber mit vorangehendem Schüttelfrost, besonders von 7 bis 9 Uhr morgens. Periodizität der Beschwerden. Spärlicher Schweiß. Große Schwäche bei Grippe. Gelbsucht.

Geist und Gemüt

Ruhelosigkeit und Stöhnen aufgrund von Schmerzen.

Kopf

Schweregefühl des Kopfes, so daß er mit den Händen gehoben werden muß. Klopfende Kopfschmerzen, besser nach dem Aufstehen. Berstender Kopfschmerz beim Husten. Schwindel mit Falltendenz nach links. Schnupfen mit schmerzhafter Empfindlichkeit der Augäpfel, bei Kopfschmerz oder Schnupfen.

Atemwege

Morgendliche Heiserkeit mit Wundheit in der Brust. Der Husten ist so schmerzhaft, daß die Brust gehalten werden muß. Der Husten bessert sich in Knie-Ellenbogen-Lage.

Verdauungstrakt

Großer Durst auf kalte Getränke, besonders vor/während des Frostes. Verlangen nach Eiscreme. Übelkeit und Erbrechen. Galleerbrechen nach dem Trinken oder zwischen Frost und Hitze. Leber druckempfindlich.

Rücken und Extremitäten

Tiefsitzende, heftige Schmerzen im Rücken, wie zerschlagen, und in allen Knochen und Gelenken, wie verrenkt. Steifheit und allgemeine Schmerzhaftigkeit beim Aufstehen. Der Schüttelfrost beginnt im unteren Rücken. Kann die Schmerzen nach akuten Knochenbrüchen lindern.

Modalitäten

Verschlimmerung: Kalte Luft; Bewegung; Liegen auf dem betroffenen Körperteil; Husten; Geruch oder Anblick von Speisen; nachts.
Besserung: Erbrechen (von Galle); Schweiß; Unterhaltung.

Causa

Folgen von feuchtkalter Witterung oder von feuchten Gegenden. Trunksucht.

Klinische Indikationen

Fieber. Grippaler Infekt. Grippe. Knochenfrakturen. Knochenschmerzen. Malaria.

Vergleichbare Arzneimittel

Arnica, Bryonia, Chelidonium, Ferrum phosphoricum, Gelsemium, Natrium muriaticum, Nux vomica, Pyrogenium, Sepia, Symphytum.

Ferrum metallicum

Metallisches Eisen.

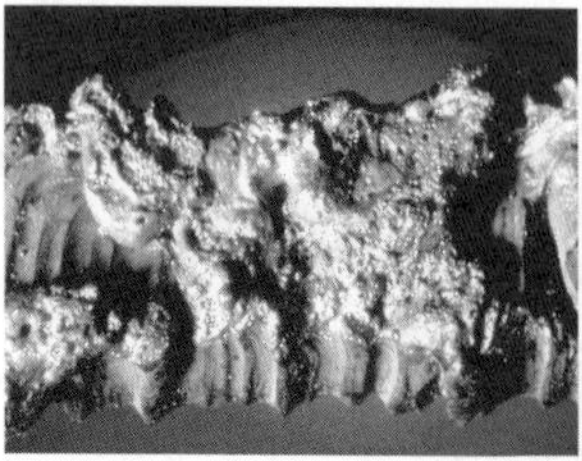

Eisen Photo: DHU

Allgemeines

Kältegefühl über den ganzen Körper. Fettleibigkeit. Die normal geröteten Körperteile werden weiß, blutleer und gedunsen. Blutungsneigung; allgem. Schwäche nach Blutungen. Große Schwäche, Anfälligkeit, im Gegensatz zum manchmal blühenden Aussehen.

Geist und Gemüt

Empfindlich und leicht erregbar; streitsüchtig, eigensinnig, hochmütig, energisch, resolut, mutig, diktatorisch, rechthaberisch, erträgt keinen Widerspruch. Reizbarkeit; das geringste Geräusch erregt ihn. Verlangen nach Einsamkeit; vermeidet die Gesellschaft selbst nächster Freunde. Gewissensangst, wie eines Verbrechens schuldig. Furcht vor Unglück, Übel, Kritik, Schlägen; in Menschenmenge; eine Brücke zu überqueren. Schreckhaftigkeit; **Überempfindlichkeit** auf Sinneseindrücke, v.a **Geräusche**.

Kopf

Extreme Blässe und jähes, heftiges Erröten beim geringsten Schmerz, bei der geringsten Erregung oder Anstrengung. Hämmernde, klopfende, pulsierende Kopfschmerzen. Schwindel mit schwankendem Gefühl beim Anblick laufenden Wassers, beim Überqueren einer Brücke, beim Abwärtssehen.

Brust

Herzklopfen mit beschleunigtem Puls.

Atemwege

Nasenbluten. Heiserkeit, Husten, blutiger Auswurf. Asthma bronchiale. Husten nur tagsüber. Hinlegen, Essen bessert.

Verdauungstrakt

Heißhunger, der mit völliger Appetitlosigkeit abwechselt. Verlangen nach Tomaten, Süßem, Suppe, Brot und Butter. Unverträglichkeit von Eiern, die

Erbrechen oder Durchfall hervorrufen. Erbrechen unmittelbar nach dem Essen ohne Übelkeit. Nächtliches Hochkommen, Aufstoßen oder Erbrechen von Nahrung, die tagsüber im Magen geblieben ist. Durchfall von unverdauten Speisen, während des Essens oder Trinkens. Verstopfung; nach dem Stuhlgang Rückenschmerzen oder krampfhafte Schmerzen im Mastdarm; Mastdarmvorfall bei Kindern; Afterjucken in der Nacht.

Urogenitaltrakt

Reizblase; Harn*inkontinenz* tagsüber. Regel zu früh, zu reichlich, zu lang, blaß, wäßrig und entkräftend; mit feuerrotem Gesicht, Klingen in den Ohren.

Rücken und Extremitäten

Furcht vor Berührung der betroffenen Gelenke. Rheumatische Schmerzen der oberen Extremitäten, vor allem der Schultern, beim Ruhen. Rheumatischer Schmerz im linken Deltamuskel. Unwiderstehliches Verlangen, den Arm zu beugen. Ruhelosigkeit; muß die Glieder bewegen.

Schlaf

Träume von Kämpfen, Gefechten, Krieg.

Modalitäten

Verschlimmerung: Nachts, nach Mitternacht; beim ruhigen Sitzen; Anstrengung; Essen, Eier; Verlust von Körperflüssigkeiten, während eines Schweißausbruchs; im Winter; Hitze und Kälte; Emotionen (Zorn).
Besserung: **Beim langsamen Gehen**; nach Aufstehen; im Sommer; Beschäftigung.

Causa

Beschwerden durch Ärger, Zorn, Verachtung, Verdruß.

Klinische Indikationen

Adipositas. Anämie. Arrhythmie. Arthritis. Asthma bronchiale. *Bronchitis. Diarrhoe. Enuresis. Epistaxis. Gastritis.* Kopfschmerzen. *Menorrhagie.* Migräne. *Neuralgien. Pneumonie.* Psychovegetative Erschöpfung. Rheumatismus. *Vertigo.*

Vergleichbare Arzneimittel

Antimonium crudum, Arnica, Calcium carbonicum, China, Graphites, Nux vomica, Pulsatilla, Sulfur.

Ferrum phosphoricum

Eisenoxydphosphat. Ferriphosphat $FePO_4$. Phosphorsaures Eisen.

Allgemeines

Fieber, jedoch weder lokalisierte noch individuelle Symptome. Erstes Stadium aller Entzündungen. Auch nach akuter Phase mit weiterhin subfebrilen Temperaturen. Hohes Fieber. Heftige, lokale *Kongestionen.* Blutarmut. Schwäche; nach einem durchgemachten Darminfekt; nach *Zystitis.* Verfroren, kälteempfindlich. *Hämorrhagien* von hellrotem Blut aus jeder Körperöffnung. Quetschungen. *Hämatome.* Gesicht abwechselnd blaß und rot.

Geist und Gemüt

Die Idee, sein Allerbestes geben zu müssen, um lernen zu dürfen oder seine Freunde behalten zu können. Sie tun ihr Bestes und arbeiten hart. Sie haben das Gefühl, für ihre Freunde und Geschwister aufkommen zu müssen/sich stark machen zu müssen für ihre Freunde. Heimweh. Großes Mitgefühl. Überempfindlichkeit, Geräuschempfindlichkeit. Konzentrationsschwäche, Vergeßlichkeit. Ärger bis zu Gewalttätigkeit. Fröhlichkeit, wechselnd mit Traurigkeit. Unzufriedenheit, Reizbarkeit. Ängstlichkeit, besonders nachts. **Angst:** vor dem Tode; vor Gewitter; vor Menschenansammlungen; unerklärliche Angst vor allem und um alles. Abneigung gegen Gesellschaft.

Atemwege

Große Beklemmung, Atemnot und stechende Schmerzen in der Brust beim tiefen Einatmen. Husten kurz, krampfig, trocken, sehr schmerzhaft, mit unfreiwilligem Harnabgang. Husten schlimmer im Liegen. *Hämoptysis,* das Blut ist hellrot. *Pneumonien* in der Lösungsphase.

Verdauungstrakt

Verlangen: Saures; Gewürztes, Fleisch, Fisch, Tomaten. Durst auf kalte Getränke. Abneigung: Essen, Fleisch, Milch, Ei.
Saures Aufstoßen. Schluckauf. Erbrechen nach dem Essen. Verdauungsschwäche. Schmerzlose *Diarrhoe* mit oft blutgestreiften/blutigen Stühlen, unverdauten Speisen, vor allem am Morgen und bei Nacht. Fieberhafte *Enteritis* der Kinder.

Urogenitaltrakt

Menses überreichlich. *Dysmenorrhoe* mit Fieber und rotem Gesicht.

Modalitäten

Verschlimmerung: Nachts; 3 Uhr, von 4 - 6 Uhr; durch Bewegung, im Freien, kalte Luft. Unterdrückter Schweiß. Nach dem Essen. Stehen.
Besserung: Langsame Bewegung, Alleinsein.
Vorherrschende Angriffsseite: Rechts.

Klinische Indikationen

Anämie. Angina tonsillaris. Bursitis. Dysmenorrhoe. Enteritis. Epistaxis. Erkältungskrankheiten. Fieber. *Gastritis.* Grippaler Infekt. *Hämorrhagie. Otitis media. Pharyngitis. Pleuritis. Pneumonie.*

Vergleichbare Arzneimittel

Aconitum, Belladonna, Gelsemium, Phosphorus.

Gelsemium

Gelsemium sempervirens (Fam. nat. Loganiaceen), der gelbe/falsche Jasmin. Zur selben Familie gehören Nux vomica, Ignatia, Curare und Spigelia.

Allgemeines

Zittern. Wichtiges Zittermittel der Materia medica; häufig von **großer Erschöpfung** begleitet. Sehr starke Schwäche, Erschlaffung der Muskeln mit teilweiser oder völliger Lähmung. Geistig langsam, stupide, schwerfällig und apathisch. *Kongestion* zum Kopf mit Benommenheit und Betäubung, schläfrig vor Erschöpfung. Adynamisches Fieber (Fieber entwickelt sich langsam, nicht über 38,7°C) mit dunkelrotem Gesicht, wie trunken. Puls langsam, weich und schwach; bei alten Leuten dabei oftmals beträchtliche *Hypertonie*. Beschwerden sind heimtückisch und entwickeln sich langsam. Erkältungssymptome erst einige Tage nach Kälteexposition. Sehr heiße Haut und hohe Temperatur mit kalten Extremitäten. Fieber mit Frieren und Zittern. Beschwerden oft begleitet von heftigem Schüttelfrost. Schweregefühl und Müdigkeit im ganzen Körper und in den Gliedern.

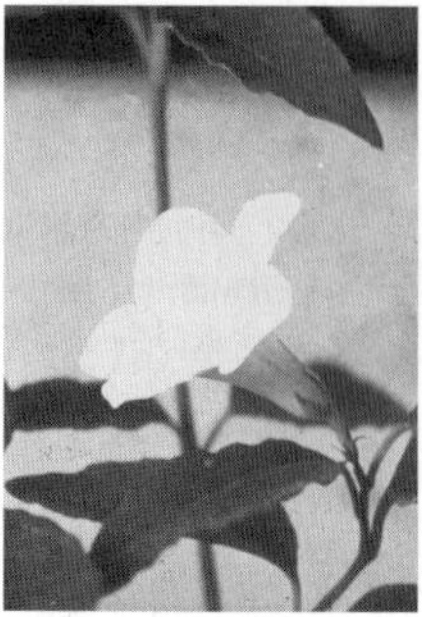

Gelber Jasmin Photo: DHU

Geist und Gemüt

Schüchtern, sensibel, zaghaft, ruhig, zurückhaltend. **Feigheit; Lampenfieber**; Beschwerden durch **Erwartungsspannung**, nach Schreck, Kummer und infolge schlechter Nachrichten. **Ängste:** Alleinsein; Gewitter; Tod; Menschenmenge; zu fallen; daß sein Herz aufhören könnte zu schlagen; Examensängste. Wenig Selbstvertrauen, schnell entmutigt. Spricht wie im Delir, unzusammenhängend, dumm und vergeßlich.

Kopf

Heißer Kopf, purpurfarbenes, geflecktes Gesicht. Glasige Augen, *dilatierte* Pupillen. Augenlider können kaum offengehalten werden **(Ptosis)**. Doppeltsehen. Kongestive Kopfschmerzen. Der Kopfschmerz beginnt im Nacken und setzt sich später oberhalb der Augen fest. Gewöhnlich schlimmer am Morgen, Gesicht rot,

Sprache gehemmt, Denken erschwert, Sehfähigkeit getrübt. Blindheit geht Kopfschmerz voraus, welche nach Einsetzen des Kopfschmerzes wieder verschwindet. **Kopfweh** mit **Schwindel**. Migräne mit Depression und Zittern; Besserung durch reichlich Urinentleerung.

Atemwege

Dünne und scharfe Absonderungen aus der Nase. Krampfartiger Husten. Wundheit und katarrhalische Reizung in Rachen und Kehlkopf mit Schmerz beim Schlucken, der in das Ohr schießt.

Verdauungstrakt

Durstlosigkeit.
Stühle: Aufregungs*diarrhoe*; schmerzlose, wäßrige, unfreiwillige Stühle.

Urogenitaltrakt

Regel: verspätet und spärlich; mit *Aphonie* während der Regel und mit heftigen, wehenartigen Schmerzen. Krampfartige Schmerzen der Gebärmutter in Rücken und Hüften ausstrahlend. Regel unterdrückt mit *Kongestionen* zum Kopf und Betäubung. Wehen ausbleibend, statt dessen Gehirnreizung.

Rücken und Extremitäten

Kälte von Fingern und Zehen; eiskalte Füße bis zu den Knien. Kälte läuft den Rücken die Wirbelsäule entlang hoch bis zum Hinterkopf. Schaudern, als ob Eis den Rücken hochgetrieben würde. Schmerzen strahlen den Rücken hoch aus. Kälteschauder den Rücken auf und ab laufend. Schmerzen: heftig; plötzlich; durchschießend; entlang den Nervenbahnen; Verschlechterung durch Witterungswechsel. Dumpfe Schmerzen tief in den Muskeln. Krämpfe der Extremitäten, Verkrampfungen von Fingern und Zehen und der Rückenmuskeln. Nackenschmerzen und -steifigkeit wie bei *Meningitis*.

Haut

Heiße, trockene, juckende masernähnliche Hautausschläge. *Erysipel*.

Schlaf

Schlaflosigkeit infolge nervöser Erregung, Schrecken oder schlechter Nachricht und nach Nikotinmißbrauch. Erwacht plötzlich mit dem Gefühl, "das Herz bliebe stehen, wenn er sich nicht bewegte".

Modalitäten

Verschlimmerung: Aufregung, Erregung des Gemüts, Schreck, Angst, Furcht, Darandenken; vor einem Gewitter; Abwärtsbewegung, Bewegung; gegen 9 oder 10 Uhr; Sonnenwärme; Sommerhitze; Sonne; feuchtwarmes und feuchtkaltes Wetter; Tabakrauch.

Besserung: In frischer Luft; alkoholische Stimulanzien und Reizmittel; reichlicher Urinabgang; Schwitzen.

Causa

Folgen von Schreck, Angst, plötzlicher Aufregung, zum Beispiel Kopfweh. Krämpfe oder Durchfälle nach Aufregung, nach einem Examen oder öffentlichem Auftreten. Onanie. Krank seit einer Grippe.

Klinische Indikationen

Angst. *Diarrhoe. Diplopie.* Fieber. Grippaler Infekt. Heuschnupfen. Infektion der oberen Atemwege. Kopfschmerzen. *Laryngitis.* Migräne. *Multiple Sklerose. Myasthenia gravis. Neuralgien. Paralyse.* Psychovegetative Erschöpfung. Schlaflosigkeit. *Tremor. Vertigo.*

Vergleichbare Arzneimittel

Acidum muriaticum, Acidum phosphoricum, Argentum nitricum, Laurocerasus, Lycopodium, Sepia, Silicea, Stannum.

Glonoinum

Nitroglyzerin oder Tinitrin.

Allgemeines

Hitzeunverträglichkeit und -verschlimmerung. Pulsierende Schmerzen und Gefühl von Pulsieren am ganzen Körper. Aufwallende Schmerzwellen. Blutandrang abwechselnd zum Kopf und zum Herzen; Hitzewallungen aufwärts bis zum Scheitel. Bluthochdruck im Alter. Plötzliche und heftige Kreislaufstörungen.

Geist und Gemüt

Starke nervöse Erregung. Überempfindlichkeit. Angst und Furcht mit Ruhelosigkeit. Verwirrung: Verirrt sich in wohlbekannten Straßen. Furcht, vergiftet worden zu sein. Abneigung gegen die eigene Familie; erkennt seine Verwandten nicht mehr. *Apathie* und Gleichgültigkeit.

Kopf

Blutwallungen zum Kopf und heftiger Schwindel. Wellen berstenden, pochenden, pulsierenden Kopfschmerzes mit *Kongestionen*; als ob der Kopf explodierte. Kopfschmerzen. Verschlechterung durch Erschütterung des Kopfes, Sonne, Bewegung des Körpers, besser durch äußeren Druck. Kopfschmerzen anstelle der Regel. Sonnenstich und Kopfschmerzen durch Sonne; verträgt keine Hitze auf dem Kopf. Verträgt nichts auf dem Kopf: er trägt keinen Hut, läßt sich die Haare schneiden. Brennende Hitze auf Scheitel und Nacken. Vergrößerungsgefühl von Kopf und Gehirn. Das Kinn fühlt sich zu lang an. *Konvulsionen* bei Kindern durch Gehirn*kongestion*.

Brust

Herzklopfen nervöser Art nach heftiger Aufregung. Herzklopfen mit sichtbarem Pulsieren der Halsschlagadern. Blutandrang zum Herzen und zur Brust. Herzschmerzen, die nach allen Richtungen ausstrahlen.

Verdauungstrakt

Verlangen nach kalten Getränken und Nikotin. Übelkeit im Klimakterium.

Haut

Alte Narben brechen wieder auf.

Modalitäten

Verschlimmerung: In der Sonne; Hitze; Bewegung; unterdrückte Regel, *Klimakterium*; Alkohol, Wein; beim Bücken; Bewegen, Schütteln und Zurückbeugen des Kopfes; beim Liegen.
Besserung: Kalte frische Luft; Kälte, kalte Anwendungen; Druck, wenn man den Kopf zwischen den Händen zusammenpreßt oder ihn gerade hält; Liegen im Dunkeln.
Vorherrschende Angriffsseite: Links.

Causa

Beschwerden infolge eines Sonnenstiches; nach Erregung, Furcht, Schreck; Unfall; Haareschneiden.

Klinische Indikationen

Angina pectoris. Arrhythmie. Epilepsie. *Hypertonie.* Kopfschmerzen. *Meningitis.* Migräne. *Morbus Ménière. Palpitationen.* Sonnenstich.

Vergleichbare Arzneimittel

Belladonna, Ferrum, Lachesis, Melilotus, Natrium carbonicum, Pulsatilla, Sulfur.

Graphites

Schreibblei oder Reißblei, durch Eisen (sowie Kieselsäure, Kalk und Mangan) verunreinigter Kohlenstoff.

Allgemeines

Neigung zu Fettleibigkeit, Blässe, *Obstipation*. Empfindlichkeit gegen Kälte. Nässen: „Alles näßt bei Graphit, die Haut und der Darm". Übler Geruch der Ausscheidungen (Hautausdünstung, Schweiß, Mundgeruch, Stuhl).

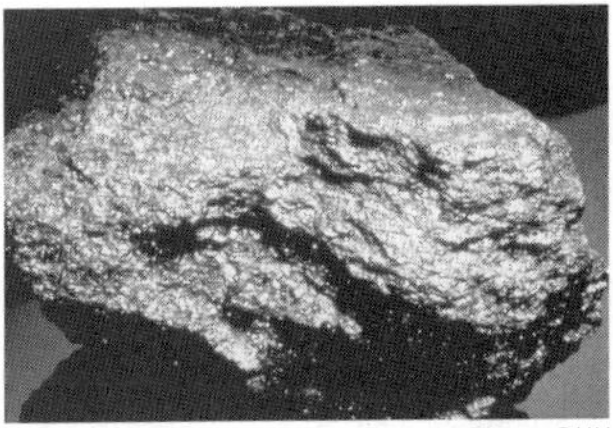

Schreibblei Photo: DHU

Geist und Gemüt

Langsamkeit. Abneigung gegen Arbeit; faul, obgleich sehr intelligent. Unruhe während der Arbeit. Gleichgültigkeit; Teilnahmslosigkeit; Schüchternheit. Lacht, wenn getadelt. Geistesabwesend, zerstreut, vergeßlich. Benommenheit. Verzweiflung über Kleinigkeiten. Übertriebene Vorsicht; zögernd, furchtsam. **Unentschlossenheit**. Traurig; **Musik läßt sie weinen**. Furcht vor dem Tod, denkt nur an den Tod; vor Unglück; Gewitter; Arbeit; verrückt zu werden. Wechselnde oder weinerliche Stimmung. Reizbarkeit; leicht beleidigt. Schlaflosigkeit durch Gedankenandrang. Müdigkeit. Schwindel.

Kopf

Brennen auf dem Schädel; punktförmig. Schmerz im Hinterhaupt; wie zusammenziehend; in den Nacken ziehend. Milchschorf. **Augen:** Lidekzem; mit Rissen. *Photophobie*. Getrockneter Schleim in den Augenwimpern. Verklebte Augen am Morgen. **Ohren:** Schwerhörigkeit, besser im fahrenden Wagen und bei Geräuschen. Chronische Absonderungen aus den Ohren.

Verdauungstrakt

Abneigung: warme und gekochte Speisen; Suppe. Süßigkeiten, Salz, Fisch, Fleisch. Verlangen: Bier und kalte Getränke. Hähnchen.
Flatulenz. Speichelfluß. Hartnäckige Verstopfung mit fehlendem Stuhldrang, harte Knollen mit Schleim bedeckt. *Diarrhoe*: Stuhl wäßrig, braun, vermischt mit unverdauten Substanzen, stinkend.

Urogenitaltrakt

Starkes sexuelles Verlangen oder kein Interesse. Sexuelle Schwäche; durch übermäßige Sexualität. Abneigung gegen *Koitus. Dysmenorrhoe. Menses* verspätet.

Extremitäten

Brennen; Krämpfe; Zuckungen. Gefühl wie gelähmt/eingeschlafen. Lähmungen. Taubheit.

Haut

Zähes, honigartiges Sekret; hinter den Ohren; an den Lidern; an den Genitalorganen; auf dem Kopf; im Gesicht. Hautausschläge mit scharfen, übelriechenden Absonderungen. **Fissuren:** in Mundwinkeln, an Brustwarzen, an Fingerspitzen, an Zehen, am *Anus.* Trockene, rissige, schrundige Haut und trockene Hautausschläge; an den Körperöffnungen (Übergang zwischen Haut und Schleimhaut); Schwielen an Handflächen und Fußsohlen. **Verdickte, harte, rissige, brüchige Nägel**, eingewachsen oder deformiert.

Modalitäten

Verschlimmerung: Während und nach der Menstruation; verzögertes Eintreten der Regel. Kälte; Luftzug. Bewegung. Nachts.
Besserung: Warmes Einhüllen.
Vorherrschende Angriffsseite: Links.

Causa

Unterdrückte Hautausschläge. Beschwerden durch Vorempfinden, Erwartungsspannung, Schreck, Kummer, Musik.

Klinische Indikationen

Abszeß. Adipositas. Akne. *Alopezie. Arthritis.* Asthma bronchiale. Bindegewebserkrankungen. *Blepharitis.* Demenz. Ekzem. *Erysipel. Fissuren. Gastritis.* Gehörverlust. Hämorrhoiden. Herpes. Hitzewallungen. *Hordeolum. Impetigo. Keloide. Keratitis. Konjunktivitis.* Kopfschmerzen. Maligne Erkrankungen. *Obstipation. Otitis externa. Otitis media. Photophobie. Psoriasis.* Sexuelle Störungen. *Ulcus ventriculi et duodeni. Vaginitis. Vertigo.*

Vergleichbare Arzneimittel

Antimonium crudum, Calcium carbonicum, Capsicum, Ferrum, Pulsatilla, Sulfur.

Helleborus niger

Schwarze Nieswurz, Christrose, Familie der Ranunculaceen. Wächst in alpinen Regionen. Benutzt zur Arzneimittelherstellung wird der frisch gepreßte Saft des Wurzelstocks der Pflanze.

Allgemeines

Abstumpfung, Dumpfheit, Benommenheit; Sinneswahrnehmungen sind geschwächt, obgleich die Sinnesorgane intakt sind. Schmerzunempfindlichkeit. Kälteempfindlich. Neigung zu inneren Blutungen. Generelle Muskelschwäche bis zur vollständigen Lähmung. *Ödem*neigung.

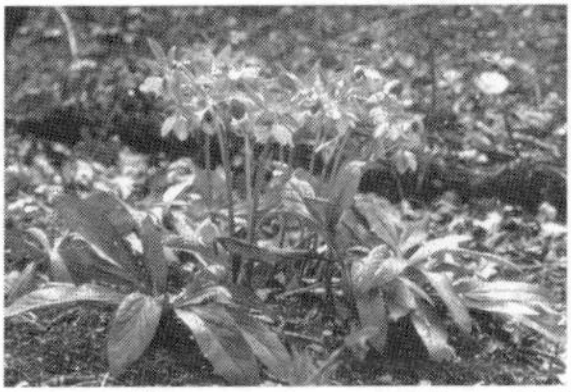

Schwarze Nieswurz Photo: DHU

Geist und Gemüt

Zustand großer Verzweiflung und extremer, schrecklicher Angst. Hilflosigkeit; der Patient fleht um Hilfe. Traurigkeit, Melancholie, Schwermut; Gleichgültigkeit; Unentschlossenheit. Stumpfsinn, Teilnahmslosigkeit. Antwortet langsam. Gedächtnisschwäche; vergißt, was er gerade gelesen oder getan hat. Der Geist ist völlig leer. Der Kranke starrt gedankenlos vor sich hin. Konzentrationsschwierigkeiten. Schuldgefühle und Reue; sogar Selbstmordgedanken wegen mangelhafter Leistungsfähigkeit. Wahnvorstellungen: er sei verdammt; alles sei neu; er habe einen Fehler begangen. Furcht vor eingebildeten Dingen. Reizbarkeit; Trost verschlimmert. Unwillkürliches Seufzen. *Meningitis* oder *Enzephalitis* mit Benommenheit, Bewußtlosigkeit; der Kopf rollt von einer Seite zur anderen bzw. Hin- und Herwerfen des Kopfes; Stirnrunzeln, Kau- und Sprechbewegungen des Mundes; bohrt den Kopf ins Kissen, starrt ins Leere, Cri encéphalique (schrilles Schreien).

Kopf

Drückender Kopfschmerz im Hinterhaupt, besser beim Schließen der Augen. Leeregefühl im Kopf. Kopfrollen mit Seufzen. Krämpfe abwechselnd mit Betäubung. Schwindel. Kopfverletzungen mit geistiger Stumpfheit und Verwirrung. Gerunzelte Stirn, insbesondere beim Versuch zu denken.

Verdauungstrakt

Abneigung gegen **Äpfel**, Gemüse, Sauerkraut. Durstlosigkeit oder großer Durst. Durchfall während eines akuten *Hydrozephalus*, Zahnung oder Schwangerschaft. Schleimige, blutige, gelatineartige, wäßrige Durchfälle.

Urogenitaltrakt

Der Urin ist dunkelrot, fast schwarz, spärlich, mit Kaffeesatzsediment. Unterdrückung der Regel nach Naßwerden (der Füße).

Extremitäten

Die Muskeln gehorchen nicht, wenn der Patient sich nicht ganz auf seine Tätigkeit konzentriert. Unbeholfenheit, Ungeschicklichkeit. Unwillkürliche Bewegungen eines Armes oder Beines. *Ödeme* der Beine.

Modalitäten

Verschlimmerung: 16 bis 20 Uhr; vom Abend bis zum Morgen; durch Aufdecken; kalte Luft; Anstrengung; Zimmer voller Menschen.
Besserung: Aufmerksamkeit, Denken an die Beschwerden, Ablenkung; frische Luft.

Causa

Beschwerden nach Kopfverletzung, *Meningitis*, *Enzephalitis*, Gehirnerschütterung, Schlaganfall, Schreck, Kummer, durch unterdrückte Hautausschläge.

Klinische Indikationen

Colitis ulcerosa. Contusio cerebri. Demenz. Depression. *Enzephalitis.* Epilepsie. *Gastroenteritis.* Koma. *Meningitis.* Migräne. *Morbus Alzheimer. Nephritis. Psychose. Zystitis.*

Vergleichbare Arzneimittel

Acidum phosphoricum, Alumina, Apis, Arnica, Arsenicum album, Belladonna, Bryonia, Cicuta virosa, Cocculus, Mercurius, Opium, Phospor, Zincum.

Hepar sulfuris

Hepar sulfuris calcareum oder Calcium sulfuratum Hahnemanni, kalkhaltige Schwefelleber, wird hergestellt, indem man gleiche Gewichtsteile des weißen Inneren von Austernschalen und Schwefelblumen in einem geschlossenen Tiegel in Weißglut erhitzt.

Allgemeines

Überempfindlichkeit auf allen Ebenen, insbesondere gegen **Schmerz**, kalte Luft und Berührung. Stechende, splitterartige Schmerzen. Extrem empfindlich gegenüber **Kälte**, kalter Luft oder dem kleinsten Luftzug; muß ganz und gar zugedeckt sein, geringes Aufdecken verschlimmert die Beschwerden. Neigung zu **Eiterung**; Drüsenschwellungen mit Eiterung. Alle Ausscheidungen sind sauer und riechen nach altem Käse. Profuse Schweiße, die nicht lindern. Periodizität der Beschwerden; jeden Tag, jeden Monat, jedes Vierteljahr, jeden Winter.

Geist und Gemüt

Verletzbarkeit; Angst vor Leiden, Schmerzüberempfindlichkeit. Furcht vor Bienen, Insekten, die stechen; Spritzen. Extreme Reizbarkeit, schon aus geringfügigem Anlaß. Impuls, zu töten, bei der geringsten Kränkung. Pyromanie; will Feuer legen; Wahnidee, die Welt stände in Feuer. Selbstmordimpuls; will sich selbst anzünden. Unzufriedenheit, Verdrießlichkeit, Klagen, Schimpfen, Ärger, Wut, Jähzorn, Heftigkeit, Gewalttätigkeit. Ungeduld, Eile; schnelles Essen und Trinken, hastige Sprache. Gedächtnisschwäche und Gedächtnisverlust, vor allem in bezug auf Eigennamen und Orientierungssinn.

Kopf

Nagelkopfschmerz. Nasennebenhöhlenentzündung mit gelbem, wundmachendem, übelriechendem Schnupfen, Kälte verschlechtert. Eitrige Bindehautentzündung. Wiederholte eitrige und sehr schmerzhafte Mittelohrentzündungen; chronischer Ausfluß aus den Ohren.

Hals

Stechende Schmerzen im Hals wie von einer Nadel oder von einem Splitter, die sich zum Ohr erstrecken beim Schlucken oder Gähnen. Wiederkehrende eitrige Mandelentzündungen.

Verdauungstrakt

Verlangen nach Fett, sauren und gewürzten Speisen. Verstopfung mit weichem Stuhl.

Atemwege

Kruppartiger, würgender, erstickender, trockener Husten, nach Aufenthalt in kaltem Wind, schlimmer, wenn irgendein Körperteil nicht zugedeckt ist und morgens; verbunden mit Heiserkeit und Rasseln. Asthma bronchiale durch unterdrückte Hautausschläge.

Haut

Leichte Verletzungen, die kleinsten Schrammen, selbst Hautausschläge eitern. Akne, äußerst schmerzhafte Abszesse, *Furunkel,* Nagelbettentzündungen. Die Vernarbung geht nur langsam vor sich. Die Haut ist äußerst berührungsempfindlich, selbst Kleidung verschlimmert. Rissige Haut; tiefe Risse an Händen und Füßen. Chronische oder wiederkehrende Nesselsucht.

Modalitäten

Verschlimmerung: Berührung, Druck; Kälte, kalte Luft, Entblößen; trockene, kalte Witterung; nachts und morgens.
Besserung: Wärme, im warmen Bett; feucht-warmes Wetter; warmes Einwickeln, besonders des Kopfes.
Vorherrschende Angriffsseite: Rechts.

Klinische Indikationen

Abszeß. Adenopathie. Akne. *Angina tonsillaris.* Asthma bronchiale. *Blepharitis. Bronchitis.* Ekzem. *Furunkel. Impetigo contagiosa. Karbunkel. Konjunktivitis.* Kopfschmerzen. *Laryngitis. Neuralgien. Obstipation. Otitis media. Panaritium. Pharyngitis. Pleuritis. Pneumonie.* Pseudokrupp. *Sinusitis. Urtikaria.*

Vergleichbare Arzneimittel

Acidum nitricum, Aconitum, Arsenicum album, Calcium carbonicum, Calcium sulfuricum, Graphites, Mercurius, Mezereum, Nux vomica, Psorinum, Silicea, Spongia, Sulfur.

Hyoscyamus niger

Bilsenkraut, gehört zu den Solanaceen, den Nachtschattengewächsen, wie auch Belladonna und Stramonium. Im Mittelalter als Narkotikum oder Zaubermittel eingesetzt, ein Bestandteil der Hexensalbe.

Allgemeines

Hyperästhesie. Ungestüme, wilde Kontraktionen sämtlicher Muskeln vom Kopf bis zu den Füßen; Zucken, Rucken, Spasmen. Ruhelosigkeit.

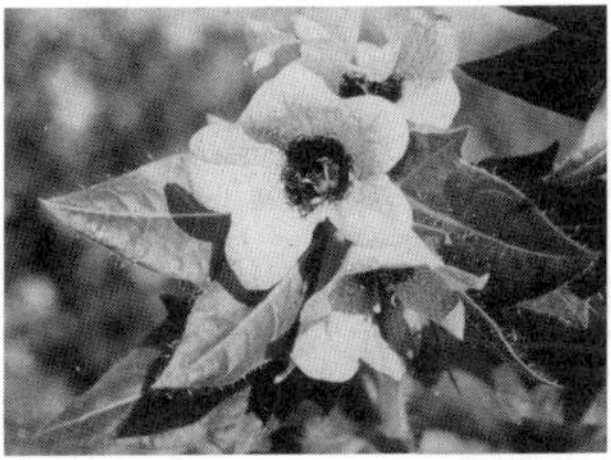

Bilsenkraut Photo: DHU

Geist und Gemüt

Eifersucht. Ängstlich, gereizt, angespannt. **Mißtrauen**, Argwohn, Furcht vor Vergiftung oder Intrigen, vor dem Alleinsein. Allgemeine *Hydrophobie*. Erotische Manie; beim Erwachsenen Exhibitionismus, obszönes Benehmen und Schamlosigkeit; beim Kind Spielen mit den Geschlechtsteilen. Geschwätzigkeit; spricht mit Vergnügen über Kot, Urin und Genitalien; Fluchen. Albernes, lächerliches Benehmen. Benommenheit mit heftigen Ausbrüchen im Delir. Im Fieberdelirium Furcht vor Wasser und Entkleiden/Entblößen sowie Spielen mit den Genitalien oder mit Kot und Urin. Bei Kummer zieht er sich ganz in sich zurück, distanziert sich von anderen; die Gefühle sterben ab, wie Holz innerlich, keinerlei Emotionen mehr. Nach innen gekehrt, bleibt allein, erzählt manchmal Unsinn; zupft dabei an der Bettdecke oder zählt imaginäres Geld, murmelt vor sich hin oder spricht mit Abwesenden oder mit Toten. Gewaltausbruch, nur wenn er gereizt wird. Verlangen zu töten. Zwangsvorstellungen, zwanghaftes Verhalten; Einbildungen, Illusionen, Halluzinationen. Betäubung, Bewußtlosigkeit.

Kopf

Klonische Krämpfe. Grimassieren des Gesichtes. Schielen.

Verdauungstrakt

Speiseröhrenkrämpfe beim Anblick von Wasser; insbesondere beim Hören von fließendem Wasser. Erstickungsgefühl beim Schlucken, selbst bei Flüssigkeiten.

Abneigung gegen Wasser und Getränke. Trockenheit der Schleimhäute des Mundes. *Singultus*. Heftige, *kolik*artige Leibschmerzen. Unwillkürlicher Stuhlabgang; unfreiwillige Durchfälle, schlimmer während oder nach Gemütserregung.

Brust

Herzklopfen und Herzrhythmusstörungen beim Niederlegen.

Atemwege

Krampfhafter Husten mit Würgen; ausgelöst durch einen Kitzel im Kehlkopf, **schlimmer im Liegen**; der Patient muß aufrecht sitzen. Der Anfall endet mit dünnflüssig-wäßriger *Expektoration*. Essen und Trinken verschlimmert den Husten; sogar eine Berührung der Kehle ruft einen Hustenanfall hervor. Stimmlosigkeit als Folge von seelischer Erregung, besonders bei Angst und Furcht.

Urogenitaltrakt

Unwillkürlicher Harnabgang.
Gesteigerter Sexualtrieb. Verlangen, in der Öffentlichkeit zu masturbieren. Nymphomanie. Selbstbefriedigung bei kleinen Kindern.

Extremitäten

Ruhelose Hände; Zupfen der Bettdecke oder Kleidung; Gestikulieren. Krämpfe der unwillkürlichen und willkürlichen Muskulatur; *Tremor* und Zuckungen. Lähmungen.

Schlaf

Das Einschlafen ist gestört oder unmöglich; Muskelzuckungen oder Aufschreien beim Einschlafen. Sprechen, Schreien und Zähneknirschen im Schlaf. Schlaflosigkeit. Alpträume, laszive Träume.

Modalitäten

Verschlimmerung: Nachts, Ruhe, Schlaf; Berührung; seelische Affekte, Eifersucht, unglückliche Liebe; während der Regel; beim Liegen; nach dem Trinken; durch Kälte.
Besserung: Durch Bücken, durch Vorbeugen des Kopfes beim Sitzen, durch Aufsitzen; durch Wärme.

Causa

Eifersucht, Schrecken, erlittenes Unrecht, unglückliche Liebe, Aufregung.

Klinische Indikationen

Delirium (*tremens*). Demenz. Depression. *Enkopresis. Enuresis.* Epilepsie. Husten. Manie. *Meningitis.* Nymphomanie. *Pertussis. Pneumonie. Psychose.* Schizophrenie. Schlaflosigkeit. Sexuelle Störungen. *Strabismus.*

Vergleichbare Arzneimittel

Agaricus, Anacardium, Belladonna, Lachesis, Stramonium, Tarantula hispanica, Veratrum album.

Hypericum

Hypericum perforatum, das Johanniskraut (Fam. nat. Guttiferae).

Allgemeines

Heilmittel bei Wunden in nervenreichem Gewebe (Fingerspitzen, Zehen, Zunge, Augen, Genitalien, Steißbein), wenn der Schmerz unerträglich ist. Nervenschmerzen nach Verletzungen und Operationen, nach Gehirnerschütterung und Rückenmarkserschütterung. Die Schmerzen ziehen, schießen den Nervenbahnen entlang. Große Schmerzhaftigkeit der verletzten Teile.

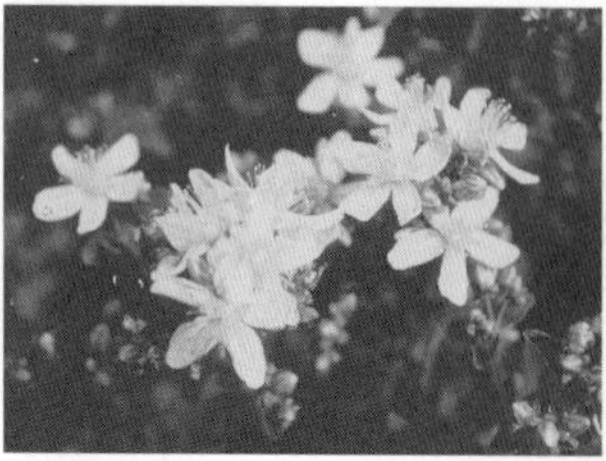

Johanniskraut Photo: DHU

Geist und Gemüt

Erregung; Depression; Gedankenschwäche. Gedrückte Stimmung mit Weinerlichkeit; Melancholie. Nervöse Depression nach Verletzung oder Operation. Verwirrung; macht Fehler beim Schreiben; vergißt, was er sagen wollte. Gefühl, hoch in die Luft gehoben zu werden mit Angst, aus der Höhe herunterzufallen. Schlaflosigkeit oder Schläfrigkeit.

Kopf

Blutandrang zum Kopf mit Reizung der Gehirnnerven. *Konvulsionen* nach Kopf- oder Wirbelsäulentrauma. Schwindel mit dem Gefühl, als sei der Kopf verlängert; nachts, mit Harndrang. Reißende und klopfende Kopfschmerzen. Schmerzen nach Zahnbehandlung.

Atemwege

Asthma bei nebligem Wetter; besser durch Auswurf.

Rücken und Extremitäten

Verletzungen der Wirbelsäule mit stechenden, schießenden Schmerzen. Bewegungen von Armen oder Nacken verschlimmern die Schmerzen. Wirbelsäule sehr berührungsempfindlich. Steißbeinverletzungen durch Sturz, Prellung, Entbindung. Phantomschmerzen nach Amputation. Schmerzhafte Narben. Stichwunden und Quetschungen der Fingerspitzen. Stich- und Bißwunden. Schießende Schmerzen entlang den Nervenbahnen. Schwäche, Steifigkeit, Taubheitsgefühl, Kribbeln.

Modalitäten

Verschlimmerung: Verletzung; Anstrengung, Bewegung, Erschütterung; Wetterwechsel, Nebel, kalt-feuchtes Wetter, **kalte Luft**; im geschlossenen Zimmer.
Besserung: Liegen auf dem Bauch; stilliegen; nach hinten Überstrecken

Causa

Folgen von Gehirn- oder Rückenmarkerschütterung; Nervenverletzungen; Schock; Biß.

Klinische Indikationen

Asthma bronchiale. *Commotio* und *Contusio cerebri.* Depression. *Kokzygodynie.* Nervenverletzung. *Neuralgien. Neuritis.* Phantomschmerzen.

Vergleichbare Arzneimittel

Arnica, Calendula, Ledum, Natrium sulfuricum, Ruta, Rhus toxicodendron, Staphysagria.

Ignatia

Strachnos Ignatii = Ignatia amara, St.-Ignaz-Bohne, ist auf den Philippinen heimisch und gehört mit Nux vomica, Gelsemium, Curare zu den Loganiaceen.

Allgemeines

Körperliche und geistige Erschöpfung durch langanhaltenden stillen **Kummer. Paradoxe, widersprüchliche Reaktionen.** Symptome von oberflächlichem, den Ort rasch wechselndem Charakter. Periodizität. Zittern, Muskelzuckungen. Überempfindlichkeit gegen Schmerzen.

Geist und Gemüt

Romantisch und realistisch; Konflikt zwischen Romantik und Realität führt zu Enttäuschung. Künstlerisch; Verlangen zu reisen. Widersprüchlich; übersensibel; introvertiert; leicht beleidigt. Jäher Wechsel des Gemütszustandes: Fröhlichkeit folgt rasch auf Kummer, Lachen auf Weinen. Stiller Kummer. Abneigung gegen Trost; Trost verschlimmert; Abneigung gegen Gesellschaft. Eifersucht. Krampfhaftes Gelächter bei Kummer/schlimmer Nachricht. Hysterisches Weinen, Seufzen, Gähnen. Reizbarkeit, Streitsucht, Zorn. Verträgt keinen Widerspruch. Gewissenhaft in Kleinigkeiten. Selbstvorwürfe. Halluzinationen. Bewußtlosigkeit, v.a. nach Gefühlserregung. Große Angst und Furcht. Brütet über allem, sieht alles schwarz; große Verzweiflung. Selbstmord durch Ertrinken. Träume von Wasser.

Kopf

Schwitzt hauptsächlich/fast nur im Gesicht. *Migräne*: Kopfschmerz; wie von einem eingeschlagenen Nagel in die Schläfe; Besserung nach reichlichem Abgang von hellem Harn. Krämpfe, *Chorea*. Ohrensausen; Lärm bessert. Beißt sich beim Reden oder Kauen in den seitlichen Rand der Zunge oder in die Innenseite der Wange. Zahnschmerzen; Kauen bessert, Ruhe verschlechtert.

Hals

Halsschmerzen; Schlucken harter Bissen bessert. Globusgefühl im Hals, das beim Schlucken verschwindet und nur bei Nichtschlucken empfunden wird. *Globus hystericus.* Ameisenkribbeln im Rachen.

Atemwege

Nervöser, spastischer Kitzelhusten. Hustenreiz verschlimmert durch Husten. Verlangen, tief zu atmen. Abneigung gegen Tabakrauch.

Verdauungstrakt

Verlangen: Käse, Salz, Obst.Abneigung: **Obst**. Vertragen der unverdaulichsten Speisen im Gegensatz zum Nichtvertragen leichtest verdaulicher Speisen. Hunger- und Leeregefühl im Magen gegen 2 Uhr morgens; keine Besserung durch Essen. Gefühl von Schwäche und Leere in der Magengrube. Magenkrämpfe durch Erregung. Verstopfung; Verschlechterung durch Autofahren. Emotionelle *Diarrhoe*. Rektale Spasmen. Heftig stechende Schmerzen aufwärts in den Mastdarm hinein. Hämorrhoiden besser durch Gehen. Speiseröhrenkrampf. Schluckaufanfälle.

Urogenitaltrakt

Starke geschlechtl. Erregung mit Impotenz. Ausbleiben der Regel durch Kummer.

Modalitäten

Verschlimmerung: Kummer, Aufregung, Nikotin/Tabakrauch, Alkohol, Süßigkeiten, Kaffee, Kälte, Berührung, Bewegung, starke Gerüche, Geräusche, Licht, morgens.
Besserung: Wärme, starker Druck, Veränderung der Haltung bzw. Stellung, Schlucken, Gehen, Liegen auf der kranken Seite, Reisen, im Regen.
Vorherrschende Angriffsseite: Rechts.

Causa

Verlust, Trennung, Tod einer geliebten Person, Liebesenttäuschung, schlechte Nachrichten, irgendwelche Enttäuschungen. Emotionaler Streß, emotionale Traumen, Schock, **Kummer**.

Klinische Indikationen

Adipositas. Amenorrhoe. Arrhythmie. Arthritis. Asthma bronchiale. *Bulimie. Chorea.* Depression. *Dysmenorrhoe. Enzephalitis. Gastritis. Globus hystericus. Hirsutismus.* Husten. Kopfschmerzen. Migräne. Psychovegetative Erschöpfung. Rektale Krämpfe. *Rektalfissur. Rektumprolaps.* Rückenschmerzen. Spasmen. Tics. *Ulcus ventriculi et duodeni.*

Vergleichbare Arzneimittel

Calcium phosphoricum, Causticum, China, Natrium muriaticum, Nux vomica, Platinum, Sepia, Strychninum.

Ipecacuanha

Uragoga Ipecacuanha, die Brechwurzel; Pflanze aus der Familie der Rubiaceen. Wächst in den Urwäldern Brasiliens.

Allgemeines

Die Erkrankungen neigen zu periodischer Wiederkehr, besonders nächtliche Anfälle, meist jeden zweiten Tag. Spasmen. **Hämorrhagien** von hellrotem Blut aus allen Körperöffnungen. Alle Krankheitszustände sind von ständiger **Übelkeit** begleitet, bei der **Erbrechen** keine Erleichterung bringt. Der Patient sieht bleich und erschöpft aus. Warmblütig.

Geist und Gemüt

Übelgelaunte und gereizte Stimmung; kaum zufriedenzustellen; voller Wünsche, weiß aber nicht wonach. Traurigkeit.

Kopf

Kopfschmerz, wie zerschlagen, durch die ganzen Kopfknochen bis zur Zungenwurzel. Einseitige Migräne oberhalb eines Auges mit Übelkeit.

Verdauungstrakt

Beständige Übelkeit, die durch nichts, auch nicht durch Erbrechen gemildert wird. Erbrechen von weißem, eiweißartigem, sehr reichlichem Schleim; ohne Erleichterung; danach ist der Patient wie betäubt, aber die Übelkeit hält weiter an. Erbrechen von hellrotem Blut mit Übelkeit. Die Zunge ist rein und sauber, höchstens ganz leicht weißlich belegt. Anhaltender Speichelfluß, der den Kranken zu beständigem Schlucken zwingt. Unstillbares Schwangerschaftserbrechen. Durstlosigkeit. Schlaffes Elends- und Leeregefühl im Magen, als ob er nach unten hängt. Magenstörungen durch fette, unbekömmliche, gemischte Kost. Bauchkrämpfe, *Koliken* und *Tenesmus.* Stühle entweder vergoren, schleimig, schaumig oder grün wie Gras, schleimig oder wäßrig oder klebrig und durchfällig mit mehr oder weniger Blut untermischt.

Atemwege

Starke Schleimansammlung. Spasmus, *Obstruktion.* Asthma-Anfall mit sehr starker Atemnot, pfeifendem Rasseln und Hustenanfällen mit schwieriger *Expektoration* und gelatineartigem Auswurf sowie bläulicher Verfärbung der Lippen. Trockener Krampfhusten. Husten mit Würgen und Erbrechen. Blutungen aus Nase oder Mund beim Keuchhusten. Erstickender Husten, so daß das Kind ganz blau im Gesicht und steif wird. Nasenbluten; Bluthusten.

Urogenitaltrakt

Starke, hellrote, gußweise Blutungen aus der Gebärmutter; Regelblutung zu früh und zu stark; begleitet von Übelkeit. Schwäche nach der Regel.

Modalitäten

Verschlimmerung: Durch Temperaturschwankungen, Temperaturextreme; durch Bewegung; durch Feuchtigkeit, feuchte Wärme, Hitze; abends, nachts; Erbrechen; Bücken.
Besserung: Durch Ruhe; frische Luft.
Vorherrschende Angriffsseite: Rechts.

Klinische Indikationen

Asthma bronchiale. *Bronchitis.* Broncho*pneumonie. Enteritis. Epistaxis. Gastritis. Gastroenteritis. Hämorrhagische Diathese. Hyperemesis gravidarum. Menorrhagie. Metrorrhagie.* Migräne. *Obstruktive Bronchitis. Pertussis. Pneumonie.* Seekrankheit.

Vergleichbare Arzneimittel

Antimonium crudum, Arsenicum album, China, Cuprum, Kalium carbonicum, Kalium sulfuricum, Nux vomica, Pulsatilla, Sanguinaria, Tabacum, Tartarus stibiatus.

Jodum

Jod, chemisches Element.

Allgemeines

Auffallend rasche Abmagerung und Entkräftung bei sehr gutem Appetit. Ständige Hitze und Fiebergefühl mit Unruhe. Schwitzen. Geschwollene und verhärtete Drüsen.

Geist und Gemüt

Aufregung, unerträgliche, ängstliche **Ruhelosigkeit**; Eile; chaotische Geschäftigkeit; Redseligkeit. In Ruhe Angst und furchtbare Impulse und Gedanken, **Besserung durch Beschäftigung**. Furcht vor Leuten, dem Arzt. Ärgerlich, verdrießlich, niedergeschlagen; *Suizid*neigung. Vergißt, was zu tun oder zu sagen ist. Hat immer das Gefühl, etwas vergessen zu haben; muß alles immer wieder überprüfen. Zwanghafte Verhaltensweisen.

Kopf

Pulsieren, Blutandrang, Bandgefühl; Schwindel. *Kongestive* Kopfschmerzen, schlimmer in warmer Luft. Haarausfall.

Hals

Schilddrüsenvergrößerung, harter Kropf, mit Zusammenschnürungsgefühl.

Brust

Herzklopfen durch die geringste Anstrengung. Gefühl, als würde das Herz zusammengedrückt oder von einer eisernen Hand ergriffen.

Verdauungstrakt

Heißhunger, ißt oft und viel, viel Durst; dennoch fortwährende Abmagerung. Leidet unter Hunger; generelle Besserung während und nach dem Essen. Schluckauf; leeres Aufstoßen, als ob jegliche Speise in Luft verwandelt würde. Verstopfung, kalte Milch bessert. Schaumige, wäßrige, morgendliche Durchfälle.

Atemwege

Heftiger, wundmachender Schnupfen, Stockschnupfen im Zimmer, Fließschnupfen im Freien. Trockener, bellender Husten schlimmer in warmer Luft; greift sich beim Husten an den Hals. Heiserkeit. Pseudokrupp. Keuchendes, sägendes Atmen. Atemnot und Schwächegefühl beim Treppensteigen.

Urogenitaltrakt

Schwinden der Brüste mit Schmerzhaftigkeit. Profuse Gebärmutterblutungen; Gebärmutterkrebs. Chronischer, dicker, gelber Weißfluß, der reichlich und so scharf ist, daß er Löcher in die Wäsche frißt. Verhärtete und geschwollene oder *atrophische* Hoden. Wasserbruch.

Modalitäten

Verschlimmerung: Hitze, Wärme; Anstrengung; Fasten; Ruhe; am Meer; am Morgen.
Besserung: Bewegung im Freien und in kühler Luft; **Essen**; Beschäftigung, Aktivität.

Klinische Indikationen

Adenopathie. Allergie. Angst. *Arrhythmie.* Asthma bronchiale. *Bronchitis. Diarrhoe.* Heuschnupfen. *Hydrozele. Hyperthyreose. Kachexie. Leukorrhoe. Pneumonie. Prostatahypertrophie.* Pseudokrupp. *Rhinitis. Struma.* Zwanghaftes Verhalten.

Vergleichbare Arzneimittel

Acidum fluoricum, Argentum nitricum, Arsenicum album, Bromum, Conium, Jod-Salze, Lachesis, Lycopodium, Phosphorus, Spongia, Tarantula, Tuberculinum.

Kalium bichromicum

Kaliumdichromat, chromsaures Kali $K_2[(CrO_3)(CrO_4)]$; dunkelrote Kristalle, die von der Luft nicht angegriffen werden, in kaltem Wasser aber löslich sind.

Allgemeines

Festhaftende, klebrige, faserige, zähe, gelbe Absonderungen, die sich in langen Fäden ausziehen; geleeartige Schleimbildung. Geschwüre auf der Haut und den Schleimhäuten, die in die Tiefe dringen, wie mit dem Locheisen ausgestanzt. Große Kälteempfindlichkeit. **Schmerzen an kleinen Stellen**, an kleinen Flecken, die von einer Fingerkuppe bedeckt werden können. Schmerzen kommen und gehen plötzlich. Fettleibigkeit.

Geist und Gemüt

Verschlossen, ernst, zurückhaltend, überaus korrekt, tüchtig, gewissenhaft, exakt, konservativ, dogmatisch, engstirnig. Kleben an der Routine. Erklärungen sind umständlich und weitschweifig. Materialist. Meidet Gesellschaft, menschenscheu. Sehr gereizt bei Störungen; leicht entmutigt, schwermütig, übellaunig, leicht beleidigt, zornig. Gleichgültigkeit. Trägheit, Abneigung gegen geistige und körperliche Arbeit. Gedächtnis- und Konzentrationsschwäche.

Kopf

Kopfschmerzen auf der rechten Seite über den Augenbrauen. Sehstörungen gehen dem Migräne-Anfall voraus. Schmerzen in den Schädel- und Kopfknochen. Kopfschmerzen bei Stirnhöhlenkatarrhen, die sich bei eintretender Absonderung bessern.

Verdauungstrakt

Gefühl eines Haares auf der hinteren Zungenpartie. Verschlimmerung der Magenbeschwerden bei heißem Wetter. Verlangen nach Süßigkeiten und Bier, aber Unverträglichkeit von Bier; Übelkeit und Erbrechen nach Biergenuß. Magenbeschwerden abwechselnd mit Rheumatismus oder Asthma.

Atemwege

Ständige Nasennebenhöhlenentzündungen mit Schmerzen in den Gesichtsknochen an umschriebenen Stellen, schmerzhaftem Druck über der Nasenwurzel, Geruchsverlust und großen Mengen an Sekreten, die äußerst zäh, fadenziehend, klebrig, eitrig und gelbgrün sind mit sehr viel blutigen und krustigen Bestandteilen. Rauher Husten und Heiserkeit mit schwer löslichem, zähem Auswurf.

Rücken und Extremitäten

Rheumaschmerzen bessern sich durch Bewegung. Gelenkschmerzen wandern rasch von einem Ort zum anderen, erscheinen und verschwinden plötzlich. Diagonale Schmerzen. Knacken in den Gelenken. Rheumatische Schmerzen in den Fingern.

Modalitäten

Verschlimmerung: Morgens ab 3 Uhr, 2 bis 3 Uhr oder **2 bis 5** Uhr, beim Erwachen; durch kaltes Wetter, Kälte; nach Geschlechtsverkehr; Kaffee, Bier; Bewegung; Sommer.
Besserung: Durch feuchtwarmes Wetter, Wärme; Bettwärme; Ruhe; an der frischen Luft; tagsüber; durch Vornüberbeugen; Essen.
Vorherrschende Angriffsseite: Rechts.

Causa

Folgen von Biergenuß.

Klinische Indikationen

Adipositas. Allergie. *Arthritis.* Asthma bronchiale. *Bronchitis. Gastritis. Ischialgie.* Kopfschmerzen. *Laryngitis.* Migräne. *Neuralgien. Pneumonie.* Pseudokrupp. *Rhinitis.* Rückenschmerzen. *Sinusitis. Ulcus ventriculi et duodeni.*

Vergleichbare Arzneimittel

Bromum, Cinnabaris, Hepar sulfuris, Hydrastis, andere Kalisalze, Mercurius, Phytolacca, Pulsatilla, Silicea, Thuja.

Kalium carbonicum

Kaliumkarbonat, K_2CO_3, Weinsteinsalz, Pottasche.

Allgemeines

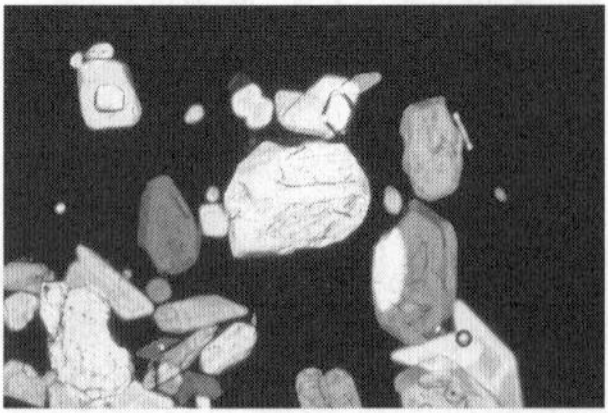
Weinsteinsalz Photo: DHU

Allgemeine Schwäche, Erschöpfung, Müdigkeit. **Stechende**, brennende, reißende **Schmerzen**. Extreme Erkältungsneigung. Empfindlich gegenüber Zugluft, **Frostigkeit**; Schweißausbrüche. *Ödem*neigung. Der Kalium-carbonicum-Patient kommt oft mit einer schweren Erkrankung, die zuvor schleichend begonnen hat, spät, häufig zu spät zum Arzt.

Geist und Gemüt

Pflichtbewußt, überkorrekt, diszipliniert, **kontrolliert**, ernst, ordentlich, penibel, pünktlich, kleinlich, starr, unflexibel, dogmatisch, konservativ, intolerant. Verstandesmensch mit starren Prinzipien. Absolut vom Verstand kontrolliert. Weltbild: schwarz-weiß, Ja-Nein, richtig-falsch, gut-böse. Von Beruf z.B. Polizeibeamter, Staatsanwalt, Übersetzer, Buchhalter. Leugnet seine Angst und andere Gemütssymptome. Angst um die Gesundheit; im Dunkeln, vor Geistern, vor dem Alleinsein, vor der Zukunft, vor Kontrollverlust, vor Verarmung. Extreme Reizbarkeit bei körperlichen Beschwerden. Zu Hause sehr reizbar, unzufrieden und streitsüchtig. Schreien bei Kleinigkeiten. Ungeduldig mit den eigenen Kindern. Abhängigkeit von der Familie; Verlangen nach Gesellschaft; behandelt diese jedoch abscheulich. Selbstgespräche. Schreckhaftigkeit, besonders bei Geräuschen und Berührung; Abneigung gegen Berührung.

Kopf

Ödeme um die Augen; besonders **zwischen den Augenbrauen und den Oberlidern Wassersäcke**. Drückende, reißende und stechende Kopfschmerzen.

Verdauungstrakt

Verlangen nach Süßigkeiten. Gefühl von Wasser im Magen. **Angst wird im Magen empfunden**. Angst-, Kälte-, Leere- und Hinfälligkeitsgefühl im Magen.

Oberbauch*koliken*, die in den Rücken ausstrahlen, Druck bessert. *Flatulenz*. Abwechselnd Durchfall und Verstopfung. Verstopfung besonders vor und während der Periode. Schmerzhafte Hämorrhoiden, die bei festem Stuhl bluten.

Atemwege

Trockener, heftiger, anfallsweiser, hackender Husten mit stechenden Schmerzen, Würgen und Erbrechen, Verschlechterung durch Niederlegen. Beim Husten und beim Asthma muß der Patient sich aufsetzen und vorbeugen, wobei er die Ellenbogen auf die Knie aufstützt. Atemnot gegen 3 Uhr morgens. Atemwegserkrankungen mit stechenden Schmerzen in der rechten unteren Brusthälfte bis zum Rücken.

Urogenitaltrakt

Harndrang bei Erregung. Nierenleiden. Nierensteine mit stechenden Schmerzen. Nierenversagen mit Wassersucht.
Abneigung gegen und Verschlechterung durch Geschlechtsverkehr. Heftige Kreuzschmerzen vor und während der Regel. Periode verspätet oder ausbleibend. Verspätete Wehen mit starken Rückenschmerzen. *Abort*neigung in der Frühschwangerschaft; Rückenschmerzen nach Fehlgeburt.

Rücken und Extremitäten

Rückenschmerzen um 3 Uhr, die ins Gesäß und die Oberschenkel ausstrahlen; der Patient muß aufstehen. Rücken- und Ischiasschmerzen werden durch Drehen im Bett verschlimmert, so daß Drehen beinahe unmöglich ist. Schwäche im Rücken, die sich durch flaches Liegen auf dem Rücken bessert. Wirbelsäulenverkrümmung. Gelenksentzündungen mit Deformitäten.

Schlaf

Schlaflosigkeit; erwacht um 2 oder 3 Uhr und bleibt wach oder schläft bis 4 oder 5 Uhr nicht mehr ein. Zuckungen beim Einschlafen. Schreien im Schlaf; Aufschrecken aus dem nächtlichen Tiefschlaf. Träume von Geistern, Gefahr, Räubern, vom Fallen oder von furchtbaren Figuren. Unerquicklicher Schlaf.

Modalitäten

Verschlimmerung: 2 - 4 Uhr nachts; Kälte, Zugluft; nach Geschlechtsverkehr; am Beginn und während der Regel; Berührung; Liegen auf der kranken Seite.
Besserung: Wärme; durch Umhergehen; tagsüber.
Vorherrschende Angriffsseite: Rechts.

Klinische Indikationen

Abort. Allergie. *Arthritis.* Asthma bronchiale. *Bronchitis. Cholelithiasis.* Hämorrhoiden. Herz*insuffizienz. Hypertonie. Ischialgie.* Kopfschmerzen. Migräne. *Nephrolithiasis.* Nieren*insuffizienz. Pertussis. Pleuritis. Pneumonie.* Schlaflosigkeit. Sinusitis. *Ulcus ventriculi et duodeni. Uterusmyom.*

Vergleichbare Arzneimittel

Acidum nitricum, Arsenicum album, Bryonia, Calcium carbonicum, Dulcamara, andere Kalisalze, Lycopodium, Natrium muriaticum, Nux vomica, Phosphorus, Sepia, Silicea, Stannum.

Kalium phosphoricum

Kaliumphosphat, Kaliumdihydrogenphosphat, KH_2PO_4.

Allgemeines

Ausgeprägte Erschöpfung, insbesondere nach geistiger Überanstrengung. Patienten erholen sich nach schwerer Erkrankung, Operation, Chemotherapie, Grippe nicht. Müdigkeit, Schwäche, Abmagerung, *Anämie*. Frostig. **Absonderungen goldgelb und faulig**, nach Aas stinkend.

Geist und Gemüt

Nervöse Erschöpfung führt zum Verlust der Selbstkontrolle und Verlangen nach Einsamkeit. Nervliche Erschöpfung durch Überarbeitung, Überlastung. Kontaktfreudigkeit. Verlangen zu Reisen. Nervosität, Reizbarkeit, Ruhelosigkeit, Ungeduld. Fluchen, nachts. Pervertierte Gefühle: Abneigung gegen Nahestehende, die eigene Familie. Grausam zu ihrem Ehemann. Geistige Müdigkeit, Lethargie. Die kleinste Aufgabe erscheint als schwere Arbeit. Unzufrieden, argwöhnisch, traurig, entmutigt, lebensmüde. Heimweh. Wechselnde Stimmungen. Ängstlichkeit. **Angst:** Alleinsein, Krankheit, Tod, Zukunft. Geräuschempfindlichkeit, überempfindlich gegen alle Sinnesreize. **Schreckhaftigkeit**. Schlaflosigkeit. Schlechtes Gedächtnis. Verwirrung; Wahnvorstellungen; sieht Tote, Figuren, furchterregende Bilder. Essenz nach Scholten: Die Pflicht, das Studium und den Freundeskreis aufrechtzuerhalten.

Kopf

Kopfschmerzen; Verschlechterung durch geistige Anstrengung. Augenlider, besonders das linke, fallen herab. Verschwommensehen nach *Koitus*. Ohrgeräusche. Chronische scharfe, eitrige, stinkende Absonderungen aus dem Ohr.

Verdauungstrakt

Verlangen: kalte Getränke und Speisen, Süßigkeiten, Essig, Salz und Fisch.
Abneigung: Brot, Fleisch, Salz und Fisch.
Widerlicher Mundgeruch, wie schlechter Käse. Trockener Mund morgens. Nervöses Leeregefühl im Magen. Nagende Magenschmerzen frühmorgens. Blähungen. Darmkatarrh mit schmerzlosen, stinkenden Durchfällen; Verschlechterung morgens; Abhängigkeit von nervösen Ursachen.

Urogenitaltrakt

Sehr gelber Urin. *Menses* unregelmäßig. Übelriechende *Menses* oder *Leukorrhoe*. Wehenschwäche.

Extremitäten

Gelenkschmerzen; Bewegung und Wärme bessert. Zuckungen von Muskeln und Gliedmaßen. Kann die Füße nicht stillhalten. Lähmungen; *Hemiplegie*.

Modalitäten

Verschlimmerung: **Kälte**, Winter; **Geschlechtsverkehr**; nachts; 3 (2 - 5) und 21 Uhr; morgens; durch geistige Anstrengung und seelische Erregung, Sorgen, geistige Erschöpfung; Bewegen, Laufen.
Besserung: Essen; bewölktes Wetter; Hitze; langsame Bewegung; Gesellschaft; Schlaf.
Vorherrschende Angriffsseite: Rechts.

Causa

Beschwerden durch: Aufregung; Überarbeitung; schlechte Nachrichten, Trauer; langwährende Sorgen.

Klinische Indikationen

Angst. *Diarrhoe*. Kopfschmerzen. *Multiple Sklerose*. *Neurasthenie*. Psychovegetative Erschöpfung. *Vaginitis*. Verdauungsstörungen.

Vergleichbare Arzneimittel

Acidum phosphoricum, Acidum picrinicum, Calcium carbonicum, Gelsemium, Phosphorus.

Kalium sulfuricum

Kaliumsulfat, K_2SO_4.

Allgemeines

Warmblütig. Beschwerden gehen mit kalten Händen und Füßen einher. **Reichlich gelbe oder grünliche Absonderungen**, besonders von den Schleimhäuten. Viel Schwitzen. Pulsieren des ganzen Körpers. "Reizbare Pulsatilla".

Geist und Gemüt

Helfen gerne; freuen sich, wenn sie andere froh machen können. Freundlich, sanft. **Dickköpfig; eigensinnig**. Große Reizbarkeit. Ständig in Eile; aufgeregt, ungeduldig, ungestüm. Mangel an Selbstvertrauen; entmutigt; mit allem unzufrieden. Schüchternheit. Selbstmitleid. Unentschlossenheit. Stimmungsschwankungen. Weinen. Trost verschlechtert. Ängste: abends im Bett; nachts; beim Erwachen; nachts vor dem Tod; zu fallen; vor Leuten. Erschrickt über Kleinigkeiten. Überempfindlichkeit gegen Geräusche. **Faul und träge**. Abneigung gegen Arbeit und Gesellschaft.
Konzentrationsschwierigkeiten; Verwirrung. Vergißt, was er sagen oder tun wollte. Essenz nach Scholten: Die Vorstellung, daß sie die Aufgabe haben, anderen Liebe und Freude zu bringen.

Schlaf

Furchterregende Träume von Geistern, Tod, Räubern und Mord.

Kopf

Kopfschmerzen; beginnen abends; heftig, pulsierend, bohrend; oder stechend. Hitzegefühl in der Stirn. Kahle Stellen; Haarausfall. Kopfschuppen und Milchschorf.

Ohren

Wäßriges, klebriges, dünnes, gelbes, wundmachendes Sekret. Schwerhörigkeit durch Tubenkatarrh.

Hals

Trockenheit und Zusammenschnürung des Halses. Kloßgefühl. Viel Schleim im Hals, besonders morgens.

Verdauungstrakt

Abneigung: Eier, Brot, Fleisch, heiße Speisen und heiße Getränke.
Verlangen: Süßigkeiten, Saures, kalte Speisen und Getränke.
Verschlechterung durch Eier. Brennender Durst; Übelkeit und Erbrechen. Aufstoßen, Auftreibung, Völle- und Schweregefühl nach dem Essen. Leeregefühl und Kälte im Magen. Hartnäckige Verstopfung; wechselnd mit Durchfall. Hämorrhoiden. Heftiger Juckreiz am *Anus*. Gelbbelegte Zunge.

Atemwege

Verdickung der Schleimhäute mit Mundatmung und Schnarchen; auch nach *Adenotomie*. Gelber, schleimiger Schnupfen. Verstopfte Nase; Geruchsverlust. Heuschnupfen. Heiserkeit. Lockerer Husten mit Schleimrasseln. Gelber, schleimiger Auswurf. Erwacht nachts um 2 Uhr vom Husten.

Extremitäten

Rheumatische Schmerzen in den Gelenken oder in irgendeinem Körperteil von veränderlicher, wandernder Natur. *Ödeme*. Schweregefühl. Kalte Hände und Füße.

Haut

Abschuppung der Haut. Trockene Haut; Brennen und Jucken. Geschwüre sondern dünnes, gelbes Wasser ab. Entzündungen mit Eiterpickeln.

Modalitäten

Verschlimmerung: Wärme, im warmen Zimmer, am Abend; Ruhe; Anstrengung; Überhitzung; Zugluft; nach dem Essen; 3 und 5 Uhr.
Besserung: Im Freien, in frischer Luft; Gehen.
Vorherrschende Angriffsseite: Links.

Causa

Unterdrückte Hautausschläge.

Klinische Indikationen

Adenopathie. Allergie. *Alopezie. Angina tonsillaris. Arthritis.* Asthma bronchiale. *Bronchitis*. Ekzem. Erkältungskrankheiten. Heuschnupfen. Kopfschmerzen. *Otitis media. Psoriasis.* Rheumatismus. *Sinusitis*. Tuberkulose.

Vergleichbare Arzneimittel

Calcium sulfuricum, andere Kalisalze, Pulsatilla, Sanguinaria, Sulfur.

Lac caninum

Hundemilch.

Allgemeines

Seitenwechsel der Beschwerden; die Symptome wandern von der einen Seite auf die andere und wieder zurück; Wandern der Beschwerden. Blutungsneigung. Überempfindlichkeit auf Geräusch, Licht und Berührung.

Geist und Gemüt

Gesteigerte Einbildungskraft und Erregbarkeit der Sinne; Leidenschaftlichkeit. **Furcht vor Schlangen**; Halluzinationen und Träume von Schlangen. Furcht, in Ohnmacht zu fallen; vor dem Tod, vor Krankheiten, vor Hunden, vor Spinnen, vor Sturm. Nervös, extrovertiert, ruhelos, empfindlich, schwermütig, hoffnungslos. Gefühl, andere würden auf sie herabschauen, sie seien bedeutungslos. **Niedriges Selbstwertgefühl**, sogar Selbstverachtung; wenig Selbstvertrauen. Aggressionen; Bösartigkeit; Haß; Wut; Raserei; Schimpfen und Fluchen. Sehr vergeßlich und zerstreut. Macht beim Sprechen oder Schreiben Fehler. **Schwebendes Gefühl.**

Kopf

Schwindel, als ob er in der Luft schweben würde. Kopfschmerzen beginnen um 2 Uhr. Die Kopfschmerzen wechseln die Seiten.

Hals

Schmerz im Hals, der schnell von einer Seite zur anderen wechselt. Die Schmerzen ziehen in die Ohren und bessern sich durch kalte Getränke. Glänzendes, lackiertes Aussehen der diphtherischen Beläge.

Verdauungstrakt

Verlangen nach Salz und Pfeffer, warmen Getränken, Whisky. Milchunverträglichkeit. Riesiger Hunger; nach dem Essen genauso hungrig wie zuvor. Krampfartige Schmerzen im Bauch, besser durch Rückwärtsbeugen.

Urogenitaltrakt

Schwellungen und Schmerzen in den Brüsten vor und während der Regel. Brüste und Hals schmerzen während der Periode; die Blutung erfolgt gußweise. Brustentzündung mit großer Empfindlichkeit und Schmerzhaftigkeit, Verschlimmerung durch die geringste Erschütterung. Mangelnde Milchproduktion bei stillenden Frauen; *Galaktorrhoe.* Deutliche Verstärkung sexueller Erregung durch Berührung der Brüste oder der Genitalien.

Modalitäten

Verschlimmerung: Kälte; Ruhe; morgens; Berührung, Erschütterung; vor und während der Periode.
Besserung: Wärme; Bewegung; in der frischen Luft; kalte Anwendungen.

Klinische Indikationen

Allergie. *Angina tonsillaris.* Diphtherie. *Dysmenorrhoe. Galaktorrhoe. Gastritis. Mastitis.* Migräne. *Pharyngitis.* Phobien. *Prämenstruelles Syndrom. Vertigo.*

Vergleichbare Arzneimittel

Argentum nitricum, Conium, Lac felinum, Lachesis, Phosphorus, Pulsatilla.

Lachesis

Lachesis mutus oder Surucucu, Buschmeister, Fam. nat. Crotalidae, ist eine Schlange, die in Mittel- und Südamerika heimisch ist. Verwendet wird das frische Gift, das während des Bisses ausströmt. Das Tier erreicht eine Länge von 3,6 m. Der Biß wirkt meist tödlich. Hering prüfte das Mittel an sich selbst, was bei ihm eine Lähmung des linken Arms hinterließ und ihn fast umbrachte.

Allgemeines

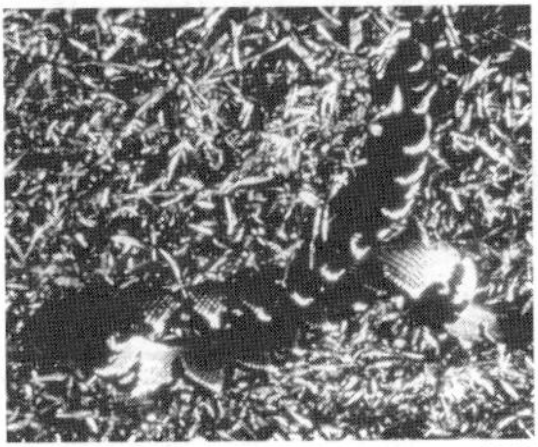

Buschmeisterschlange Photo: DHU

Essenz: Überreizung, die nach einem Ventil sucht. Außerordentliche Empfindlichkeit gegen Berührung, besonders ausgeprägt an **Hals** und Taille. Überempfindlichkeit gegen Wärme und Geräusch. Außerordentlich große Geschwätzigkeit. Große geistige und seelische Erregung, die sich oft in endlosem Redestrom Luft macht. *Hämorrhagien.* Das Blut gerinnt schwer. "Es erinnert an völlig verkohltes Stroh in flachen, mehr oder weniger langen oder kurzen Stücken." Purpurne Verfärbung. Die Haut der entzündeten Stellen ist bläulich-rot, fast schwärzlich, und ganz außerordentlich empfindlich. Verschlimmerung der Beschwerden vor und nach dem nächtlichen Schlaf.

Geist und Gemüt

Grundkonflikt: zwischen aggressiven und sexuellen Impulsen auf der einen und den Anforderungen des Gewissens auf der anderen Seite. Folge: *Hypersensibilität* und Hyperreflexie. Die Urangst liegt der sexuell-aggressiven Erregung zugrunde. **Geschwätzigkeit; Eifersucht**, Neid, Haß, Spott, **Sarkasmus**, Ärger, Streitsucht, Heftigkeit, Wut, Gewalttaten. Selbstüberschätzung. Bösartig, stolz, beleidigend, mißtrauisch, tadelsüchtig, selbstsüchtig, leidenschaftlich, intensiv, moralistisch. Geistige Übererregtheit. Lebhafte Vorstellungskraft, schnelles Auffassungsvermögen. Arbeitswut, Hast, schnelles Denken und Handeln. Mangel an Zeit, Ungeduld. Wunsch zu reisen. Verlangen nach Vergnügungen. Verträgt keinen seelischen Druck oder psychische Einengung. Zurückgezogenheit, Verletzbarkeit. **Furcht:** Unbekanntes; im Schlaf zu sterben; **Schlangen**; Gift; Vergiftung; Herzkrankheiten; Wahnsinn; Zukunft; um die Gesundheit; um das

Seelenheil. Verwirrung, Unfähigkeit, sich zu konzentrieren. Gedächtnisschwäche - abends sehr gutes Gedächtnis. Sprache verwirrt, hastig, unzusammenhängend, langsam, abschweifend, springt von einem Thema zum anderen, in einer fremden Sprache - guter Redner. Spitze Zunge. **Wahnvorstellungen:** Er glaubt, unter übermenschlicher Kontrolle zu sein; von Feinden verfolgt zu werden, vergiftet zu werden; schuldig zu sein. Traurigkeit, Verlassenheitsgefühl beim Aufwachen, Melancholie, Argwohn mit Abneigung gegen Menschen, *Apathie*, Lebensüberdruß. Schlaflosigkeit. Alkoholismus, Drogenabhängigkeit.

Kopf

Kopfschmerzen: nach Sonne; Gesicht sehr bleich. Berstender Druckschmerz in den Schläfen, Verschlechterung durch Bewegung, Druck, Bücken; Schwere und Druck auf dem Scheitel. Gefühl, als hätte man Blei im Hinterkopf. *Konvulsionen*; Epilepsie; *tetanische* Steifheit; Lähmungen. Zittrige Schwäche.

Hals

Linksseitige *Pharyngitis*; wandert von links nach rechts. *Tonsillitis*. Halsschmerzen: Verschlechterung durch Schlucken, v.a. von Flüssigkeiten oder Speichel, Besserung beim Schlucken fester Nahrung. Empfindung von Kloß im Hals.
Enge Kragen, Rollkragen, Halsketten sind unerträglich. Abneigung gegen Berührung am Hals.

Herz-Kreislauf

Hypertonie. Diverse Herzbeschwerden. Erstickungsgefühl beim Einschlafen. Hitzewallungen. Herzklopfen schlimmer im Liegen auf der linken Seite, nachts, im Schlaf. Beklemmung in der Brust. *Varizen*.

Verdauungstrakt

Verlangen: nach Teigwaren, Austern, scharfen Speisen, Alkohol (Whisky), Kaffee; bei *Dysmenorrhoe*.
Abneigung: gegen Wein.
Verschlechterung: durch Alkohol. Kaffee während des Klimakteriums. Kaltes und warmes Essen.
Einschnürende Kleidung um das *Abdomen* ist unerträglich. Zuschnürungsgefühl im *Anus*. Hämorrhoiden: gestaut, inkarzeriert, purpurfarben.

Schlaf

Aussetzen der Atmung während des Schlafes, so daß die Patientin voller Schreck hochfährt aus Angst zu ersticken. Asthmatische Atmung während oder nach dem Schlaf. Liegen auf der linken Seite ist unmöglich.

Modalitäten

Verschlimmerung: Nach Schlaf, morgens beim Erwachen; Ruhe; durch die geringste Zusammenschnürung; **Wärme**, Sommer, warmes Zimmer, warme Bäder; extreme Temperaturen; Frühling/Herbst; durch unterdrückte Absonderungen; unterdrückte Sexualität; vor der Regel, im Klimakterium, während Schwangerschaft; Wein, Bier, Tabak.
Besserung: Durch alle Körperausscheidungen (*Menses*, Schnupfen u.a.); frische Luft; **Bewegung**.
Angriffsseite: Links; Beschwerden, die von links nach rechts ziehen.

Causa

Folgen von Enttäuschungen, Furcht, Kummer, Aufregungen, enttäuschter Liebe, Streitigkeiten, Eifersucht.

Klinische Indikationen

Alkoholismus. *Angina pectoris. Angina tonsillaris. Apoplexie. Arrhythmie. Claudicatio intermittens. Diarrhoe.* Diphtherie. Drogenabhängigkeit. *Emphysem. Endometriose.* Epilepsie. *Epistaxis. Globus hystericus. Hämoptyse. Hämorrhagie. Hämorrhagische Diathese.* Hämorrhoiden. *Hepatitis. Herpes zoster.* Herzklappenerkrankung. Hitzewallungen. Hochdruckkrise. *Hyperthyreose. Hypertonie. Ischialgie.* Klimakterische Beschwerden. *Kolitis.* Maligne Erkrankungen. Manisch-depressive Zustände. *Metrorrhagie.* Migräne. *Myokardinfarkt. Nephritis. Nephrolithiasis. Otitis media. Ovarialzyste.* Paranoia. *Pharyngitis. Polyzythämie. Purpura. Retina*blutung. Scharlach. Schlaflosigkeit. *Sepsis. Thyreoiditis. Ulcus ventriculi et duodeni. Varizen.* Verhaltensstörungen.

Vergleichbare Arzneimittel

Apis, Cactus grandiflorus, Cimicifuga, Crotalus horridus, Hyoscyamus, Lac caninum, Medorrhinum, Naja, Phosphorus, Platina, Sulfur, Zincum.

Ledum

Ledum palustre, Sumpfporst, wilder Rosmarin. Fam. nat. Ericaceae.

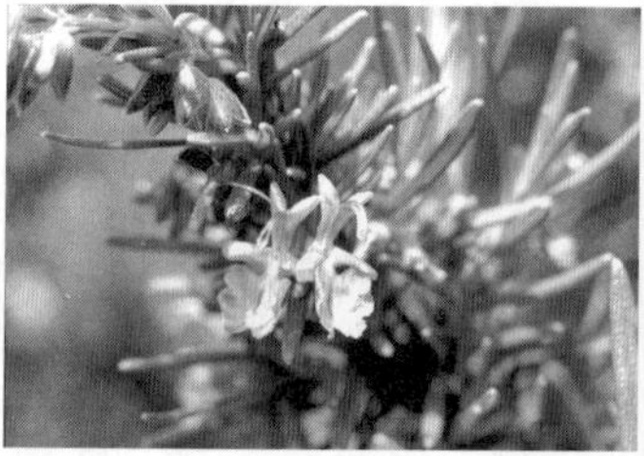

Rosmarin Foto: Sertürner Bildarchiv

Allgemeines

Allgemeiner Mangel an Lebenswärme; der Patient fühlt sich kalt an; dennoch verschlimmern äußere Hitze und Bettwärme die Beschwerden. Die betroffenen Gliedmaßen fühlen sich kalt an; die Schmerzen werden jedoch durch eiskalte Anwendungen gebessert. **Die Schmerzen beginnen an den unteren Extremitäten und steigen von unten nach oben;** die Schmerzen schießen nach oben. Die linke Schulter und das rechte Hüftgelenk sind bevorzugt befallen. Blutungsneigung. Nachtschweiß mit der Neigung, sich aufzudecken. Folgen von Stichwunden.

Geist und Gemüt

Einzelgänger; Abneigung gegen Gesellschaft; Furcht vor Menschen. **Misanthrop**; Menschenhaß. Verdrossen, säuerlich; ärgerlich, aufbrausend; traurig.

Kopf

„Blaues Auge" nach Schlag mit starken Schmerzen im Auge selbst.

Urogenitaltrakt

Roter Niederschlag im Urin; je reichlicher der Niederschlag, desto besser geht es dem Kranken.

Extremitäten

Rheumatismus mit geschwollenen, heißen und blassen Gelenken. *ödem*atöse Schwellung und äußerliche Kälte der Gelenke. Die Schmerzen und die Steifheit sind nachts in der Bettwärme schlimmer, in kaltem Wasser besser. Schmerzhafte Empfindlichkeit der Fußsohlen. An den Fuß- und später an den Handgelenken bilden sich harte Knoten und Ablagerungen. Die Knochenhaut der Finger- und Zehenglieder ist gegen Druck empfindlich. **Neigung zur Knöchelverstauchung**.

Haut

Stichwunden, Bißwunden; Insektenstiche, wenn die Stichstelle kalt, aufgedunsen und marmoriert ist und kalte Umschläge lindern. Langanhaltende Hautverfärbung nach Verletzungen. Ekzem mit stark entzündeter Haut. Juckreiz von Füßen und Knöcheln, schlimmer durch Kratzen und Bettwärme. *Abszesse*, besser durch kalte Anwendungen. Blutergüsse, *Purpura*.

Modalitäten

Verschlimmerung: Durch Wärme, Bettwärme; nachts; durch Bewegung; Wein und Bier.
Besserung: Durch Kälte, durch Eintauchen der schmerzenden Glieder in eiskaltes Wasser; durch Ruhe.
Vorherrschende Angriffsseite: Links oben und rechts unten.

Causa

Folgen von Verletzungen, insbesondere Stichverletzungen; von chronischem Alkoholgenuß.

Klinische Indikationen

Abszeß. Arthritis. Bißverletzung. *Ekchymosen.* Ekzem. *Erysipel.* Gicht. Rheumatismus. Stichverletzung. Verstauchung.

Vergleichbare Arzneimittel

Apis, Arnica, Bellis perennis, Bryonia, Hamamelis, Hypericum, Pulsatilla, Rhus toxicodendron, Ruta, Symphytum.

Lilium tigrinum

Tigerlilie, Chinesische Lilie (Fam. nat. Liliaceae).

Allgemeines

Lilium tigrinum hat eine große Wirkung auf die Beckenorgane. Pulsieren, Klopfen, Völlegefühl im ganzen Körper. Schmerzen an umschriebenen Stellen, die rasch und plötzlich ihren Platz wechseln. **Warmblütig; brennende Handflächen und Fußsohlen.** Gemütssymptome wechseln mit körperlichen Symptomen.

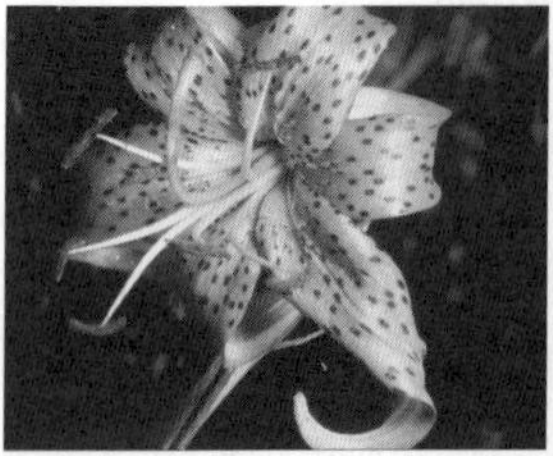

Tigerlilie Photo: DHU

Geist und Gemüt

Tiefer Konflikt zwischen großem sexuellen Verlangen und einer stark ausgeprägten moralisch-religiösen Seite. Furcht vor ewiger Verdammnis, Sorge um das Seelenheil. Quält sich mit religiösen Gedanken. **Religiöse Verzweiflung** abwechselnd mit sexueller Erregung. Abneigung gegen Vergnügungen. Extreme Reizbarkeit, Zorn, Raserei. Flucht, schlägt und wirft mit Gegenständen. **Ungeduldig**, nervös, schnippisch. Tränenreichtum. **Sehr leicht verletzt**; Trost verschlimmert. Wechselnde Gemütszustände: Lust-Schuld, Wut-Reue; Zorn nach sexueller Erregung. Beständiges Unruhegefühl wie von gebieterischen Pflichten bei völligem Unvermögen, sie zu erfüllen. Gehetzt, **in Eile**; fruchtlose und ziellose Geschäftigkeit. Ruhelosigkeit: **muß sich beschäftigen, um das sexuelle Verlangen zu unterdrücken**. Konzentrationsschwierigkeiten; Verwirrung der Gedanken. Furcht vor drohender Erkrankung, Geisteskrankheit; daß etwas geschehen werde.

Kopf

Wildes Gefühl im Kopf und Schwindel. Blutandrang zum Kopf mit Kopfschmerzen, besser im Freien.

Brust

Nervöse Herzstörungen mit Angstgefühlen. Heftige, flüchtige Herzschmerzen mit starkem Herzflattern. Gefühl, als wenn das Herz von einem eisernen Reifen gehalten oder zusammengeschnürt würde, als ob es von einer eisernen Hand umklammert würde. Herzklopfen, schlimmer beim Liegen auf der rechten Seite. Pulsbeschleunigung, besonders im Bett.

Verdauungstrakt

Verlangen nach Fleisch. Nach unten drängendes Schweregefühl sämtlicher Baucheingeweide. Ständiger Stuhldrang. Afterkrampf, häufig zusammen mit Blasenbeschwerden. Morgendliche Durchfälle.

Urogenitaltrakt

Häufiger Harndrang.
Sexuelle Übererregung. **Gefühl des Herabdrängens in den weiblichen Geschlechtsorganen**, wie wenn der ganze Beckeninhalt zur Scheide hinaus wollte; muß deshalb die Hand gegen die Scham pressen oder die Beine kreuzen. Die Periodenblutung fließt nur beim Gehen; sie hört auf beim Stehen oder im Liegen.

Modalitäten

Verschlimmerung: Im warmen Zimmer, Wärme; beim Liegen auf der rechten Seite, Gehen, Stehen; zwischen 17 und 20 Uhr, abends und nachts; nach *Koitus*; Fehlgeburten; nach Zorn oder Gefühlserregung, Trost.
Besserung: Im Freien, Gehen in der frischen Luft; Bewegung, Beschäftigung; Liegen auf der linken Seite.
Vorherrschende Angriffsseite: Links.

Klinische Indikationen

Arrhythmie. Depression. *Dysmenorrhoe. Kolitis.* Kopfschmerzen. *Palpitationen. Prämenstruelles Syndrom.* Sexuelle Störungen. *Uterusprolaps. Vertigo. Zystitis.*

Vergleichbare Arzneimittel

Apis, Cactus grandiflorus, Helonias, Lachesis, Medorrhinum, Murex, Nux vomica, Platina, Sepia.

Lycopodium

Lycopodium clavatum, Sporen des Bärlappfarns; wurden früher in Feuerwerkskörpern verwendet und kommen auch heute noch bei der Verpackung von Medikamenten zum Einsatz.

Allgemeines

Magere Personen, mit abgezehrtem, furchenreichem Gesicht, Augenringen und gelblichem Teint. Abmagerung der oberen Körperhälfte. Körperliche Schwäche bei starkem Intellekt.

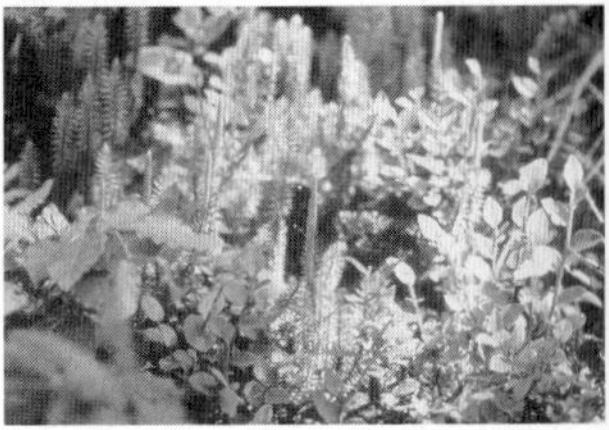

Bärlappfarn Photo: DHU

Geist und Gemüt

Innerer Kampf zwischen Feigheit und Egoismus. **Mangel an Selbstvertrauen**; **Feigheit**. Spürt seine Unzulänglichkeit; stellt sich aber nach außen als stark, tüchtig und mutig dar; übertreibt und erzählt Unglaubliches. Ehrgeiz; Machtliebe; Überheblichkeit; Hochmut; Eitelkeit; Egoismus. **Diktatorisch und tyrannisch, vor allem in vertrauter Umgebung**; kritisiert andere. „Radfahrer-Mentalität": nach oben buckeln, nach unten treten. Furcht vor neuen Situationen, etwas Neues zu unternehmen; Erwartungsangst; Lampenfieber; Furcht, in der Öffentlichkeit aufzutreten. Angst vor Verantwortung. Sehr reizbar, aufbrausend; Widerspruch wird nicht ertragen; niedergeschlagen, melancholisch. Sentimentalität. Angst im Dunkeln, vor Gespenstern. Furcht vor Menschen und Abneigung gegen Gesellschaft, aber Angst vor dem Alleinsein; am besten jemand im Zimmer nebenan. Scharfer Verstand; Ironie bis zum Sarkasmus. Angst um die Gesundheit; Hypochondrie. Auffälliger Gedächtnisverlust.

Kopf

Kopfschmerzen durch Überhitzung, Kälte bessert.

Hals

Zusammenschnürungsgefühl, kann weder Festes noch Flüssiges herunterschlucken. Geschwürige Entzündung der Mandeln mit stechenden

Schmerzen beim Schlucken. Die Mandelentzündung beginnt rechts und breitet sich nach links aus.

Verdauungstrakt

Verlangen nach Süßigkeiten und warmen Getränken. Abneigung gegen kalte Getränke. Heißhunger, der aber nach wenigen Bissen gestillt ist; nach dem Essen tritt ein übermäßiges Aufgeblähtsein des Bauches auf. Völlegefühl unmittelbar nach dem Essen, auch wenn er nur ganz geringe Mengen zu sich genommen hat. **Auftreibung des Bauches durch Blähungen**; Zwiebel und Knoblauch werden nicht vertragen. Besserung durch Abgang von Blähungen und Aufstoßen. Leberbeschwerden. Darmträgheit. Der erste Teil des Stuhls ist meist sehr fest, schwierig entleerbar und hart, während der zweite Teil weich ist. Immer besteht nach der Entleerung das Gefühl, als wäre ein Großteil des Stuhlganges noch zurückgeblieben.

Atemwege

Schnelle, fächerartige Bewegungen der Nasenflügel. Nachts ist die Nase verstopft. Asthma; chronischer Reizhusten.

Urogenitaltrakt

Der klare Urin zeigt einen Satz wie roter Sand. Scharfer Geruch des Harns. Brennen in der Harnröhre beim Wasserlassen. Rechtsseitige Nierensteine.
Promiskuität. Impotenz aufgrund sexueller Exzesse. Vorzeitiger Samenerguß oder Verlust der Erektion während des Geschlechtsverkehrs. „One night stands" (Affären nur für eine Nacht), da er Verantwortung scheut. *Frigidität.* Sexuelle Störungen treten besonders in der Ehe auf.

Rücken und Extremitäten

Rückenschmerzen bessern sich durch Wasserlassen. Brennende Hitze zwischen den Schulterblättern. Der rechte Fuß ist kalt, der linke warm. Schmerzhafte Empfindlichkeit der Fußsohlen.

Haut

Rissige Fersen. Ekzem, Schuppenflechte, Warzen.

Schlaf

Schläft auf der rechten Seite. Erwacht nachts durch Hunger. Erwacht morgens unerfrischt, möchte weiterschlafen.

Modalitäten

Verschlimmerung: 16 bis 20 Uhr; Wärme, schwüles Wetter, im geschlossenen Raum; nach dem Schlaf; durch warme Anwendungen; Kleiderdruck; Anwesenheit von Fremden.
Besserung: Im Freien; Aufdecken; kalte Anwendungen; Bewegung; warme Getränke und Speisen.
Vorherrschende Angriffsseite: Rechts; die Beschwerden wandern von rechts nach links.

Klinische Indikationen

Allergie. *Angina tonsillaris. Arthritis.* Asthma bronchiale. *Bronchitis. Cholezystitis.* Depression. Ekzem. Gicht. Hämorrhoiden. *Hepatitis. Hepatopathie. Hypertonie.* Impotenz. *Kolitis.* Kopfschmerzen. Leberzirrhose. Migräne. *Nephrolithiasis. Neuralgien. Obstipation. Pharyngitis. Pneumonie. Psoriasis.* Psychovegetative Erschöpfung. *Pyelonephritis. Sinusitis. Ulcus ventriculi et duodeni. Urethritis.* Warzen. *Zystitis.*

Vergleichbare Arzneimittel

Acidum nitricum, Acidum phosphoricum, Argentum nitricum, Arsenicum album, Aurum, Bryonia, Carbo vegetabilis, Chelidonium, China, Graphites, Magnesium muriaticum, Medorrhinum, Natrium muriaticum, Nux vomica, Platina, Silicea, Staphysagria, Sulfur.

Magnesium carbonicum

Magnesiumkarbonat.

Allgemeines

Müdigkeit und Schwäche; mangelhaftes Gedeihen, verspätetes Gehen- und Stehenlernen. *Adipositas.* **Saure**, ätzende **Ausscheidungen**; **saurer Körpergeruch**. Periodizität: alle drei Wochen. Frostig. Blitzartig durchschießende, heftige Schmerzen, begleitet von Schweißen. **Der ganze Körper ist müde und schmerzhaft, besonders Unterschenkel und Füße. Kinder:** aggressiv, lästig; sehr sensibel, nervös, schnell erschöpft, bleiches und krankes Aussehen; Schulkopfschmerzen, auch nachts.

Geist und Gemüt

Sehr starke nervöse Erschöpfung. **Verlassenheitsgefühl.** Gefühl, als ob seine Eltern ihn nicht lieben würden. Furcht vor Aggression oder Gewalt. **Friedensstifter.** Vorstellung, daß Aggression für den Selbstwert sehr wichtig bzw. gerade sehr schädlich ist. Hohe Aggressionsbereitschaft, auch Autoaggression, wie z.B. Kopf gegen die Wand schlagen. Gefühl, nicht anerkannt zu werden. Ambivalenz: voller Aktivität - zurückgezogen und ängstlich; Streitsucht - Furcht vor Auseinandersetzung. Angstgefühl, große Zukunftsangst. Furchtsam, „sauer", reizbar, unruhig. Furcht, verlassen zu werden; vor Krankheit; vor dem Arzt. Meint, unheilbar krank zu sein. Überempfindlichkeit, Geräuschempfindlichkeit.

Kopf

Zahnschmerzen: schlimmer nachts, in Ruhe.

Verdauungstrakt

Verlangen nach Fleisch. Abneigung gegen Gemüse und Salat. Gastrointestinale Störungen mit deutlicher Übersäuerung. Nimmt trotz großen Appetits ab. **Unverträglichkeit von Milch**, sogar von Muttermilch. Bei gestillten Kindern passiert die Milch den Darm unverdaut bzw. wird unverändert wieder ausgebrochen. Auftreibung des *Abdomens. Diarrhoe*: Stühle grün und schaumig, wie der Schaum auf einem Froschteich. Schneidende, zum Krümmen zwingende, *kolik*artige Schmerzen vor dem Stuhlgang. Vor allem nachts werden diese Durchfälle oft von trockenem Husten begleitet.

Urogenitaltrakt

Dysmenorrhoe. Menstruelle Blutung fließt stärker nachts oder im Liegen, oder nur während des Schlafes und hört beim Gehen zu fließen auf. *Menses* früh - alle 21 Tage. Schnupfen vor und während der *Menses.*

Schlaf

Erwachen um 3 Uhr; schlaflos von 3 bis 4 Uhr. Morgens unerfrischtes Erwachen: beim Aufstehen müder als beim Zubettgehen. Tagesschläfrigkeit.

Modalitäten

Verschlimmerung: **Milch.** Nachts; 3 Uhr oder 3 - 4 Uhr. Kälte, Zugluft; Temperaturwechsel. Ruhe, in der Bettwärme. Schwangerschaft. **Vor oder während Menses.**
Besserung: Bewegung im Freien.

Klinische Indikationen

Dysmenorrhoe. Gastritis. Hepatitis. Koliken. Laktoseintoleranz. Mangelhaftes Gedeihen. *Neuralgien. Obstipation. Prämenstruelles Syndrom.* Psychovegetative Erschöpfung. Schlaflosigkeit.

Vergleichbare Arzneimittel

Calcium carbonicum, China, Colocynthis, Hepar sulfuris, Lycopodium, Magnesium muriaticum, Rheum.

Magnesium muriaticum

Magnesium chloratum, das salzsaure Magnesium.

Allgemeines

Verlangen nach frischer Luft, obgleich verfroren.

Geist und Gemüt

Pazifist, der keinen Streit verträgt und überall versucht, Frieden zu stiften. Großes Bedürfnis nach Zuwendung und Geborgenheit. Großes Verantwortungs- und Pflichtbewußtsein. Depressivität; schweigsam, mißmutig und verdrießlich, zurückgezogen; fühlt sich von allen im Stich gelassen. Wahnidee, keine Freunde zu haben. Essenz nach Jan Scholten: „Die Vorstellung, daß die eigene Aggression oder die der Mutter zum Verlust der Versorgung von der Mutter oder von den Eltern führt." **Ängste nachts im Bett**. Ruhelosigkeit, besonders abends im Bett. Geräuschempfindlichkeit.

Kopf

Berstende Kopfschmerzen und *Neuralgien*, besser durch warmes Einhüllen und durch Druck. Kopfschweiß. Akne vor der Regel.

Brust

Herzklopfen, wenn der Patient sich ruhig verhält, gebessert durch Umherbewegen. Stiche am Herzen.

Verdauungstrakt

Zahnschmerzen; unerträglich, wenn Speisen die Zähne berühren, Warmes bessert. Trockener Mund mit kaum zu stillendem Durst. Verlangen nach Süßigkeiten, Obst und Gemüse, besonders Blumenkohl und Brokkoli. Abneigung gegen Süßigkeiten und Fleisch. Während der Zahnung können Kinder keine Milch verdauen. Durchfall oder Bauchschmerzen werden durch Milch, Obst und Fettes verschlimmert. Druckschmerz in der Lebergegend; die Leber ist hart und vergrößert; Verschlechterung durch Liegen auf der rechten Seite. Blähungen, aufgetriebener Leib. Harte, schwierige, bröckelige Stühle, wie Schafskot. Verstopfung während der Zahnung.

Urogenitaltrakt

Sehr schmerzhafte Regelblutung, von heftigem Krampf begleitet; besser durch Druck auf den Rücken oder Reiben des Rückens. Regel dunkel, in schwarzen Klumpen. Große Aufgeregtheit während der Regel.

Schlaf

Abends im Bett beim Augenschließen Unruhe im ganzen Körper; Unruhe treibt ihn nachts zu beständigem Umhergehen im Zimmer. Unruhiger Schlaf. **Unerquicklicher Schlaf**, morgens unausgeschlafen und müde.

Modalitäten

Verschlimmerung: Kälte; 3 Uhr; Salz, Fettes und Milch; Liegen auf der rechten Seite; Berührung; am Meer; Ruhe.
Besserung: Fester Druck; Umhergehen **an der frischen Luft**; lokale Wärme.

Causa

Aufregung; Baden im Meer.

Klinische Indikationen

Dentitio difficilis. Diarrhoe. Dysmenorrhoe. Gastritis. Hepatitis. Hepatopathie. Kopfschmerzen. Leberzirrhose. *Neuralgien. Obstipation.* Psychovegetative Erschöpfung. Schlaflosigkeit. Zahnschmerzen.

Vergleichbare Arzneimittel

China, andere Magnesiumsalze, Natrium muriaticum, Lycopodium, Pulsatilla, Sepia.

Magnesium phosphoricum

Magnesiumphosphat, Magnesiumhydrogencarbonat, phosphorsaures Magnesium

Allgemeines

Schmerzmittel: heftige, schneidende, bohrende, durchdringende, ausstrahlende, schießende, stechende, blitzartig kommende und vergehende, oft die Stelle wechselnde, *neuralgische* und **krampfartige Schmerzen.**

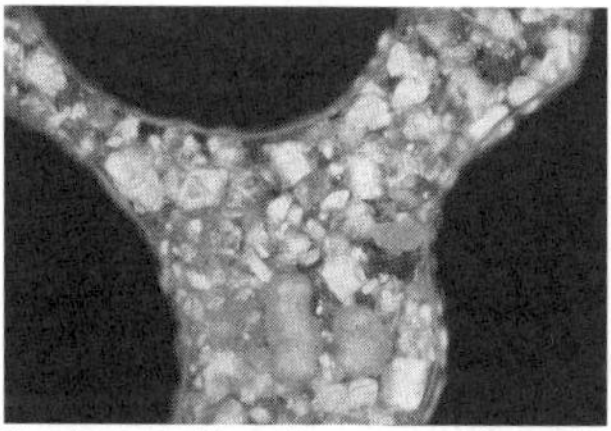

Phosphorsaures Magnesium Photo: DHU

Geist und Gemüt

Reizbar, nervös, überempfindlich, sensibel, deprimiert, impulsiv und hitzig. Spricht ständig von ihren Schmerzen. Ruhelosigkeit durch Schmerzen. Viele Ängste. Selbstgespräche; schwermütiges Schweigen. Trägt Dinge von einem Platz zum anderen und wieder zurück. Unmöglichkeit, klar zu denken; Schläfrigkeit, beim Versuch zu studieren. Essenz nach Jan Scholten: „Die Vorstellung, alle Kontakte zu verlieren, wenn sie ungehalten werden."

Kopf

Kopfschmerzen, die im Nacken oder Hinterkopf beginnen, sich über den Kopf ausbreiten und über dem rechten Auge festsetzen, Verschlechterung 16 - 20 Uhr, Besserung durch Wärme und Druck. Schulkopfschmerzen. Schwindel durch Überanstrengung der Augen. Akkommodationsstörungen während der Kopfschmerzen. Gesichts*neuralgien.*

Verdauungstrakt

Zahnschmerzen; nachts, rasch den Ort wechselnd, Verschlechterung durch Essen und Trinken. Krampfhafter Schluckauf; dabei das Gefühl, mit kaltem Wasser begossen worden zu sein. *Kolik*artige Leibschmerzen, besser durch Wärme und durch Zusammenkrümmen. Blähungs*koliken*, begleitet von Luftaufstoßen, das aber nicht lindert.

Urogenitaltrakt

Beständiger Urindrang, im Stehen als auch im Gehen; nächtliches Einnässen. Regelschmerzen, besser durch Wärme und Druck. *Prämenstruelle* krampfige Schmerzen, die aufhören, sobald die Periodenblutung einsetzt.

Rücken und Extremitäten

Krämpfe besonders in Händen und Fingern. Krämpfe bei Schreibern und Musikern. Zittern der Hände. Rechtsseitige Ischiasschmerzen.

Modalitäten

Verschlimmerung: **Kälte**; kaltes Baden, Zugluft; Berührung; nachts; Erschöpfung; **Bewegung**; Zahnung.
Besserung: Hitze, **Wärme**, heiße Umschläge, heißes Baden; **Druck**; **Zusammenkrümmen**; Reiben.
Vorherrschende Angriffsseite: **Rechts**.

Klinische Indikationen

Chorea. Dentitio difficilis. Dysmenorrhoe. Enuresis nocturna. Ischialgie. Koliken. Migräne. *Neuralgien.* Schreibkrampf. *Singultus. Trimenonkoliken.* Zahnschmerzen.

Vergleichbare Arzneimittel

Belladonna, Chamomilla, China, Colocynthis, Cuprum, Cyclamen, Dioscera, Drosera, Kalium phosphoricum, andere Magnesium-Salze, Nux vomica, Silicea, Zincum.

Medorrhinum

Nosode aus gonorrhoischem Eiter.

Allgemeines

Verlangen nach frischer Luft. Kollaps mit Verlangen, Luft zugefächelt zu bekommen. Empfindlich gegen Kälte und Nässe. *Gonorrhoe* in der eigenen oder Familien-Anamnese. Übermäßig starke Absonderung aller Schleimhäute. Ausscheidungen riechen wie Fischlake.

Geist und Gemüt

Leidenschaftliche Menschen. Ungeduld, **Hast**, Sprunghaftigkeit; nervös, überreizt. **Extreme**, übertriebene Reaktionen. Gegensätze: Extrovertiertheit-Introvertiertheit; Aggressivität, Impulsivität und Zorn- Schüchternheit und Zurückhaltung; fanatische Tierliebe-Grausamkeit gegenüber Tieren. Egoismus. Übermäßige Sexualität. Sehr sensibel; mangelndes Selbstvertrauen; weinerliche Stimmung. Unentschlossenheit. Innere Angst und Unruhe. Hellsichtigkeit. **Angst vor bevorstehenden Ereignissen**, Unglück, daß etwas geschehen werde. Wäscht sich ständig die Hände. Nägelkauen. Schuldgefühle. Gefühl, als ob alle ihn anstarren würden. Furcht, jemand sei hinter ihm her. Furcht vor der Dunkelheit; vor dem Tod. Nachtmenschen, denen es **abends besser** geht, die abends am besten arbeiten können. Mürrisch am Tag, nachts heiter. Die Zeit vergeht nach seinem Empfinden zu langsam. **Rückzug in eine innere Traumwelt. Alles erscheint unwirklich**. Verwirrung. Konzentrations-mangel. Extreme Gedächtnisschwäche.

Kopf

Heftige Schmerzen im Kopf zum Wahnsinnigwerden. Fremdkörpergefühl unter den Augenlidern. Jucken im äußeren Gehörgang.

Atemwege

Chronischer Schnupfen und Nasennebenhöhlenentzündung. Ständiges Räuspern, um sich von Schleim, der im Hals steckt, zu befreien. Asthma und Husten besser in Knie-Ellenbogen-Lage bzw. beim Liegen auf dem Bauch.

Verdauungstrakt

Lockerungsgefühl der Zähne. Verlangen nach Salz, Fett, Eiswürfeln, Eiscreme, saurem Obst, Orangen, unreifem grünem Obst, Kartoffeln, (süßen) Alkoholika und anderen Stimulanzien. Heißhunger, selbst unmittelbar nach dem Essen.

Vermehrter Durst. Heftige, quälende Schmerzen im ganzen Bauch mit Krämpfen. Afterjucken.

Urogenitaltrakt

Chronische oder wiederholte Infektionen der Unterleibsorgane. Herpes und Warzen im Genitalbereich. Kinder entwickeln feuerrote, brennende Ausschläge im Windelbereich. Außerordentlich heftiges sexuelles Verlangen. Frühe Masturbation. Kälte der Brüste, besonders der Brustwarzen.

Rücken und Extremitäten

Gefühl von Brennen längs der Wirbelsäule, vom Nacken bis zum Steißbein. Chronischer Rheumatismus mit Schmerz in der linken oder rechten Schulterspitze, Verbildung der Fingergelenke und Empfindlichkeit der Ferse. Außerordentliche Unruhe in Beinen und Füßen. Empfindliche Fußsohlen, kann nur schlecht barfuß laufen. Geschwollene Knöchel. **Brennend heiße Füße**, die nachts aus der Bettdecke herausgestreckt werden.

Schlaf

Schläft auf dem Bauch. Babys und Kinder schlafen in der **Knie-Ellenbogen-Position**. Schlaflosigkeit, besonders nach Mitternacht und nach 4 Uhr morgens.

Modalitäten

Verschlimmerung: Tagsüber, v.a. vormittags; beim Denken an Beschwerden; im Gebirge; bei Hitze; während eines Gewitters; durch Süßigkeiten und Alkohol.
Besserung: **Am Meer**; abends und nachts; **Liegen auf dem Bauch, Knie-Ellenbogen-Lage**; bei feuchtem Wetter; durch Absonderungen.

Causa

Folgen von unterdrückter *Gonorrhoe*; Unterdrückung von Absonderungen; Beschwerden durch Erwartungsspannung.

Klinische Indikationen

Allergie. *Arthritis.* Asthma bronchiale. Ekzem. *Hypertonie. Leukorrhoe.* Migräne. *Neuralgien. Sinusitis. Ulcus ventriculi et duodeni. Urethritis. Vaginitis.* Warzen. *Windeldermatitis. Zystitis.*

Vergleichbare Arzneimittel

Anacardium, Carcinosinum, Lachesis, Natrium sulfuricum, Nux vomica, Platina, Sulfur, Tarantula, Thuja, Tuberculinum.

Mercurius solubilis

Hydrargyrum. Quecksilber. Quecksilber in seiner reinen Form ist bei Raumtemperatur flüssig und von mattem silbrigem Glanz. Im Reagenzglas ist es stets in leichter Bewegung und reagiert auf Temperaturschwankung stark (früher in Thermometern). Hoher Anteil von Quecksilber in Amalgamfüllungen. Fand bereits bei Paracelsus therapeutische Anwendung.

Allgemeines

Essenz nach Vithoulkas: Mangel an Reaktionskraft in Verbindung mit instabiler oder unzureichender Funktionsfähigkeit. Hauptmittel des syphilitischen Miasmas. **Reichlich Schweiß** bei jeder Beschwerde; der verschlechtert. Große Schwäche und Zittern durch die geringste Anstrengung. Geschwüre, die sich schnell ausbreiten. Chronische Eiterungen.

Geist und Gemüt

Überempfindlichkeit. **Emotionale Instabilität**; Weinen wechselt mit Lachen. Rastlose, „quecksilbrige", ängstliche, unbeherrschte Gemütsstimmung. Ruhelos, eilig, dabei ineffektiv. Hastige Sprache, Fehler beim Sprechen, Stottern. Introvertiert. Verträgt keinen Widerspruch. Unzufrieden, mißtrauisch, streitsüchtig. Impulse, z.B. zu schlagen, Dinge zu zerstören, zu töten (sich oder andere); wenn er ein Messer sieht (Mörder). **Hält die destruktiven Impulse meist unter Kontrolle.** Schreckhaftigkeit. **Furcht:** Räuber, Geisteskrankheit, drohender Tod; Selbstmord. Extreme Überempfindlichkeit, so daß er jeden als Gegner/Feind ansieht. Geistige Verlangsamung; antwortet langsam. Verständnisschwierigkeiten. Gedächtnisschwäche. Unfähig, sich zu konzentrieren. Schwachsinn im Endstadium (vergleiche Endstadium der Syphilis).

Hals

Stark angeschwollene Mandeln; Neigung zur Eiterung.

Atemwege

Stechende Schmerzen in der Gegend des unteren rechten Lungenlappens.

Verdauungstrakt

Geschwollenes, schwammiges Zahnfleisch; Zahnfleischbluten. **Die Zunge ist groß und schlaff und zeigt den Abdruck der Zähne. Übermäßige Speichelbildung**; macht das Kopfkissen im Schlaf naß. Metallgeschmack im Mund. Stinkender

Mundgeruch. Ablösung von Schleimhautmembranen (brennen wie Feuer). *Aphthen*. Heftiger Durst. *Dysenterie* - der Stuhl ist grünlich und blutig mit *Koliken* und Ohnmachten. *Tenesmus* vor, während und nach dem Stuhl.

Extremitäten

Tremor; besonders der Hände. Schwäche. Schweregefühl. Rheuma der Gelenke; mit Schwellung und Kältegefühl. Kalter, klebriger Schweiß nachts auf Oberschenkeln und Beinen. Parkinsonsche Krankheit.

Haut

Hautjucken in der Bettwärme. Fast ständig feucht. Generelle Tendenz zum Schwitzen, ohne Besserung dadurch. Vesikuläre und pustuläre Eruptionen. Ulzera; unregelmäßig begrenzt, ausbreitend; blutend; mit schneidenden Schmerzen.

Modalitäten

Verschlimmerung: Nachts; Temperaturextreme, d.h. sowohl Hitze als auch Kälte; durch Bettwärme; Liegen auf der rechten Seite; durch Bewegung, Anstrengung; kalte Luft; feuchtes und regnerisches Wetter, Wetterwechsel; durch Schwitzen; durch unterdrückte Absonderungen.
Besserung: Durch Ruhe.
Vorherrschende Angriffsseite: Links.

Klinische Indikationen

Abszeß. Akne. *Angina tonsillaris*. *Bronchitis*. Ekzem. Erkältungskrankheiten. *Gastroenteritis*. Infektion der oberen Atemwege. *Konjunktivitis*. *Morbus Parkinson*. *Orchitis*. *Otitis media*. *Pharyngitis*. *Pneumonie*. Rheumatismus. *Rhinitis*. Sexuelle Störungen. *Sinusitis*. *Stomatitis*. *Vaginitis*. Zähneknirschen (im Schlaf).

Vergleichbare Arzneimittel

Alumina, Arsenicum album, Kalium bromatum, Natrium muriaticum, Nux vomica, Plumbum, Pulsatilla, Silicea, Syphilinum.

Natrium carbonicum

Getrocknetes Natriumcarbonat, Soda, $NaCO_3$.

Allgemeines

Leiden infolge von Überhitzung durch die Sonne; große Schwäche durch Sommerhitze. Das Organ, welches am meisten von Erkrankungen betroffen ist, ist der Magen; während des ganzen Lebens Magenprobleme. Frostigkeit, Schwäche und Schlaffheit. Zittern bei Schmerzen. Zarte, zerbrechliche, kultivierte Personen.

Geist und Gemüt

Große Niedergeschlagenheit; völlig mit traurigen Gedanken beschäftigt. Stiller Kummer, Verlassenheitsgefühl; fühlt sich von der Familie und den Freunden entfremdet. Überempfindlichkeit gegen Geräusche, besonders Musik; Weinen bei Musik. Schreckhaftigkeit. **Fröhlich, lustig; sogar wenn innerlich traurig**. Nett, sanftmütig, mitfühlend, selbstlos und hilfsbereit. **Abneigung gegen bestimmte Personen**; erträgt die Anwesenheit bestimmter Personen nicht, zieht sich dann zurück. Abneigung gegen Gesellschaft; fürchtet jedoch das Alleinsein. Furcht vor Unglück, Gewitter. Angst vor der Zukunft. Unfähig zu denken, langsam im Begreifen, Konzentrationsunfähigkeit; geistige Stumpfheit.

Kopf

Kopfschmerzen durch Sonneneinwirkung und bei Gewitter. Kopfschmerzen, Schwindel, Benommenheit durch geistige Anstrengung. Schläfenkopfschmerz. Kopfschmerz abwechselnd mit Verdauungsbeschwerden.

Verdauungstrakt

Magenverstimmung durch bestimmte Nahrungsmittel. Abneigung gegen und Verschlimmerung durch **Milch**. Blähungen und Durchfall nach Milch. Gemüse und Mehlspeisen werden auch schlecht vertragen. **Verdauungsstörung** durch den geringsten Ernährungsfehler. Leeregefühl und Heißhunger gegen 5, 11 und 17 Uhr. Magen berührungsempfindlich. Senkungsgefühl im Bauch.

Atemwege

Chronischer Nasenkatarrh, der sich auf die hinteren Nasenlöcher und den Rachen erstreckt. Heftiges Räuspern und Spucken von dickem Schleim, der sich ständig wieder ansammelt.

Rücken und Extremitäten

Schwäche der Fußknöchel; verstaucht sich leicht die Knöchel.

Modalitäten

Verschlimmerung: Durch geistige Anstrengung; **Sonnenbestrahlung**; Gewitter; Milch; Kälte, Zugluft; morgens.
Besserung: Durch Bewegung, Reiben, Massieren; nach dem Essen.

Causa

Hitze und Sonnenstich; übermäßige Freude.

Klinische Indikationen

Allergie. *Colon irritabile. Gastritis.* Kopfschmerzen. *Laktoseintoleranz.* Nahrungsmittelallergien und -unverträglichkeiten. *Pharyngitis. Sinusitis. Ulcus ventriculi et duodeni.*

Vergleichbare Arzneimittel

Glonoinum, Lycopodium, Magnesium muriaticum, Natrium muriaticum, Natrium phosphoricum, Natrium sulfuricum, Sepia, Silicea, Staphysagria.

Natrium muriaticum

Natrium chloratum, Seesalz, Kochsalz, NaCl.

Allgemeines

Abmagerung, v.a. am Hals, trotz großen Appetits. Manche Beschwerden nehmen zu und wieder ab entsprechend dem Lauf der Sonne. Abneigung gegen Sonne. Salzablagerungen im Schweiß. Absonderungen wie Eiweiß. Periodische Symptome.

Geist und Gemüt

Durch eine Verletzung auf der emotionalen Ebene bei sehr sensiblen Menschen kommt es zu Introvertiertheit und Rückzug von der Gesellschaft bis zur absoluten Verhärtung („Salzsäule"). Schutzmauer um sich herum. Großer Kummer, der nicht geäußert wird, sog. **stiller Kummer. Trotz Traurigkeit Unfähigkeit, zu weinen; Trost verschlimmert** den Zustand. Hysterische Reaktionen, wie unwillkürliches Weinen oder Lachen bei ernsten Themen. Verliebt sich in unpassende Personen. Zeigt keine Gefühle. Angst vor emotionaler Verletzung, Furcht vor Zurückweisung. Reserviert, ernst, verschlossen, Abneigung gegen Gesellschaft. Sehr leicht verletzt, beleidigt, gekränkt. Ständige Erinnerung an vergangene, unangenehme Ereignisse; alter Kummer wird nicht vergessen; nachtragend. Haß auf Personen, die ihn verletzt haben. Empfindlich für Musik. Großes Mitgefühl und Verständnis für andere. Verantwortungsbewußt, pünktlich, perfektionistisch. Angst vor Räubern, um die Gesundheit, in engen Räumen ... . Depressionen mit Selbstmordgedanken.

Kopf

Kopfschmerzen durch Sonne. Schulkopfschmerzen. Hämmernde, berstende Kopfschmerzen; schlimmer von 10 bis 15 Uhr, durch Bewegung, Lesen, Licht, Geräusch, Regel; besser durch Liegen in einem dunklen, ruhigen Zimmer und Druck über den Augen. Lichtempfindlichkeit. Heuschnupfen. Ölige Gesichtshaut. Herpesbläschen um Lippen. Trockene, rissige Lippen; häufig tiefer Riß in der Mitte der Unterlippe, v.a. bei kaltem Wetter; Mundwinkel*rhagaden*. Landkartenzunge.

Verdauungstrakt

Verlangen nach Salz, Fisch, Teigwaren, sauren und bitteren Speisen. Abneigung gegen Fett, schleimiges Essen, Brot, Hähnchen. Großer Durst auf kalte Getränke. Krampfhafte Bauchschmerzen, besser durch enge Kleidung. Dünne, wäßrige Stühle morgens um 11 Uhr. Trockenheit des Mastdarms mit Verstopfung.

Atemwege
Krampfartiger Kitzelhusten, schlimmer beim Hinlegen. Asthmaanfälle häufig zwischen 17 und 19 Uhr.

Urogenitaltrakt
Kann nicht in Gegenwart anderer urinieren. Unwillkürlicher Harnabgang beim Husten. Brennende Unterleibsschmerzen vor der Periode. Trockene Scheide. Schamlosigkeit beim Sex. Abneigung gegen Geschlechtsverkehr aus Kummer.

Rücken und Extremitäten
Rückenschmerzen besser durch harten Druck und Liegen auf einer harten Unterlage. Stechende Kreuzschmerzen vor der Regel. Unruhige Füße.

Haut
Hautausschläge in den Gelenkbeugen, am Haaransatz und hinter den Ohren. Hautausschläge durch Überhitzung. Nesselsucht am ganzen Körper nach Anstrengung. Rissige Fingerkuppen.

Schlaf
Schlaflosigkeit durch Kummer oder Gedanken an vergangene, unangenehme Ereignisse. Schlaflage auf linker Seite. Träume von Dieben. Schlafwandeln.

Modalitäten
Verschlimmerung: Trost; Hitze, **Sonne**; **am Meer**; 9 bis 11 Uhr; Anstrengung; gegen Ende/nach der Periode, Geschlechtsverkehr.
Besserung: Frische Luft; Schwitzen; **am Meer**; Fasten.

Causa
Kummer, Enttäuschung, Liebeskummer, Demütigung, Ärger.

Klinische Indikationen
Allergie. *Arthritis.* Asthma bronchiale. *Colon irritabile.* Depression. *Dyspareunie.* Ekzem. *Gastritis.* Herpes labialis. Heuschnupfen. *Ischialgie. Kolitis.* Kopfschmerzen. Migräne. *Obstipation. Psoriasis.* Psychovegetative Erschöpfung. Rückenschmerzen. Streß*inkontinenz. Urtikaria.*

Vergleichbare Arzneimittel
Aurum, Ignatia, Lycopodium, Natrium carbonicum, Natrium sulfuricum, Phosphorus, Pulsatilla, Sepia, Staphysagria.

Natrium sulfuricum

Natriumsulfat, Na_2SO_4. Glaubersalz. Wird u.a. als Abführmittel eingesetzt.

Allgemeines

Extreme Empfindlichkeit gegenüber Feuchtigkeit. Abneigung gegen feuchtes Wetter; jeder Wetterwechsel von trocken nach naß wird gefühlt. **Reichlich gelbe, wäßrige oder dicke, gelb-grüne, eitrige Absonderungen.**

Geist und Gemüt

Realistische, sachliche, ernste, nüchterne Menschen. Pflichtgefühl, Verantwortungsbewußtsein und Schuldgefühle. Gefühl, nie Erfolg zu haben. Verschlossenheit. Starke emotionale Bindung an einen Partner; Kummer, Lebensüberdruß und Handlungsunfähigkeit nach Trennung oder Tod des Partners. **Traurigkeit mit Selbstmordgedanken.** Furcht, allein gelassen zu werden, da er sich etwas antun könnte. Muß sich stark unter Kontrolle halten, um sich nicht zu erschießen. **Aus Rücksicht auf seine Verwandten/Familie hält er sich vom Selbstmord zurück.** Sehr empfindlich gegen Musik, die melancholisch stimmt und zu Tränen rührt. Geistige und Gemütsveränderungen nach Kopfverletzungen. Fröhlich nach dem Stuhlgang.

Kopf

Kopfschmerzen, gebessert durch frische Luft und kaltes Wasser. Kopfschmerzen nach Kopfverletzung. Lichtempfindlichkeit, besonders während der Kopfschmerzen.

Verdauungstrakt

Die Zunge ist von einem braunen, bitteren Belag bedeckt, der nach hinten zu grünlich-gelb wird. Verlangen nach Joghurt und eiskaltem Wasser. Abneigung gegen Joghurt. Leberbeschwerden mit Schmerzhaftigkeit im rechten Hypochondrium, das empfindlich gegen Berührung ist und beim Gehen und jeder Erschütterung schmerzt. Kollern von Blähungen in der rechten Bauchseite. Plötzlicher Durchfall morgens nach dem Aufstehen. Dünne, gelbe, wäßrige, gußweise kommende, mit Klümpchen gemischte Stühle. Stuhlgang von Windabgang begleitet.

Atemwege

Asthma bronchiale, schlimmer bei feuchtem Wetter und in den frühen Morgenstunden, erwacht zwischen 4 und 5 Uhr durch Atemnot. Asthma bei Kindern. Lockerer Husten mit Rasseln, Wundheit und Schmerz durch die linke Brust. Der Husten ist so schmerzhaft, daß der Patient im Bett aufspringt und die Hände gegen die schmerzende Seite preßt bzw. die Brust halten muß.

Modalitäten

Verschlimmerung: Feuchtigkeit, feuchtes Wetter, Nebel, am Meer, an Seen; Liegen auf der linken Seite, Ruhe; Verletzungen; **Morgen, 4 - 5 Uhr**, später Abend; warmes, feuchtes Wetter.
Besserung: Durch trockenes Wetter; frische Luft; Druck; durch Verändern der Lage; nach dem Stuhlgang.
Vorherrschende Angriffsseite: Links.

Causa

Folgen von Sturz, Kopf- und Wirbelsäulenverletzungen.

Klinische Indikationen

Allergie. Asthma bronchiale. *Cholezystitis.* Depression. *Diarrhoe. Hepatitis. Ikterus. Kolitis.* Kopfschmerzen. *Pneumonie.* Schädel-Hirn-Trauma. *Suizid*neigung.

Vergleichbare Arzneimittel

Aurum, Colocynthis, Dulcamara, Kalium carbonicum, Medorrhinum, Natrium muriaticum, Podophyllum, Sulfur, Thuja.

Nux moschata

Myristica fragrans, die Muskatnuß (Fam. nat. Myristiaceae).

Allgemeines

Störungen von Sensorium, Geist und Nerven. Alle von **Schläfrigkeit oder Schlafsucht** begleiteten oder Schlaf verursachenden Erkrankungen. Affiziert die weiblichen Organe. **Verfrorenheit.** Trockenheit von Haut und Schleimhäuten. Schmerzhaftigkeit der Körperstellen, auf denen der Patient liegt.

Geist und Gemüt

Benommenheit, Schläfrigkeit und Verwirrung. Überwältigende Schläfrigkeit. Schwäche oder Verlust des Gedächtnisses. Stumpfsinn und Gleichgültigkeit. Überlegt lange vor dem Antworten. Schwindende Gedanken beim Lesen, Sprechen und Schreiben. Träumerische, hellsichtige Zustände. Wechselhafte Stimmungen; im einen Moment lachend, im nächsten weinend. Benommenheit, Verschlechterung durch *Menses*, Schwangerschaft.

Kopf

Ohnmachtsneigung durch Schmerz, Erregung der Gefühle, Anblick von Blut. Kopfschmerz mit beschleunigter Atmung. Kopfschmerz schlimmer durch Bewegung oder Überessen. Trockenheit der Augen; zu trocken, um die Lider zu schließen.

Verdauungstrakt

Große Trockenheit des Mundes mit Durstlosigkeit. Zunge so trocken, daß sie am Gaumen klebt. Empfindung von Trockenheit, wenn der Mund feucht ist. Speichel zäh, dick, wie Watte. Verlangen nach Schnaps, Kaffee, scharf gewürzten Speisen. Nahrungsmittelallergien. Aufgetriebener Bauch durch Gase, schon während der Mahlzeit. Blähungen und Völlegefühl während der Schwangerschaft. Verstopfung; der Stuhl ist zwar weich, kann aber nicht entleert werden. Sommerdurchfall mit unverdauten, schaumigen Stühlen; Verschlechterung durch kalte Getränke.

Urogenitaltrakt

Geistige und körperliche Beschwerden während der Schwangerschaft: Persönlichkeitsveränderung mit Zorn, Aufregung, Angst, Traurigkeit, Verwirrung, Ohnmacht; Husten, Zahnschmerzen, Übelkeit, Völlegefühl, Erbrechen, Sodbrennen,

Durchfall und Schläfrigkeit. Neigung zu Fehlgeburten. Regel: dunkel, dickflüssig, klumpig, verlängert; Regelkrämpfe.

Modalitäten

Verschlimmerung: Kaltes, windiges, stürmisches, feuchtes Wetter, Wetterwechsel; vor und während der Regel; beim Fahren; frische, kalte Luft; Naßwerden (der Füße); Gemütserregung, geistige Anstrengung.
Besserung: Trockenes, warmes Wetter; Trinken von heißem Wasser; im warmen Bett.
Vorherrschende Angriffsseite: Links.

Causa

Beschwerden nach Schockerlebnissen, Kummer, enttäuschter Liebe, Schlaganfall.

Klinische Indikationen

Allergie. *Diarrhoe. Dysmenorrhoe. Hyperemesis gravidarum.* Kopfschmerzen. *Morbus Alzheimer. Narkolepsie. Obstipation. Prämenstruelles Syndrom.* Sjögren-Syndrom. *Synkope.*

Vergleichbare Arzneimittel

Allium cepa, Alumina, Cannabis indica, Cocculus, Gelsemium, Helleborus, Ignatia, Opium, Pulsatilla.

Nux vomica

Strychnos Nux vomica, Brechnuß oder Krähenauge, gehört - wie Ignatia, Gelsemium, Spigelia und Curare - zu den Loganiaceen.

Allgemeines

Fröstelig; sehr empfindlich gegenüber Zugluft. Großes Kältegefühl bei Hitze und Röte des Gesichtes; Erkältungen infolge Abkühlung. Überempfindlichkeit aller Sinne.

Geist und Gemüt

Reizbar, streitsüchtig, **ehrgeizig**, „Workaholic", anspruchsvoll, **ungeduldig**. Eigen; möchte Dinge an ihrem bestimmten Platz haben. Traurigkeit beim geringsten Anlaß, vor allem nach dem Essen. Überempfindlich gegen äußere Eindrücke, Geräusch, Gerüche, Licht oder Musik.

Kopf

Kongestive Kopfschmerzen mit Übelkeit und Brechreiz. Krampfartiges Zucken und reißende Schmerzen im Gesicht. Lichtempfindlichkeit, vor allem morgens. Kälteempfindlichkeit der Zähne.

Verdauungstrakt

Verlangen: nach Gewürzen, Fett, fetten Speisen - die nicht vertragen werden -, Alkohol, **Stimulanzien**. Widerwillen gegen gewohnte Stimulanzien und Nahrungsmittel. Übelkeit und Brechreiz; Hunger bei Übelkeit. Magenschleimhautentzündung; Magenverstimmung; Zwölffingerdarmgeschwüre; Steingefühl nach Überessen. Magen empfindlich gegen Einengung und Druck. Völlegefühl und Auftreibung nach dem Essen. Unvollständiges Aufstoßen, Sodbrennen, *Koliken*. **Verstopfung; ständiger erfolgloser Drang**. Hämorrhoidalbeschwerden.

Atemwege

Trockenheit der Nase, juckender Schnupfen mit Besserung im Freien. Verstopfung der Nase in warmen Räumen. Rauher, trockener Husten mit Mißempfindungen im Rachen und Kehlkopf.

Urogenitaltrakt

Blasenentzündung mit ständigem Drang; es gehen aber nur einige Tropfen ab. Gesteigertes sexuelles Verlangen. Ausgeprägte sexuelle Erregbarkeit aus geringem Anlaß, morgendliche anhaltende Erektion; Erektionsschwäche.

Rücken und Extremitäten

Nächtliche Rückenbeschwerden, Steifigkeit und Reißen zwischen den Schulterblättern. Anfallsweise Muskelkrämpfe.

Schlaf

Schlaflosigkeit; erwacht zwischen 3 und 4 Uhr nach einigen Stunden und kann (bis 6 Uhr) nicht mehr einschlafen.

Modalitäten

Verschlimmerung: Kälte, kalter, trockener Wind; Essen; Alkohol; **in den Morgenstunden**, bald nach dem Erwachen, nach geistiger Anstrengung, Bewegung; Berührung, Sinnesreizungen.
Besserung: Wärme; abends, bei feuchtem Wetter, durch starken Druck.

Causa

Folgen von Ausschweifungen, Völlerei und Stimulanzien; Vergiftungen, Alkohol, Medikamenten, Narkosen.

Klinische Indikationen

Alkoholismus. *Angina pectoris. Apoplexie. Arrhythmie. Arthritis.* Asthma bronchiale. *Colon irritabile. Dysmenorrhoe.* Entzündliche Darmerkrankungen. Erkältungskrankheiten. *Gastritis. Gastroenteritis.* Grippe. Hämorrhoiden. *Hypertonie.* Impotenz. *Ischialgie. Koliken.* Kopfschmerzen. Leber- und Bauchspeicheldrüsenerkrankungen. Migräne. Muskelrheumatismus. *Nephrolithiasis. Neuralgien. Obstipation. Pertussis.* Psychovegetative Erschöpfung. *Pyelonephritis. Pylorospasmus* bei Säuglingen. Rachenkatarrh und Heiserkeit nach Alkoholgenuß. Reizblase. *Rhinitis.* Rückenschmerzen. Schlaflosigkeit. *Ulcus ventriculi et duodeni. Zystitis.*

Vergleichbare Arzneimittel

Anacardium, Asarum, Aurum, Calcium carbonicum, Carcinosinum, Chamomilla, Ignatia, Lilium tigrinum, Lycopodium, Medorrhinum, Sepia, Stramonium, Strychninum, Sulfur.

Opium

Opium ist der aus den eingeritzten grünen Köpfen von Papaver somniferum (Gartenmohn, Schlafmohn) fließende und anschließend getrocknete Saft.

Allgemeines

Völliges Fehlen von Schmerzen; **Schmerzlosigkeit** in normalerweise schmerzhaften Zuständen. Überempfindlichkeit der Sinnesorgane. Alle Ausscheidungen (Stuhl, Urin, Regelblutung) vermindert, aber viel (heißer) Schweiß. Sehr warme und schweißbedeckte Haut, aber nicht an den unteren Gliedmaßen. Das Bett fühlt sich so heiß an, daß der Patient nicht darin liegen kann und sich ständig bewegt auf der Suche nach einem kalten Platz.

Geist und Gemüt

Extreme **Schläfrigkeit**; schläft beim Reden, Sitzen etc. ein. Starker Gedankenandrang; lebhafte Phantasie. Der Patient klagt über nichts, will nichts, scheint glücklich zu sein, obgleich er sehr krank ist. Zufrieden und glücklich in allen Lebenslagen. Gleichgültigkeit, Verantwortungslosigkeit, Lügen. Eile und Ungeduld. Kann Situationen nicht mehr adäquat beurteilen: Furchtlosigkeit, Kühnheit, Waghalsigkeit. Rückzug in eine innere Welt. Ängstlich; Schreckhalluzinationen. Bewußtseinsverlust, Koma, Delirium; redet im Delir mit offenen Augen. Glaubt, er sei nicht zu Hause. Schreckvorstellungen: Die Erinnerung an einen überstandenen Schock klingt nicht ab.

Kopf

Konvulsionen; *Chorea*, Zittern, Zuckungen, Lähmungen und andere neurologische Störungen; besonders nach Schreck. Kopfschmerzen mit Schmerz im Hinterkopf, der sehr schwer erscheint. Dunkelrotes, aufgedunsenes, heißes, verschwitztes Gesicht; oder abwechselnd rot und blaß. Enge Pupillen; Augen halb offen.

Verdauungstrakt

Schwere Verstopfung ohne Stuhldrang. Darm*atonie*, insbesondere nach Operationen und Geburten. Der Stuhl besteht aus harten, schwarzen Klumpen. Umgekehrte Peristaltik mit Erbrechen von Stuhlmassen oder Lähmung des Verdauungstraktes.

Atemwege

Schnarchen. Die Atmung setzt beim Einschlafen aus. Schwierige, langsame, rasselnde und intermittierende Atmung; schlechter während und nach Schlaf. Erstickungsanfälle beim Einschlafen oder aus dem Schlaf heraus. Trockener, hackender Husten, dem ein Gähnen vorangeht und folgt.

Schlaf

Narkolepsie; fällt in sehr tiefen stupiden Schlaf, schwierig zu erwecken. Plötzliches Erwachen mit dem Gefühl zu ersticken. Lebhafte, schöne Träume. Trotz Schläfrigkeit kann er nicht einschlafen; hört Geräusche, die gewöhnlich nicht wahrgenommen werden; oder ständige *Somnolenz.*

Modalitäten

Verschlimmerung: Während und nach Schlaf; durch Wärme; Aufregung, Furcht; Alkohol; unterdrückte Absonderungen.
Besserung: Durch kalte Speisen und Getränke; Kälte; frische Luft; beim Spazierengehen.

Causa

Beschwerden nach **Schock, Schreck**, Furcht, Enttäuschung, Scham, Kummer, Demütigung, Tadel; Kopfverletzung, Operation.

Klinische Indikationen

Apoplexie. Cheyne-Stokes-Atmung. Commotio cerebri. Dekubitus. Delirium tremens. Enzephalitis. Epilepsie. Koma. *Meningitis. Miosis. Narkolepsie. Obstipation. Paralytischer Ileus.* Schlaf*apnoe*syndrom. Schlaflosigkeit.

Vergleichbare Arzneimittel

Aconitum, Allium cepa, Alumina, Arnica, Baptisia, Belladonna, Gelsemium, Hyoscyamus, Lachesis, Nux moschata, Nux vomica.

Petroleum

Steinöl, Petroleum, Oleum petrae album. Mineralisches Öl von dunkelbrauner Farbe und sirupartiger Konsistenz. Für das homöopathische Arzneimittel wird weißes Petroleum verwandt, bei dem die niedrigsiedenden und bei Raumtemperatur festen Bestandteile entfernt sind.

Allgemeines

Diverse Hautprobleme und Reisekrankheit mit kaltem Schweiß, Übelkeit und schwerem Druck im Hinterkopf. Stinkende Schweiße. Nimmt trotz großen Appetits nicht an Gewicht zu. Verfrorenheit; **generelle Verschlimmerung im Winter.** Die Beschwerden kommen und gehen plötzlich.

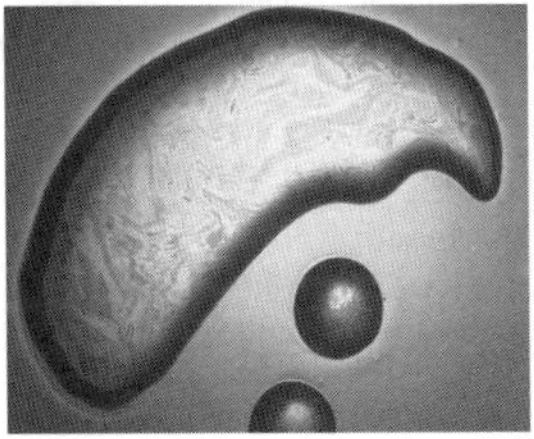

Petroleum, Steinöl Photo: DHU

Geist und Gemüt

Reizbar, streitsüchtig, leicht beleidigt, **aufbrausend**, schnell ärgerlich, zornig, manchmal auch gewalttätig, lebhaftes/hitziges Temperament einerseits und andererseits schüchtern, schreckhaft, weinerlich, unentschlossen. Große Geräuschempfindlichkeit. Im Delirium glaubt er, daß eine Person neben ihm liege, daß er doppelt sei oder daß eines seiner Glieder doppelt sei. Verwirrtheit; in den Straßen verliert er die Orientierung. Angst oder Wahnidee, der Tod stehe nahe bevor und er müsse sich beeilen, alles zu erledigen.

Kopf

Schwindel beim Aufstehen; Schwindel im Hinterkopf. Schwindel bei Wagen- und Schiffahrten. Kopfschmerzen im Hinterkopf wie ein Bleigewicht.

Verdauungstrakt

Heißhunger, besonders nachts. Abneigung gegen Fettes und Fleisch. Unverträglichkeit von Kohl, fetten Speisen, Fleisch, Bohnen und Erbsen. Ziehende Magenschmerzen bei leerem Magen, besser beim Essen. Durchfall nur tagsüber; anschließend wieder Hunger. Stuhl gelb und wäßrig, zuvor *Koliken*. Übelkeit, Erbrechen und kalter Stein im Magen beim Fahren, besser durch Essen.

Brust

Kältegefühl in der Herzgegend. Husten schlimmer in der Nacht mit Rasseln auf der Brust.

Haut

Rauhe, extrem trockene, rissige Haut; *Rhagaden*, tiefe, blutende Einrisse, Nässen und Krustenbildung. Der Juckreiz ist tagsüber schlimmer. Hautfalten, Kopfhaut - insbesondere hinter den Ohren, Nasenflügel, *Anus*, Steißnaht, *Skrotum* und Leiste sind besonders betroffen. Schmerzhafte, blutige Schrunden an den Fingerspitzen. Empfindlichkeit der Haut; die kleinste Wunde eitert. Nässende, juckende und bei kaltem Wetter brennende Frostbeulen. Stinkender Achsel- und Fußschweiß.

Modalitäten

Verschlimmerung: Im Winter; in kalter Luft; vor und während eines Gewitters; Reisen, beim Fahren im Wagen/in der Eisenbahn, durch Seereisen, Flugreisen; durch fette Speisen und Kohl; während der Periode; morgens und tagsüber; durch Ärger oder Schreck.
Besserung: In warmer Luft, Wärme, warmes trockenes Wetter; Essen.

Causa

Ärgernis, Reisen, Kohl, unterdrückter Hautausschlag.

Klinische Indikationen

Asthma bronchiale. Bronchitis. *Diarrhoe.* Ekzem. *Enteritis.* Frostbeule. Herpes. *Herpes zoster.* Kopfschmerzen. *Psoriasis.* Reisekrankheit. Seekrankheit.

Vergleichbare Arzneimittel

Cocculus, Graphites, Mezereum, Psorinum, Rhus toxicodendron, Sulfur, Tabacum.

Phosphorus

Gelber Phosphor. Fluoreszierend.

Allgemeines

Essenz nach Vithoulkas: Diffusion. Schwäche und Erschöpfung; Neigung zu Ohnmachten und plötzlichen Schwächeanfällen; jedoch ebenso schnelle Wiederherstellung und Erholung. **Neigung zu Blutungen** mit hellrotem Blut aus allen Organen; kleine Wunden bluten stark; blaue Mäler bei geringem Stoß. **Hämorrhagische Diathese.** Gefühl von **Brennen** (Sulfur, Arsenicum album); insbesondere Hitze der Hände. *Hypersensibilität* aller Sinne, besonders empfindlich gegen Gerüche und Düfte. Enorm kitzelig. Berührung bessert.

Geist und Gemüt

Extrovertiert, offen, freundlich; gefühlsbetont; äußerst **mitfühlend** - kann andere nicht leiden sehen -, einfühlsam. Strahlen Liebenswürdigkeit und Liebe aus, suchen aber auch nach Liebe und Kontakt. Großes Verlangen nach Gesellschaft; braucht jedoch Phasen der Zurückgezogenheit zur Regeneration. „Lieber irgendeine Kommunikation als gar keine." Neugierde. Künstler. Viel Phantasie, unerschöpflicher Ideenreichtum, verträumt, gedanklich abwesend, Tagträumer. Leicht abgelenkt, leicht zu beeindrucken, sehr beeinflußbar. Schreckhaftigkeit. Schüchternheit. Schnelle Auffassungsgabe. Fröhlichkeit. Hilfsbereitschaft. Voller **Ängste**; während Gewitter; Alleinsein; Dämmerung; Dunkel; um andere; Tod; Geister und Gespenster; Zukunft; Krankheit; Erdbeben; daß etwas passieren wird etc. Große Ruhelosigkeit. Geistige Erschöpfung, Verwirrung, Wahnideen. Gleichgültigkeit. Melancholie, Trostlosigkeit, Verzweiflung, Abscheu vor dem Leben, *Suizid*gefahr.

Kopf

Kopfschmerzen: Kongestives Kopfweh mit brennendem Schmerz des Kopfes; die Hitze scheint längs der Wirbelsäule hinaufzusteigen. Migräneanfälle, die 1 - 3 Tage dauern; der Schmerz scheint durch das Auge zu gehen und am Hinterkopf wieder herauszutreten. Schwindel und heißer Kopf durch Blutandrang. Augenleiden.

Atemwege

Nasenbluten; in der Kindheit. Sehr schmerzhafter Kehlkopf. Heiserkeit; Verschlechterung abends; bis zur *Aphonie* (schmerzlos) gehend; mit großer

Empfindlichkeit des *Larynx*. **Husten:** trocken, scharf, abgehackt, krampfhaft, mit Gefühl von stechendem Prickeln, „wie wund", mit Brennen in der Luftröhre und unter dem Brustbein. Auswurf selten, oft schwer löslich; evtl. blutig und eitrig, aber meistens schleimig; evtl. rostfarben, zäh und klebrig. Bei Bronchitis trockener Husten, in häufigen Anfällen; Verschlechterung abends bis Mitternacht; beim Sprechen, Lachen, laut Lesen, durch Temperaturwechsel, Liegen auf der linken Seite. Atemnot, besonders beim Treppensteigen. Beklemmung und Schweregefühl auf der Brust bei Lungenerkrankungen, besonders bei *Pneumonie*.

Verdauungstrakt

Verlangen nach kalten Getränken und kaltem Essen, Eiscreme, Schokolade, Obst, Salaten, Fisch, Salz, Wein und stark gewürzten Speisen. Hunger, besonders nachts, der sich bis zu Heißhunger steigern kann. **Riesiger Durst, besonders auf kaltes Wasser**, das in großen Mengen getrunken wird.
Übelkeit. Magenkrämpfe, Besserung durch Auflegen kalter Kompressen. Brennende Magenschmerzen; Besserung durch kalte Getränke; aber sobald das Wasser im Magen warm geworden ist, wird es wieder erbrochen. Leeregefühl im ganzen *Abdomen*. *Diarrhoe*, Gefühl, als ob der *Anus* offengeblieben wäre.

Schlaf

Kann nur auf der rechten Seite schlafen. Schlaf erfrischt; Patient fühlt sich nach Schlaf besser.

Modalitäten

Verschlimmerung: Gewitter, plötzliche Wetterwechsel, windiges und kaltes Wetter; durch geistige und körperliche Anstrengung, durch Aufregungen; **durch Liegen auf der linken Seite**; abends in der Dämmerung; Kälte; warmes Essen.
Besserung: Ruhe und Schlaf, Liegen auf der rechten Seite; Essen, kalte Speisen und Getränke; Reiben, Streicheln, in Gesellschaft.
Vorherrschende Angriffsseite: Rechts.

Causa

Schwächezustände nach erschöpfenden Krankheiten, nach Verlust von Körpersäften, wie Blutungen, Stilltätigkeit, Geburt, oder infolge Schnellwachsens. Beschwerden durch starke Gefühle, Emotionen; Aufregung, Erregung, Erwartungsspannung; Erschrecken, Furcht, Gram, Kummer; Sorgen, Ärger, Zorn.

Klinische Indikationen

Angina pectoris. Angst. *Arthritis.* Asthma bronchiale. *Ataxie. Bronchitis. Diabetes.* Ekzem. *Emphysem. Epistaxis. Gastritis. Gastroenteritis. Hämophilie. Hämorrhagie. Hämorrhagische Diathese. Hepatitis. Hypertonie. Kopfschmerzen. Laryngitis. Menorrhagie. Morbus Basedow. Myokarditis. Nephritis.* Netzhautablösung. *Optikusatrophie. Orthostatische Dysregulation. Osteomalazie. Pharyngitis.* Phobien. *Pneumonie. Psoriasis.* Psychovegetative Erschöpfung. *Purpura. Rachitis. Retina*blutung. *Tinnitus.* Tuberkulose. Typhus. *Ulcus ventriculi et duodeni.*

Vergleichbare Arzneimittel

Argentum nitricum, Arsenicum album, Causticum, Coffea, Medorrhinum, Pulsatilla, Rhus toxicodendron, Sepia, Sulfur, Thuja, Tuberculinum.

Phytolacca

Phytolacca decandra, die Kermesbeere.

Allgemeines

Affinität zu Lymphknoten und **Drüsen** wie Brustdrüsen, Mandeln, Ohrspeicheldrüsen und Hoden. **Heftiges Schmerz- und Zerschlagenheitsgefühl im ganzen Körper.** Der Kranke hat das Bedürfnis, sich zu bewegen, aber ohne Linderung. Wandernde, schießende, stechende Schmerzen, wie elektrische Stöße. Zähe, fadenziehende Absonderungen.

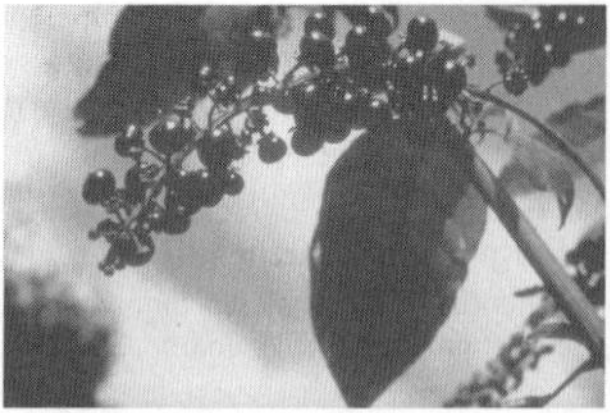

Kermesbeere Photo: DHU

Geist und Gemüt

Völlige Gleichgültigkeit gegenüber dem Leben; sicher, bald zu sterben. *Apathie* und Unfähigkeit zu geistiger Arbeit.

Kopf

Kopfschmerzen mit Übelkeit; beginnend in der Stirn und sich nach hinten ausbreitend. Schwindel; wenn er sich aufrichtet, wird er ohnmächtig.

Hals

Brennen im Rachen; kann nichts Heißes schlucken. Heftige Halsschmerzen, die beim Schlucken zu den Ohren ausstrahlen. Dunkelrote Rachenhinterwand; die Mandeln sind geschwollen, zuerst sehr stark gerötet, dann erscheinen weiße Stippchen, die konfluieren und diphtherieähnliche Beläge bilden können. Die Mandelentzündung geht mit hohem Fieber, Kopf- und Rückenschmerzen sowie dem Gefühl des Zerschlagenseins einher. Harte, schmerzhafte Schwellung der Halslymphknoten.

Verdauungstrakt

Unwiderstehliches Bedürfnis, mit den Zähnen zu knirschen. Zahnungsbeschwerden oder Zahnschmerzen mit Linderung durch Zusammenbeißen der Zähne.

Brust

Brustentzündung; die Brüste sind sehr hart, stark geschwollen, heiß und schmerzhaft. Beim Stillen strahlt der Schmerz über den ganzen Körper aus. Rissige Brustwarzen. Chronische Absonderungen aus der Brust, lange nach der Stillzeit. Während der Regel geschwollene, harte und schmerzempfindliche Brüste. Harte, schmerzhafte Knoten in der Brust.

Extremitäten

Rheumatische Schmerzen in den Muskeln, Gelenken und peripheren Nerven mit Verschlimmerung durch Bewegung und bei naßkaltem Wetter. Rheumatische Beschwerden nach Mandelentzündung; harte, empfindliche und sehr heiße Gelenkschwellungen. Ischiasbeschwerden, bei denen der Schmerz an der Außenseite des Beines hinabläuft. Schmerzen an den Sehnenansätzen.

Modalitäten

Verschlimmerung: Kälte, **feuchte Kälte**; nachts; durch Bewegung, Druck, Aufstehen aus dem Bett; Schlucken, heiße Getränke.
Besserung: Im Liegen (auf dem Bauch); kalte Getränke; Ruhe; Wärme; trockenes Wetter.
Vorherrschende Angriffsseite: Rechts.

Causa

Folgen von Mandelentzündungen.

Klinische Indikationen

Angina tonsillaris. Arthritis. Dentitio difficilis. Galaktorrhoe. Ischialgie. Kopfschmerzen. *Mammopathia fibrozystica. Mastitis.* Mumps. *Orchitis. Pharyngitis.* Rheumatismus. Scharlach. *Sinusitis.* Zahnschmerzen.

Vergleichbare Arzneimittel

Apis, Belladonna, Bryonia, Conium, Hepar sulfuris, Kalium jodatum, Lac caninum, Lachesis, Mercurius, Rhus toxicodendron, Silicea.

Platina

Platin, Platinum metallicum. Edelmetall.

Allgemeines

Körperliche Symptome wechseln mit Gemütssymptomen. Beschwerden nur auf einer Körperseite. Schmerzen steigen langsam und fallen ebenso; krampfartig und zusammenschnürend; begleitet von einem **Taubheits- und Kältegefühl**. Gefühl von innerem Zittern. Kälte- und Taubheitsgefühl an umschriebenen Stellen, besonders am Kopf und im Gesicht. Krampfhafte Zustände: eine Art *tetanischer* Versteifung mit Kälteschauern, abwechselnd mit Atemnot. Klebrige Körpersekrete.

Geist und Gemüt

Konflikt zwischen exzessivem sexuellen Verlangen und hohen, romantischen Idealvorstellungen in Liebesbeziehungen. Sensibel; sinnlich und idealistisch zugleich. Intellektuell, künstlerisch. **Enttäuschung**, da Partner nie Ansprüchen gerecht wird. Beschwerden durch Kummer, Enttäuschungen in Liebe und Sexualität. Verlassenheitsgefühl. Erotische Manie. Anmaßender, überheblicher Charakter; sieht mit Verachtung auf andere herab. **Übersteigertes Ichgefühl, Arroganz**. Verachtung für die Welt. Größenwahn, fixe Ideen von Reichsein und Herrschsucht. Alle Gegenstände um ihn herum erscheinen ihm klein, während er selbst sich größer vorkommt. Große Traurigkeit mit in sich gekehrtem Wesen und Neigung zu weinen. Stillschweigen; unwillkürliches Weinen. Rascher Umschlag der Stimmung von Gedrücktheit zu ausgelassener Laune und umgekehrt. Teilnahmslosigkeit, Gleichgültigkeit; Grübelei und **Depression**; Verzweiflung, Selbstmordgedanken. Verlangen, Menschen, v.a. Nahestehende/Geliebte, umzubringen, v.a. beim Anblick eines Messers. Hypochondrie. Angst vor drohendem Tod; vor Menschen; um Angehörige. Gedächtnisschwäche.

Kopf

Kopfschmerzen, mit einem Gefühl als säße der Kopf in einem Schraubstock. Schmerz auf dem Scheitel mit starkem Schweregefühl.

Extremitäten

Gefühl, ein Körperteil sei übertrieben groß. Schwäche und Müdigkeitsgefühl in den Gliedmaßen, besonders in Ruhe. Zittern, Taubheitsgefühl, Kribbeln; Schmerzen mit Kältegefühl. **Gefühl wie bandagiert**. Wadenkrämpfe abends im Liegen, mit dem Gefühl, als ob die Gliedmaßen einschlafen würden.

Verdauungstrakt

Verlangen: kalte Getränke. Tabak. Abneigung: Fleisch; v.a. während der *Menses*. Verstopfung; Verschlechterung auf Reisen. Ob hart oder flüssig, Stuhlentleerungen immer schmerzhaft, schwierig und spärlich; vor- und nachher *Tenesmus*. Große Schwäche während des Stuhlgangs. Stühle: schwarze, harte Bälle, wie gebrannt. Stühle kleben am After, als wären sie aus weichem Ton.

Urogenitalsystem

Extremes sexuelles Verlangen. Nymphomanie, schlimmer durch Bettruhe. **Masturbation**, schon im Kindesalter. Sexuelle Perversion. Außerordentliche Empfindlichkeit der Genitalorgane, deren Berührung nicht ertragen werden kann; führt zu Spasmus während gynäkologischer Untersuchung; bis zur Ohnmacht während *Koitus*. Empfindlichkeit der *Ovarien*; brennende Schmerzen. *Menses* zu früh, zu reichlich, dunkel und klumpig. Regel; mit Krämpfen oder schmerzhafter Schwere im Unterleib; mit Überempfindlichkeit der Geschlechtsorgane. Heftiger Juckreiz im weiblichen Genitalbereich.

Schlaf

Hartnäckige Schlaflosigkeit. Einschlafstörungen. Schlaf ist kurz und unruhig, durch häufiges Aufwachen und schreckliche, unzüchtige Träume unterbrochen.

Modalitäten

Verschlimmerung: Abends, nachts; Ruhe; Emotionen; Berührung; bei *Menses*.
Besserung: Frische Luft; Bewegung.

Causa

Beschwerden durch Schreck, Wut, Zornesausbruch; Verlassenheit, Verluste; sexuelle Ausschweifung, Onanie.

Klinische Indikationen

Adipositas. Bulimie. Depression. *Dysmenorrhoe.* Epilepsie. *Fazialisparese.* Kopfschmerzen. Manie. *Metrorrhagie. Obstipation.* Phobien. Schlaflosigkeit. Sexuelle Störungen.

Vergleichbare Arzneimittel

Aurum, Crocus, Gratiola, Hyoscyamus, Ignatia, Kalium phosphoricum, Lachesis, Lilium tigrinum, Lycopodium, Medorrhinum, Nux vomica, Palladium, Phosphorus, Pulsatilla, Sepia, Stannum, Sulfur, Valeriana, Veratrum album.

Plumbum

Metallisches Blei.

Allgemeines

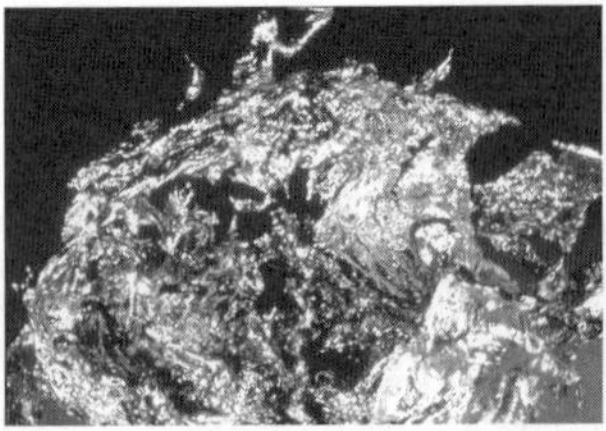

Blei Photo: DHU

Mangel an Vitalität. Verlangsamung aller Funktionen; allmähliche Entwicklung der Symptome. Muskeln, Sehnen, Nerven und Rückenmark sind in erster Linie betroffen. Starke und schnelle Abmagerung; allgemeine oder teilweise Lähmung, mit großer Schwäche, Blutarmut und **Verfrorenheit**.

Geist und Gemüt

Langsam in der Wahrnehmung äußerer Eindrücke, in der Auffassungsgabe und Reaktion; geistige Trägheit; *Apathie*. Verlust des Gedächtnisses, besonders für Worte. Stille Melancholie, Schweigsamkeit; Traurigkeit mit Angst. Verlangen, sich selbst zu zerstören. Große Furcht, ermordet oder vergiftet zu werden. Mißtrauen. Täuscht Krankheit vor. Leute, die es sich das ganze Leben haben gutgehen lassen; egoistisch und selbstsüchtig allen Luxus genossen haben; finden Freude an riskanten, verbotenen Abenteuern.

Kopf

Eingefallene und abgemagerte Wangen. Fettige Gesichtshaut. Gelbe Augen und Haut bei Gelbsucht. Ohrspeicheldrüse und Drüsen unter der Zunge dick geschwollen.

Verdauungstrakt

Blaue Linien entlang der Zahnfleischränder. Verlangen nach fritiertem und salzigem Essen. Heftigste *Koliken*; gebessert durch Rückwärtslehnen. Bauchschmerzen, die in alle Teile des Körpers ausstrahlen. Einziehungsgefühl; Empfindung, als ob die Bauchwand wie mit einem Faden zur Wirbelsäule hin gezogen würde. Verstopfung mit harten, klumpigen, schwarzen Stühlen, wie Schafskot. Afterkrampf, wie wenn der After nach innen gezogen würde.

Urogenitaltrakt

Harnverhalt durch Blasenlähmung. Chronische Nierenentzündung. Gesteigertes sexuelles Verlangen. Impotenz. *Vaginismus*; Überempfindlichkeit der Scheide. Verhärtung der Brustdrüsen mit stechenden Schmerzen. Fehlgeburt.

Extremitäten

Sehnenverkürzung. Zittern mit Muskelschwäche, besonders wenn er etwas halten will. Muskel*kontrakturen*. *Atrophie* der betroffenen Teile, z.B. gelähmter Muskeln. (Schmerzhafte), fortschreitende Lähmungen; Fallhand, Fallfuß. **Blitzartige Schmerzen**, Besserung durch Druck. Die Gliederschmerzen sind in der Nacht schlimmer. Überempfindlichkeit der Haut bei Berührung.

Modalitäten

Verschlimmerung: Anstrengung; kaltes Wetter, frische Luft; Bewegung; Gesellschaft; abends und nachts; Berührung; Fasten; Eier, Fisch.
Besserung: Harter Druck, Zusammenkrümmen, Reiben; Wärme; Strecken der Glieder.

Klinische Indikationen

Amyotrophische Lateralsklerose. Apoplexie. Artheriosklerose. Demenz. *Diabetes. Dupuytren-Kontraktur. Hypertonie. Ischialgie. Koliken. Kontrakturen. Morbus Parkinson. Multiple Sklerose.* Mumps. *Nephritis. Neuralgien. Neuritis. Obstipation. Proktitis.*

Vergleichbare Arzneimittel

Alumina, Cocculus, Dioscera, Lycopodium, Medorrhinum, Mercurius, Opium, Platina, Podophyllum, Sulfur.

Podophyllum

Podophyllum peltatum, Maiapfel, Flußblatt (Fam. nat. Berberidaceae).

Allgemeines

Lockerung aller Gewebe; Senkungsgefühl. Außerordentliche Schwäche nach dem Stuhlgang. Schwitzen während Schmerzen. **Einander abwechselnde Beschwerden.**

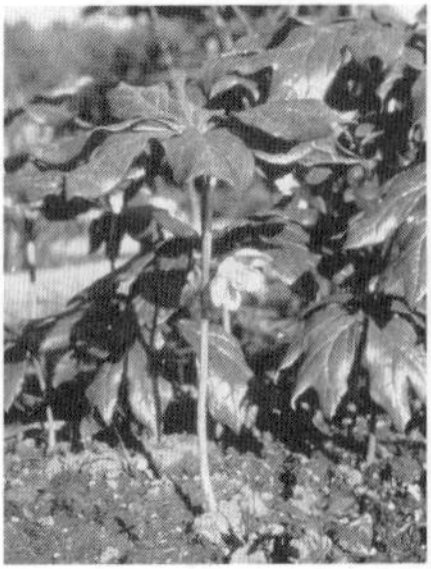

Maiapfel Photo: DHU

Geist und Gemüt

Große, auch delirante Geschwätzigkeit im Fieber. Bildet sich ein, krank zu sein; glaubt, er würde bald sterben. Depression bei Magenbeschwerden. Zappelig und ruhelos.

Kopf

Dumpf drückender Kopfschmerz wechseln mit Durchfall oder Leberstörungen.

Verdauungstrakt

Zahnungsbeschwerden; Zähneknirschen beim Zahnen. Breite, feuchte Zunge mit Zahneindrücken; Mundgeruch. Gefühl von Elendigkeit und Leere im Bauch, besonders nach dem Stuhl. Durchfälle morgens zwischen 2 und 4 Uhr, gelb oder grün, wäßrig, schleimig, sehr reichlich, übelriechend und unverdaut mit großer Erschöpfung oder Durchfälle wie aus dem Spundloch (**Hydrantenstühle**). Vor dem Durchfall Krämpfe und Gluckern im Bauch, sowie Herzklopfen, Übelkeit und Blässe des Gesichts. Schmerzlose Durchfälle. Entzündliche Zustände des Zwölffingerdarms, der Leber, der Gallenwege und des Dünndarms mit Leere- und *Prolaps*gefühl der Bauchorgane. Lebergegend geschwollen, empfindlich und schmerzhaft, Besserung durch Reiben. Mastdarmvorfall. Innere und äußere Hämorrhoiden.

Urogenitaltrakt

Gefühl von Gebärmuttervorfall beim Stuhl. Gebärmuttervorfall durch Überanstrengung, schweres Heben, Verstopfung oder nach der Entbindung. Schmerzen in den Eierstöcken, besonders im rechten, der sich zu den

Oberschenkeln erstreckt, Verschlechterung durch Strecken der Beine. *Amenorrhoe* bei jungen Mädchen mit Druckgefühl im Rücken und im Bauch.

Modalitäten

Verschlimmerung: **Frühmorgens** ab 3 Uhr; nach dem Essen und Trinken; warme Witterung, **im Sommer**; Zahnung.
Besserung: **Beim Liegen, vor allem auf dem Bauch**; durch Frottieren, Reiben und Streicheln der Leber; durch lokale Wärmeanwendung, am Abend.
Vorherrschende Angriffsseite: Rechts.

Klinische Indikationen

Amenorrhoe. Cholelithiasis. Cholezystitis. Dentitio difficilis. Diarrhoe. Dysenterie. Enteritis. Gastroenteritis. Hämorrhoiden. *Hepatitis. Kolitis.* Kopfschmerzen. *Ovarialzyste. Rektumprolaps. Uterusprolaps.*

Vergleichbare Arzneimittel

Aloe, Arsenicum album, Chamomilla, Chelidonium, Croton tiglion, Lycopodium, Mercurius, Natrium sulfuricum, Nux vomica, Sepia, Sulfur.

Psorinum

Psorinum ist eine aus dem Inhalt von menschlichen Krätzebläschen hergestellte Nosode.

Allgemeines

Große Empfindlichkeit gegen kalte Luft, **extreme Verfrorenheit**; friert immer, kann sich nicht warm genug anziehen; **Erkältungsneigung**. Alle Ausscheidungen (Durchfall, Weißfluß, Regelblutung, Schweiß) haben einen Aasgeruch, und selbst bei häufigem Baden hat der Körper einen **Schmutzgeruch. Allgemeine Schwäche**, besonders nach einer akuten Erkrankung, mit übermäßigem Schwitzen bei der geringsten Anstrengung. Der Kranke fühlt sich merkwürdigerweise immer besser am Vortage einer Krankheit.

Geist und Gemüt

Pessimismus; hoffnungslose, melancholische Stimmung. Größte Verzweiflung; macht sich und anderen das Leben fast unerträglich. Selbstmordtendenz. Sehr mürrisch und reizbar; entmutigt und voller Kummer. Misanthrop mit Minderwertigkeitskomplexen. **Verlassenheitsgefühl**. Schwermut, Depression; Gleichgültigkeit und Teilnahmslosigkeit. Schreckhaftigkeit. Verzweiflung an der Genesung. **Große Angst**. Ängstliche Ruhelosigkeit bei Nacht. Furcht vor unheilbaren Krankheiten; Todesangst. Angst vor der Zukunft; vor Unheil; in seiner Arbeit zu versagen. Gedächtnisschwund; Orientierungsschwierigkeiten; Verwirrung.

Kopf

Drückendes, betäubendes Kopfweh; Besserung durch Nasenbluten, durch kaltes Waschen und durch Essen; vor oder während der Kopfschmerzen Heißhunger. Krusten und Schorfe auf der Kopfhaut oder nässende, klebrige Hautausschläge. Chronische Entzündungen von Augen, Nebenhöhlen, Ohren und Mandeln. Übelriechender Eiter aus den Ohren mit Schmerzen in den Ohren. Trägt selbst im Sommer eine Pelzmütze. Lichtempfindlichkeit.

Verdauungstrakt

Ständiger Heißhunger; steht nachts auf, um zu essen; magert trotzdem ab. Faulig riechende Blähungen. Dunkelbraune, wäßrige Stühle von unerträglich widerlichem Geruch. Verstopfung durch Trägheit des Mastdarms.

Atemwege

Chronisch *rezidivierende* Entzündungen der oberen Luftwege und der Nachbarorgane wie der Ohren und Nasennebenhöhlen. Auffallende Atemnot, auch ohne Erkrankung der Brustorgane, schlimmer im Freien. Husten und Atemnot bessern sich im Liegen auf dem Rücken mit ausgebreiteten Armen - "wie gekreuzigt". Heuschnupfen.

Haut

Juckreiz, wenn der Körper warm wird; **unerträgliches Jucken** in der Bettwärme; Kratzen bis es blutet; Jucken zwischen den Fingern und in den Gelenkbeugen. Trockene, schuppige Ausschläge, die im Sommer verschwinden und im Winter wiederkehren. Die Haut hat ein schmutziges, schwarzbraunes Aussehen, als ob der Kranke sich niemals wüsche, und der Körper hat selbst nach dem Bad einen Schmutzgeruch. Brennen und Jucken der Fußsohlen. Akne, schlimmer während der Regel. Waschen verschlechtert alle Hautsymptome.

Modalitäten

Verschlimmerung: Durch Kälte, im Winter; bei Witterungswechsel, vor Gewitter; durch Berührung und Druck; durch Kaffee; nachts, Vollmond; geistige Anstrengung.
Besserung: Durch Wärme, im Sommer; beim Liegen, durch Ruhe; beim **Essen**; durch Nasenbluten, Schwitzen; durch starken Druck.

Causa

Folgen unterdrückter Hautausschläge, von unterdrückten Erkrankungen, unterdrückter Absonderungen; Gemütsbewegungen; geistigen Anstrengungen; stürmischem Wetter, Gewitter; Verletzungen, Verstauchungen, Verrenkungen.

Klinische Indikationen

Abszeß. Akne. Allergie. *Angina tonsillaris.* Asthma bronchiale. *Bronchitis.* Depression. *Dermatitis. Diarrhoe.* Ekzem. Erkältungen. Heuschnupfen. *Konjunktivitis.* Kopfschmerzen. Migräne. *Neuralgien. Obstipation. Otitis media. Pharyngitis. Psoriasis. Rhinitis.* Schlaflosigkeit. *Sinusitis. Skabies.*

Vergleichbare Arzneimittel

Acidum nitricum, Arsenicum album, Calcium carbonicum, Carbo animalis, Graphites, Hepar sulfuris, Mezereum, Petroleum, Phosphorus, Sulfur.

Pulsatilla

Pulsatilla pratensis, Kuhschelle oder Küchenschelle (Fam. nat. Ranunculaceae).

Allgemeines

Wechselhafte, veränderliche Symptome: Schmerzen und Schwellung ziehen von einem Gelenk zum anderen; kein Stuhl/kein Fieberfrost gleicht dem vorhergegangenen. Stets frierend, kann aber trotzdem keinen warmen Raum, keine warmen Anwendungen und kein heißes Wasser ertragen. **Absonderungen der Schleimhäute dick, rahmartig, mild, gelbgrün.**

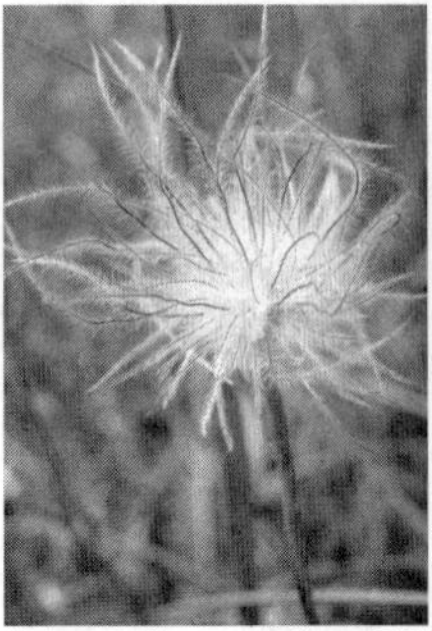

Küchenschelle Photo: DHU

Geist und Gemüt

Sanfter Charakter, weint leicht. Stimmung wechselnd und veränderlich, traurig, zu Tränen geneigt, jedoch keinem Trost zugänglich. **Tränenreichstes Mittel.** Wechsel von Lachen und Weinen; Stimmung wie Aprilwetter. Mehr nachgiebig und resignationsbereit als herausfordernd und widerspenstig (aber mitunter stur). Großes Mitgefühl. Sorgt sich um häusliche Angelegenheiten. Unentschlossenheit, Unsicherheit, leicht entmutigt, leicht beeinflußbar. Schüchternheit. Ängstlichkeit. **Angst, verlassen zu werden.** Angst alleine im Dunkeln. Furcht vor Räubern, vor Geistern, in engen Räumen, in einer Menschenmenge, vor Insekten, Hunden, Schlangen, vor Armut. Höhenangst. Krankhafte Furcht vor dem anderen Geschlecht; Abneigung gegen Heirat. Religiöse Verzweiflung. Melancholie, depressive Verstimmung. Lebensüberdruß, Selbstmorddrohungen, Selbstmord durch Ertränken. **Liebenswürdigkeit, Abhängigkeit, Geselligkeit, Flexibilität, Gefühlsbetontheit.**

Kopf

Kopfschmerzen: kongestiv, pulsierend; als wenn es die Stirn und Schläfe zersprengen wollte; wandernder halbseitiger Kopfschmerz; Schmerz im Hinterkopf. Periodische Kopfschmerzen mit Übelkeit und Erbrechen. Heftige Kopfschmerzen; während, vor, nach, bei unterdrückter Regel oder *Dysmenorrhoe*. Besserung durch äußeren Druck und kalte Umschläge. Schwindel; Ohnmacht.

Augen

Entzündete Bindehäute, brennend, stechend, mit trockenem Gefühl; reichlicher Tränenfluß. Gerstenkörner.

Ohren

Mittelohrentzündung; nach Trommelfellperforation dicker, gelbgrüner, milder Ausfluß.

Verdauungstrakt

Verlangen: Saures, Frisches, **Unverträgliches, wie Cremetorte**, Fett, Fleisch. Abneigung: Fleisch, Butter, Fett, Brot, Milch, Tabakrauchen.
Durstlos. Mund trocken; mit schlechtem Geschmack, besonders morgens. Häufiges Aufstoßen von bitterem Geschmack. Übelkeit und Erbrechen der Speisen, von bitterem Schleim. Magenkatarrh und Blähungs*kolik* nach Essen. Drücken, Völle, Sodbrennen nach Essen, besonders nach fetten, süßen und sauren Speisen, nach Schweinefleisch, Kuchen und Eis. Keine zwei Stühle haben die gleiche Beschaffenheit. Selten Verstopfung, häufiger Durchfälle. Wechsel von Durchfall mit Verstopfung. Gallenblasenentzündung, Leberstörungen, Gelbsucht.

Urogenitaltrakt

Häufiger Harndrang; unwillkürlicher Harnabgang nachts, beim Gehen, Niesen, Husten oder von einem Schreck oder Überraschung. Starkes sexuelles Verlangen. Regel verspätet und schwach, aussetzend (besonders, wenn die Füße naß geworden sind), mit Krämpfen; oder die Regel ändert sich ständig in Rhythmus, Stärke und Beschwerden, häufig ist sie verspätet und spärlich; auch verfrüht und reichlich. Erleichterung nach der Regel. *Leukorrhoe*; morgens; bei kleinen Mädchen.

Schlaf

Schlaflosigkeit; nach Hinlegen durch Gedanken; vor Mitternacht. Schlafposition: Bauch oder Rücken; mit Händen unter oder über dem Kopf. Schweiße während Schlaf, die beim Erwachen verschwinden; oft einseitig.

Modalitäten

Verschlimmerung: **Hitze**, **warmes Zimmer**, bei atmosphärischem Tiefdruck, kurz vor einem Gewitter, durch fette Speisen, durch Ruhen, abends und nachts.
Besserung: Bewegung, **frische Luft**, kalte äußere Anwendungen.
Vorherrschende Angriffsseite: Rechts.

Klinische Indikationen

Amenorrhoe. Cholezystitis. Depression. *Diarrhoe. Dysenterie. Dysmenorrhoe. Enuresis nocturna. Gastritis.* Harnwegsinfektion. *Hepatitis. Hordeolum. Hypomenorrhoe.* Klimakterische Beschwerden. *Konjunktivitis.* Kopfschmerzen. *Leukorrhoe.* Masern. *Ophthalmia neonatorum. Orchitis. Orthostatische Dysregulation. Otitis media. Prämenstruelles Syndrom.* Rheumatismus. Schlaflosigkeit. Sterilität. Stressinkontinenz. *Zystitis.*

Vergleichbare Arzneimittel

Argentum nitricum, Barium carbonicum, Capsicum, Kalium sulfuricum, Lycopodium, Medorrhinum, Phosphorus, Sepia, Silicea, Staphisagria, Sulfur.

Rhus toxicodendron

Giftsumach. Toxicodendron quercifolium. Strauch aus der Familie der Anacardiaceen. Beheimatet in Nordamerika. Er findet sich auch in buschigen Wäldern und feuchten Gegenden von Europa, speziell in Frankreich.

Allgemeines

Nach Vithoulkas ist die zentrale Idee die der **Steifheit**, des Angespanntseins und der Unfähigkeit, sich zu entspannen. Ruhelosigkeit im Bett; muß ständig die Lage wechseln, um den Schmerz zu erleichtern.

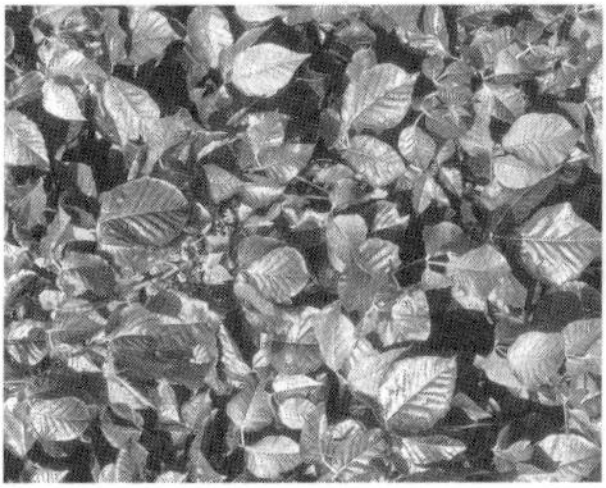

Giftsumach Photo: DHU

Geist und Gemüt

Extreme **Ruhelosigkeit**, nervöse Unruhe. Witzig, fröhlich. Ängstlich, besorgt und traurig; Neigung zu weinen. Unglücklich, mutlos, hoffnungslos. Nett, freundlich, schüchtern, kühl und mild, aber lebhaft. Angst um seine Kinder. Furcht, verletzt zu werden, vor einem Unglück. Große Besorgnis in der Nacht; fühlt sich bedroht. Furcht, jemanden zu töten. Abergläubisch; fixe Ideen. Zwanghaftes, rituelles Verhalten. Benommenheit und geistige Verwirrung bei typhösen Zuständen.

Kopf

Kopfschmerzen beginnen mit Nackensteifigkeit, besser durch Bewegung. Kopfschmerzen mit Stumpfheit, Leere oder Schwere des Kopfes. Schmerz hinter den Augen, Verschlechterung durch Bewegung; steife Augenlider. Anschwellungen der Ohrspeicheldrüse und Lymphknoten. Der Kiefer ist steif und knackt.

Atemwege

Morgendliche Heiserkeit, die sich durch Reden bessert. Kurzer, trockener Husten nach Aufenthalt im Regen; schon geringste Kälte oder Aufdecken verschlimmert.

Rücken und Extremitäten

Lahmheit und Steifigkeit sowie Schmerz bei Beginn der Bewegung nach Ruhe oder beim Aufstehen morgens, durch fortgesetzte Bewegung gebessert. Steife und schmerzhafte Muskeln infolge Anstrengung, Verrenkung oder feuchter Kälte. Steifheit und Knacken in allen Gelenken. Lähmung mit Taubheit. Überempfindlichkeit im Halsbereich, besonders gegen Zugluft. Wunder Schmerz im Rücken mit Steifigkeit, schlimmer durch Überheben und Ruhe, besser durch Bewegung, Hitze und festen Druck. Schmerzen in der linken Schulter. Ruhelose Beine im Bett.

Verdauungstrakt

Trockene oder dunkel belegte Zunge mit einem dreieckigen roten Fleck an der Spitze. Verlangen nach **kalter Milch**, kalten Getränken, Süßem, Käse, Joghurt und Austern. Abneigung gegen Fleisch.

Haut

Bläschenförmige Hautausschläge. Heftig juckende Ekzeme mit Bläschenbildung. Herpesartiger Ausschlag mit Schwellung, Brennen, Jucken und Stechen, besser durch heißes Wasser.

Modalitäten

Verschlimmerung: Kälte, **naßkaltes Wetter**, vor Gewitter, Zugluft; nachts, besonders nach Mitternacht, morgens beim Aufstehen.
Besserung: Fortgesetzte **Bewegung**, Lageveränderung; Hitze; Reiben; Strecken der Glieder; trocken-warmes Wetter.

Causa

Körperliche Überanstrengung, Verstauchung, Verrenkung; feuchte Kälte, Kälte, Nässe, Naßwerden, Erkältung bei überhitztem, verschwitztem Körper.

Klinische Indikationen

Arthritis. Asthma bronchiale. *Bronchitis.* Ekzem. *Erysipel.* Herpes labialis. *Herpes zoster. Impetigo contagiosa. Ischialgie.* Kopfschmerzen. *Laryngitis. Lumbago. Neuralgien. Pharyngitis. Pneumonie.* Rheumatismus. Rückenschmerzen. Scharlach. Schleudertrauma. *Tendovaginitis. Urtikaria. Varizellen.* Zerrungen. Zwanghaftes Verhalten.

Vergleichbare Arzneimittel

Acidum sulfuricum, Aconitum, Apis, Arnika, Arsenicum album, Bryonia, Calcium carbonicum, Calcium phosphoricum, Dulcamara, Erkältungen, Jodum, Natrium sulfuricum, Phosphorus, Ruta, Tarantula, Tuberculinum.

Sepia

Sepia ist der Inhalt des Tintenbeutels des im Mittelmeer, in der Nordsee und im Atlantischen Ozean lebenden Tintenfisches Sepia officinalis (Fam. nat. Cephalopodae).

Allgemeines

Stase auf allen Ebenen.
Hauptwirkungskreis im Unterleib und Becken, vorzüglich bei Frauen. **Frostig**; aber Hitzeüberlaufen mit Schweiß und Schwäche. Übler Geruch aller Ausscheidungen.

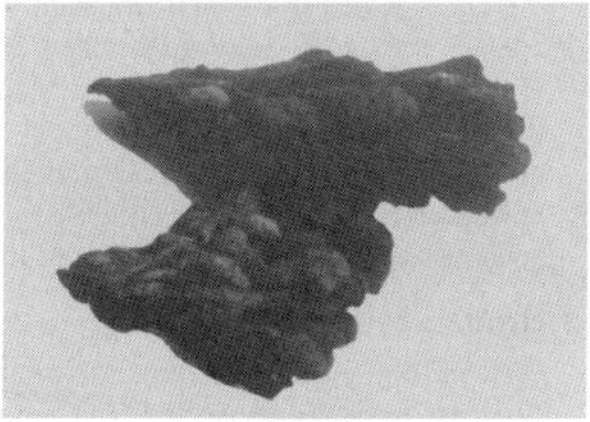

Getrocknete Tinte des Tintenfisch Photo: DHU

Geist und Gemüt

Abneigung/Gleichgültigkeit gegen alles; was ihr sonst lieb und teuer ist, z.B. Mann und Kind, gegen ihre liebsten Beschäftigungen, ihre nächsten Pflichten. Abneigung gegen Arbeit; Gesellschaft. Will alleine sein. Braucht Distanz und Freiheit. Will nicht durchschaut werden ("Tintenschleier"). Schüchternheit. Müdigkeit. Weinen ohne Grund. Empfindsamkeit. Übererregtheit, Nervosität; Lachen und Tanzen; **liebt Tanzen** und Gewitter. Hart, verletzend, sarkastisch; intelligent, scharfsinnig; ehrgeizig. Großer Gerechtigkeitssinn; Perfektionismus, Arbeitseifer, Gewissenhaftigkeit, großes Pflichtbewußtsein. Kritiksucht. Nervosität, Reizbarkeit, Wut, Aggressivität; Verzweiflung; Schwermut, Depression, sogar bis zur *Suizid*neigung. Weinen; ärgerliche Gereiztheit. Trost verschlimmert. Angst. Hoffnungslos besorgt um ihre Gesundheit. Furcht; daß etwas passiert; vor Gespenstern; Alleinsein; Armut; Unheil; drohender Krankheit; vor einem Gewitter; beim Autofahren. Schreckhaftigkeit. Geistige Schwerfälligkeit; Gedankenlosigkeit; Verwirrung, Abstumpfung der Gefühle, *Apathie*.

Kopf

Gelbe Flecken, Leberflecken; besonders auffällig im Gesicht, wo sie mit Vorliebe Schmetterlings- oder Sattelform annehmen; auf Wangen, Nase und um den Mund herum. Ohnmachtsneigung; besonders in warmen Räumen; beim Knien. Schwere der Augenlider, durch Erschöpfung, während Kopfschmerzen. Kopfschmerzen;

linksseitige (über dem linken Auge); Verschwommensehen vorher; Herabfallen der Augenlider währenddessen.

Verdauungstrakt

Verlangen: nach Saurem und Schokolade.
Abneigung: Fett und Milch, die auch schlecht vertragen werden.
Speisen erscheinen häufig versalzen. Schmerzhaftes Gefühl von Leerheit (mit Durst), Hinsein oder Ohnmacht im Magen, zum Sterben elend. Neigung zu Übelkeit und Erbrechen, bei allen seelischen, aber auch bei körperlichen Ursachen, besonders beim Anblick oder Geruch von Speisen. Der Stuhlgang wird, selbst wenn er nur weich ist, mit Mühe entleert. Verstopfung; mit Gefühl eines Knollens in der Scheide oder im Mastdarm. Völlegefühl im *Rektum*. Verstopfung ohne Stuhldrang.

Urogenitaltrakt

Gleichgültigkeit/Abneigung gegen *Koitus*. **Gefühl von Schwere und Abwärtsdrängen**, als wolle der Inhalt des Unterleibes durch die *Vulva* herausfallen. Die Kranke kreuzt die Beine mit Kraftaufwand oder preßt die *Vulva* mit der Hand zurück. Regel meist verspätet und spärlich.
Schwangerschaftsprobleme; *Aborte*.

Extremitäten

Steifheit und Schwere in den Extremitäten, besonders nach dem Schlaf.
Gelenkschwäche. Die Gelenke knicken beim Gehen leicht um. Gefühl, als laufe eine Maus am Bein auf und ab.

Modalitäten

Verschlimmerung: Morgens und abends, von 14 bis 16 Uhr oder von 15 bis 17 Uhr; bei Neu- und Vollmond; am Meer; Ruhe; Stehen; Kälte; vor, während und nach der Periode; durch *Koitus* oder häufigen Geschlechtsverkehr; Schwangerschaft; Fehlgeburt, Abtreibung; Klimakterium.
Besserung: Nachmittags; durch **kräftige körperliche Bewegung**, Tanzen, im Freien, besonders Bewegung in frischer Luft; Wärme; Beschäftigung.
Vorherrschende Angriffsseite: Links.

Klinische Indikationen

Abort. Anämie. Beckenentzündung. Bindegewebserkrankungen. *Bronchitis.* Depression. *Dyspareunie. Endometriose. Enuresis. Gastritis.* Herpes. *Hirsutismus.* Hitzewallungen. Husten. *Hyperemesis gravidarum. Ischialgie.* Klimakterische

Beschwerden. *Kollagenose. Kondylome.* Kopfschmerzen. *Leukorrhoe.* Migräne. *Obstipation. Prämenstruelles Syndrom. Prostatitis. Pruritus ani. Psoriasis.* Psychovegetative Erschöpfung. *Raynaud-Syndrom. Rektalfissuren. Rhinitis.* Sexuelle Funktionsstörungen. *Sinusitis. Sklerodermie.* Streß*inkontinenz. Tinea. Ulcus ventriculi et duodeni. Uterusprolaps. Vaginitis. Varizen.* Warzen. *Zystitis.*

Vergleichbare Arzneimittel

Acidum nitricum, Acidum phosphoricum, Carbo vegetabilis, Carcinosinum, Gelsemium, Ignatia, Lilium tigrinum, Murex, Natrium muriaticum, Nux vomica, Petroleum, Pulsatilla, Thuja.

Silicea

Kieselerde, Kieselsäure, H_2SiO_3, Bergkristall. Zur homöopathischen Verwendung nimmt man die reine Kieselsäure des Bergkristalls.

Allgemeines

Frostigkeit, Kälteempfindlichkeit; **Erkältungsneigung**. Körperliche und geistige Schwäche. Abmagerung. Neigung zu chronischen **Eiterungen**, Geschwürbildungen, *Tumoren*, *Fibromen*, Zysten und Lymphdrüsenschwellungen mit Verhärtung. Übelriechende, aggressive **Schweiße**. Erkrankungen von Knochen, Wirbelsäule, Zähnen und Nägeln. Schnell erschöpft bei geistiger und körperlicher Anstrengung. **Langsameit** von Entwicklung, Wachstum und Genesung. Zarte, schwache Kinder mit großen Köpfen, offenen Fontanellen, Kopfschweiß, ausladenden Bäuchen, die langsam gehen lernen. Überempfindlichkeit aller Sinne, besonders gegen Berührung und Geräusche.

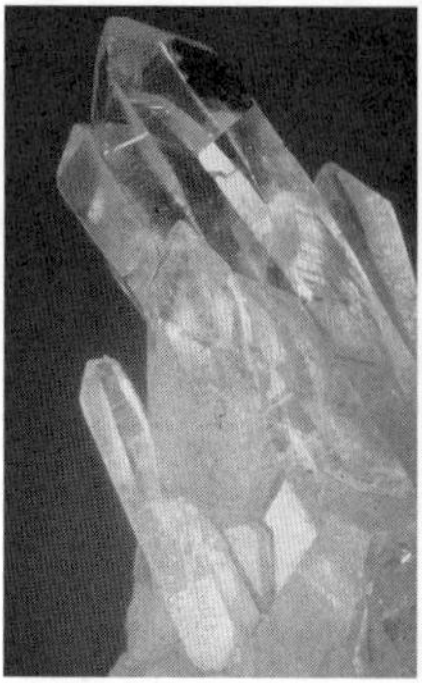

Bergkristall Photo: DHU

Geist und Gemüt

Nachgiebig, schüchtern, verzagt, sanftmütig, reserviert. Mangel an Selbstvertrauen. Angst vor Mißerfolgen; Furcht zu versagen oder etwas Neues zu unternehmen. Prüfungsangst, Erwartungsspannung; Angst, in der Öffentlichkeit aufzutreten. Wahnidee, zu versagen. Furcht vor Nadeln oder spitzen Gegenständen. Fixe Ideen von Nadeln. **Eigensinn; geben nach, beharren aber innerlich auf ihrer Meinung.** Das Bild, das sie nach außen zeigen, ist äußerst wichtig. Braucht viel Bestätigung. Unentschlossenheit; aber empfindlich gegen Widerspruch. Spezialisiert auf einem Gebiet. Gewissenhaft in Kleinigkeiten. Mangel an geistiger Ausdauer. Nervosität, Ungeduld, Unzufriedenheit. Reizbare Schwäche mit Zerstreutheit. Gedächtnisschwäche.

Kopf

Kopfschmerz, der im Nacken beginnt und in den Kopf, die Stirn und die Augen steigt; oft durch angestrengte geistige Arbeit hervorgerufen. Schmerz über einem Auge, gewöhnlich schlimmer rechts. Kopfschmerz verschlimmert durch jegliche

Art von Geräusch, Bewegung oder Erschütterung; gebessert durch warmes Einhüllen des Kopfes, Druck und reichliches Wasserlassen. Schwindel, der vom Nacken aufsteigt; als ob man nach vorne fallen würde, vom Hochschauen. Schweiße des ganzen Kopfes. Augen- und Ohrenentzündungen; Gerstenkörner. Lebhafte Röte der Nasenspitze.

■ Hals

Wiederkehrende Mandelentzündungen. Stechen wie von einer Nadel in der Mandel. Stechende Schmerzen beim Schlucken. Harte Schwellung der Halslymphknoten.

■ Brust

Brustzysten. Brustentzündungen bei stillenden Frauen. Gefühl, als ob ein Stein in der Brust drückt. Harte Knoten in der Brust.

■ Verdauungstrakt

Zahnabszesse, Zahnfleischentzündungen. Empfindung eines Haares auf der Zunge. Appetitverlust beim Versuch zu essen. **Großer Durst.** Verlangen nach kalten Speisen, Eis, Eiern, Fett und Milch. Abneigung gegen Fett, Fleisch, Salz, warmes Essen, Muttermilch und Milch. Milch wird schlecht verdaut. Verstopfung mit „schamhaftem" Stuhl, d.h. er schlüpft wieder zurück; Verstopfung schlimmer vor und während der Regel. Anal*fisteln.*

■ Atemwege

Nase chronisch verstopft und trocken. Nasennebenhöhlenentzündung mit dickem retronasalen Schnupfen. Atemnot durch Zugluft. Heftiger Husten beim Hinlegen, mit dickem, gelbem, klumpigem Auswurf.

■ Haut

Schlechte Heilung der Haut; jede Verletzung eitert. Narbenwucherungen; Narben werden plötzlich schmerzhaft. Hartnäckige Eiterungen, Abszesse, *Furunkel.* Stinkender, wundmachender Fußschweiß. Brüchige Nägel mit weißen Flecken; Nagelbettentzündungen. Silicea entfernt Fremdkörper, vor allem Nadeln und Splitter.

Modalitäten

Verschlimmerung: Kälte, beim Entblößen, Zugluft; Druck; Geräusche; helles Licht; während der Regel; Geschlechtsverkehr; morgens, nachts; bei Neu- und Vollmond; geistige Anstrengung; nervöse Erregung; Alkohol, Milch.
Besserung: Wärme, warmes Einhüllen des Kopfes, feuchtwarmes Wetter.
Vorherrschende Angriffsseite: Links.

Causa

Impffolgen; Unterdrückung von (Fuß-)Schweiß und anderen Absonderungen; Zugluft.

Klinische Indikationen

Abszeß. Akne. *Angina tonsillaris.* Asthma bronchiale. *Bronchitis.* Ekzem. *Fissuren. Furunkel. Hordeolum.* Impfschäden. *Keloide. Konjunktivitis.* Kopfschmerzen. *Mammopathia fibrozystica. Mastitis.* Migräne. Obere Luftwegsinfektion. *Obstipation. Otitis media. Panaritium. Pharyngitis. Psoriasis.* Psychovegetative Erschöpfung. *Sinusitis. Skoliose. Vertigo. Vitiligo.*

Vergleichbare Arzneimittel

Acidum nitricum, Acidum picrinicum, Barium carbonicum, Calcium carbonicum, Carbo animalis, Hepar sulfuris, Kalium carbonicum, Kalium phosphoricum, Mercurius, Natrium carbonicum, Pulsatilla, Sanicula, Staphysagria.

Spongia

Spongia marina tosta oder Euspongia officinalis, der Badeschwamm (Fam. nat. Porifera), gerösteter Seeschwamm, der vor allem an den Küsten des Griechischen Archipel gefischt wird und Jod enthält.

Allgemeines

Trockenheit der Schleimhäute, besonders der Atemwege. Vergrößerung, Verhärtung und Entzündung von Drüsen. Frostigkeit. Erschöpfung und Schwere des Körpers. Erschrockener, ängstlicher Gesichtsausdruck.

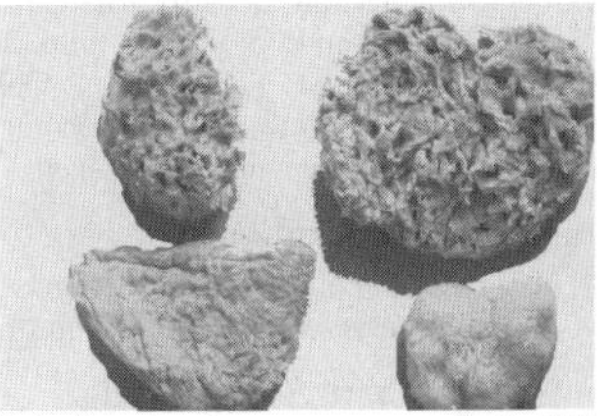

Badeschwamm Photo: DHU

Geist und Gemüt

Ängstlich und schreckhaft. Furcht vor Herzerkrankungen, vor der Zukunft, vor dem Tod, zu ersticken. Schreckt in der Nacht auf mit großer Angst und Erstickungsgefühlen. Unwiderstehliches Verlangen zu singen, gefolgt von Traurigkeit.

Hals

Zusammenschnürungsgefühl, Kratzen und Trockenheit im Hals. Häufiges Räuspern. Kropf; verbunden mit nächtlichen Erstickungsanfällen. Der Kehlkopf ist sehr berührungsempfindlich. Halsschmerzen werden durch Süßigkeiten schlimmer.

Brust

Herzbeschwerden; heftiges Herzklopfen mit Atemnot. Blutandrang zum Hals, Kopf und Gesicht.

Verdauungstrakt

Großer Durst und riesiger Hunger.

Atemwege

Schnupfen mit Heiserkeit. Heiserkeit mit schmerzhaftem Schlucken. **Rauher, trockener, bellender, sägender Husten**. Heller und sehr spärlicher Auswurf. Besserung des Hustens durch Essen und Trinken; Verschlimmerung durch Sprechen, Singen, Schlucken und flaches Liegen. Erschwerte Atmung, wie durch einen Schwamm. **Auffahren aus dem Schlaf mit Erstickungsgefühl und heftigem, lautem, gellendem Husten**, begleitet von großer Angst und Unruhe. Trockenes Asthma ohne Schleimrasseln.

Modalitäten

Verschlimmerung: Bei Aufwärtssteigen, Anstrengung, Bewegung; durch trockenen kalten Wind; nachts, (vor) Mitternacht; bei Vollmond; durch Schlaf, geweckt werden; Liegen auf der rechten Seite; Süßigkeiten; Hitze.
Besserung: Bei Abwärtssteigen; warme Speisen und Getränke; feuchtes Wetter; flach Liegen, Liegen auf dem Rücken.

Klinische Indikationen

Angina pectoris. Arrhythmie. Asthma bronchiale. *Bronchitis. Hyperthyreose. Laryngitis. Myokarditis.* Pseudokrupp. *Struma.*

Vergleichbare Arzneimittel

Aconitum, Bromum, Causticum, Coccus cacti, Hepar sulfuris, Jodum, Kalium sulfuricum, Lachesis, Lycopodium, Phosphorus, Rumex.

Stannum

Metallisches Zinn.

Allgemeines

Große Schwäche, tiefe Erschöpfung, die durch das Hinabsteigen einer Treppe auffällig verstärkt wird. Lähmungsartige Schwäche mit Zittern bei jeder Anstrengung. Große **Schwäche in der Brust. Der Kranke ist so schwach, daß er nicht sprechen kann.** Müdigkeit. Die Schmerzen nehmen langsam zu und ab.

Geist und Gemüt

Elend und entmutigt. **Ängstlich**, nervös, niedergeschlagen, **traurig; schlimmer vor der Regel.** Hoffnungslos und mutlos; möchte die ganze Zeit weinen; Verschlechterung durch Weinen. Reizbarkeit durch Müdigkeit.

Kopf

Neuralgische Kopfschmerzen; drückende Schmerzen an verschiedenen Stellen des Kopfes, dabei Übelkeit und Würgen. Augen brennen vor Schwäche.

Atemwege

Wundheitsgefühl im Kehlkopf. Klanglose, heisere Stimme. Husten, erregt durch Sprechen, Singen und Lachen. Chronische Bronchial- und Lungenerkrankungen, wenn der Auswurf reichlich, graufarbig ist und süßlichen oder auch salzigen Geschmack hat. Chronischer, lockerer Husten mit grünlichem Auswurf, besonders frühmorgens und abends im Bett. Kurzatmig durch die geringste Anstrengung. Schwäche in der Brust, schlimmer durch Sprechen.

Verdauungstrakt

Gefühl von Hinsein und Leere im Magen, auch nach dem Essen. Küchengeruch verursacht Erbrechen. *Koliken* mit krampfigen Schmerzen um den Nabel, besser durch Druck, Zusammenkrümmen.

Modalitäten

Verschlimmerung: Beim Sprechen; beim Liegen auf der rechten Seite; durch warme Getränke; **tagsüber**; 5 Uhr, 10 Uhr; Kälte; Bewegung; während Stuhlgang.
Besserung: Durch festen Druck, **Zusammenkrümmen; schnelle Bewegung.**
Vorherrschende Angriffsseite: Links.

Klinische Indikationen

Asthma bronchiale. *Bronchitis.* Kopfschmerzen. *Laryngitis. Neuralgien.* Obere Luftwegsinfektion. *Pneumonie.* Psychovegetative Erschöpfung.

Vergleichbare Arzneimittel

Acidum muriaticum, Causticum, Calcium carbonicum, Gelsemium, Kalium carbonicum, Laurocerasus, Phosphorus.

Staphysagria

Stephanskörner oder Läusepfeffer, die getrockneten Körner vom Stephanskraut. Delphinium staphysagria (Fam. nat. Ranunculaceae).

Allgemeines

Starke, stechende Schmerzen. Sehr empfindlich gegen Schmerzen. Sehr große Empfindlichkeit von Wunden, Wunden heilen zu langsam; bewährt nach Bauchoperationen. Verhärtungen. Zittern, besonders nach Gemütsbewegungen. Periodizität der Beschwerden. Frostig.

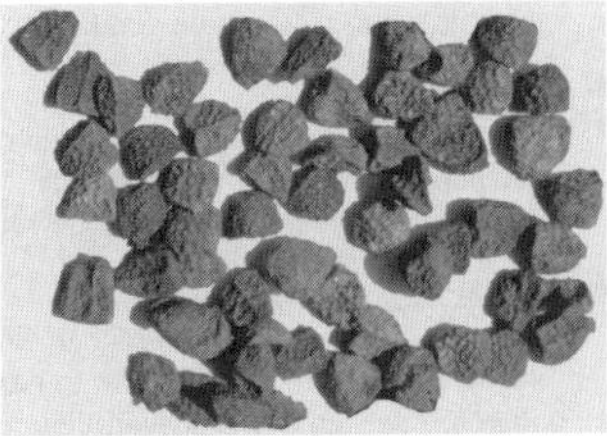

Stephanskörner Photo: DHU

Geist und Gemüt

Unterdrückung von Gefühlen.
Gefühl der verletzten Ehre, der Demütigung. Mürrische Laune und übertriebene Empfindlichkeit; der Kranke gerät um nichts in Zorn. Traurigkeit; Reizbarkeit. Ärgerlich, mürrisch. Schnell gekränkt, verletzt. Schüchternheit, Zurückhaltung; Liebenswürdigkeit. Feinfühligkeit. Gefühlsmäßig leicht erregbar. Innerliches Zittern. Ruhelosigkeit. Unterdrückter Zorn, Wut mit stillem Kummer. Starke Launenhaftigkeit. Unterdrückte Aggressionen; wirft Sachen unwillig weg. Wehrt sich nicht; schluckt Empörung herunter, aber es bleibt keine Bitterkeit zurück. Resignation. Nachgiebigkeit; kann nicht „Nein" sagen. Unfähigkeit zu Auseinandersetzungen. Legt großen Wert auf Kleinigkeiten. Voller Sorgen; um die Zukunft; um die ewige Seligkeit. Hypochondrie. Angst; vor dem eigenen Schatten; die Selbstbeherrschung zu verlieren; an hochgelegenen Orten; vor Wut; vor Ärzten. Wahnidee, verfolgt zu werden. Ständig von **sexuellen Vorstellungen** geplagt. Schuldgefühle durch Selbstbefriedigung. Hang zur Einsamkeit. Furcht vor Nähe. Fühlt sich besser, wenn allein. Geringes Selbstwertgefühl. Künstlerische Neigung, z.B. Malerei, Musik, Dichtung. Weinerliche Stimmung. Trost verschlechtert. *Apathie*; Gleichgültigkeit gegen alles. Gedächtnisschwäche. Nervöse Depression. Schwermut. Selbstmord durch Erschießen. Suchtverhalten.

Kopf

Kopfschmerzen mit Gefühl eines Bleiklumpens in der Stirn. Empfindung, als zerspränge die Stirn beim Bücken oder Bewegen. Gefühl wie Holz, entweder im Stirn- oder Hinterkopfbereich. Zähne werden schon im frühen Kindesalter schlecht; schwarz, kariös an den Rändern und zerbröckeln stückweise.

Schlaf

Tagsüber schläfrig, Schlaflosigkeit nachts. Die Schlaflosigkeit ist oft begleitet von sexuellen Gedanken oder mit häufiger Masturbation, um das Einschlafen zu erleichtern. **Verschlechterung nach Mittagsschlaf.**

Augen

Die Augen brennen und verursachen ein Gefühl großer Trockenheit, obgleich reichliche Tränenbildung besteht. **Gerstenkörner**, Hagelkörner, eines nach dem anderen, zuweilen mit Geschwürbildung; hinterlassen Verhärtungen.

Verdauungstrakt

Verlangen: Süßigkeiten, Milch, Tabak. Abneigung: Fett, Wasser und Milch. Zahnfleisch weich und schwammig, empfindlich und schmerzhaft. Empfindlichkeit des *Abdomens*. Extremer Hunger, selbst wenn der Magen voll ist. Genuß von Fleisch verursacht alle möglichen Verdauungsstörungen. Empfindung, als hinge der Magen erschlafft herunter. Magen- und Darm*koliken*. Verstopfung: ziemlich häufige, aber trockene, ungenügende Stühle. Häufiges Bedürfnis zum Stuhl, aber erfolglos wie durch Untätigkeit des *Rektums*. *Diarrhoe: dysenterische* Stühle mit *Tenesmus*; nach kalten Getränken. Sommer-*Dysenterie* mit Bauchweh und *Tenesmus* nach geringstem Genuß von Speise oder Getränk.

Herz-Kreislauf-System

Die geringste Bewegung verursacht Herzklopfen.

Atemwege

Trockener, hohler Husten, ausgelöst durch Kitzel im Kehlkopf; Verschlechterung durch Tabakrauch. Ekel, aber auch Verlangen nach Tabak. Husten nur tagsüber.

Urogenitaltrakt

Brennen in der *Urethra*, wenn man nicht uriniert; Wasserlassen bessert. *Prostata*-Leiden alter Männer mit häufigem Drang zum Wasserlassen und nachfolgendem Harntröpfeln. Blasenentzündung nach *Koitus* oder Katheterisierung.

Starker sexueller Drang. Sehr leicht sexuell erregbar. **Masturbation.** Impotenz, *Frigidität.* Im Zusammenhang mit Leiden der Geschlechtsorgane Rückenschmerzen, Verschlechterung nachts im Bett und morgens vor dem Aufstehen. Sehr große Empfindlichkeit der Geschlechtsorgane; Eierstöcke und Hoden schmerzhaft. Regel: unregelmäßig; reichlich; zuerst helles, dann dunkles Blut mit Klumpen. Spastische *Uterus*-Kontraktionen während der Regel.

Haut

Gefühl, als kriechen Würmer auf der Haut. Ekzem, aus dem eine scharfe Flüssigkeit läuft; auf den Stellen, die sie überfließt, bilden sich neue Bläschen. *Rezidivierende* Juckausschläge mit heftigem Juckreiz, der an einer anderen Stelle auftritt, sobald er durch Kratzen an einer Stelle gelindert wurde; Ekzem des Kopfes und Milchschorf; ekzematöser Ausschlag an den Ohren und auf den Augenlidern; Warzen und *Kondylome*, meist gestielt. Schnittwunden; nach Operationen, insbesondere des Bauchraums.

Modalitäten

Verschlimmerung: Zorn, Ärger, Kummer; sexuelle Exzesse; Nikotin; geringste Berührung der Geschlechtsteile oder der erkrankten Körperteile; Neumond; geringste feste oder flüssige Speise; beim Denken an die Beschwerden.
Besserung: Nach dem Frühstück; durch Ruhe.

Causa

Krankheiten infolge von sexuellen Ausschweifungen und Onanie; nach sexuellem **Mißbrauch. Erkrankungen infolge eines lange Zeit unterdrückten Ärgers oder Kummers**; Beschwerden durch Liebeskummer, durch romantische Enttäuschungen, durch Demütigung, Entrüstung, Empörung, Zorn.

Klinische Indikationen

Apoplexie. Chalazion. Chorea. Depression. *Dysenterie. Dysmenorrhoe.* Ekzem. *Enuresis.* Hämorrhoiden. *Hordeolum. Konjunktivitis. Kondylome.* Kopfschmerzen. *Obstipation. Orchitis.* Postoperative Schmerzen. *Prostatitis. Psoriasis.* Psychovegetative Erschöpfung. Schlaflosigkeit. Schnittwunden. *Strabismus. Ulcus ventriculi et duodeni. Warzen. Zystitis.*

Vergleichbare Arzneimittel

Anacardium, Causticum, Ignatia, Natrium carbonicum, Natrium muriaticum, Nux vomica, Pulsatilla, Silicea.

Stramonium

Datura stramonium, Stechapfel; gehört zu den Solanaceen, wie Belladonna, Hyoscyamus, Mandragora, Dulcamara, Tabacum und Capsicum.

Allgemeines

Außerordentliche Heftigkeit der Symptome; heftiger Krankheitsverlauf. Fast völliges Fehlen von Schmerzen. Blutwallungen; Blutandrang. Äußerliches oder innerliches Pulsieren.

Geist und Gemüt

Heftigkeit, Aggressivität und **Gewalttätigkeit**. Zerstörungssucht; Patient schlägt, beißt, zerreißt, schreit oder flucht. Gewalttätiger Wahnsinn; Wutausbrüche, Raserei. Erregungszustände höchsten Grades mit wilden Delirien und Verwirrungszuständen, mit Toben, großer Schreckhaftigkeit und Angstzuständen. Fürchtet sich und kann deshalb nicht allein bleiben. Todesangst, **qualvolle Angst. Angst**: vor Gewalt; extreme Angst vor Dunkelheit; will immer Licht haben wegen angstvoller Phantasien, jedoch Verschlimmerung durch grelles Licht. Ungewöhnliche Ängste, z.B. Furcht vor Friedhöfen, vor Tunnels oder geschlossenen Räumen; Furcht vor Hunden; vor Wasser und Abneigung gegen alle Flüssigkeiten; ausgeprägte ängstliche Unruhe, sobald er Wasser fließen hört. Ununterbrochene Geschwätzigkeit; lacht, singt, schreit oder betet unaufhörlich; im Delirium. Phantasierend. Halluzinationen besonders des Gesichts und Gehörs. Empfindet bestimmte Körperpartien außerordentlich vergrößert. Traurigkeit und Melancholie, wenn er Sonnenbestrahlung ausgesetzt ist. Erschrickt leicht; besonders durch Wahnideen. Neigung zum Selbstmord, mit einem Messer oder durch Springen in die Tiefe.

Kopf

Kongestionen zu Kopf und Gehirn, dabei Gesicht erhitzt, gedunsen, hellrot. Kopfschmerzen; Verschlechterung durch Sonne, Hitze, Liegen und Bewegung; meistens im Hinterkopf, aber auch in der Stirn lokalisiert.
Augen weit geöffnet, hervortretend; glänzende, stark erweiterte Pupillen. Krampfzustände, die beim Anblick von glänzenden Gegenständen, bei grellem Licht, beim Sehen von Flüssigkeiten ausbrechen oder sich verschlimmern.

Verdauungstrakt

Trockenheit des Mundes und des Halses. Heftiger Schluckauf. Spastische Konstriktion der *Pharynx*- und *Ösophagus*muskulatur, die das Schiucken behindert, besonders das Schlucken von Flüssigkeiten, deren Anblick den Patienten außer sich bringt.
Abneigung gegen Wasser und Getränke, kaltes Wasser.
Verlangen nach Süßigkeiten, Saurem. Vermehrter Durst.
Erbrechen beim Erheben des Kopfes vom Kopfkissen. Stinkende *Diarrhoe*.
Manchmal sind die Stühle schwarz mit kadaverartigem Geruch.

Atemwege

Husten, ausgelöst oder verschlimmert beim Anblick einer strahlenden Lichtquelle. Asthma mit trockener, warmer Haut, lebhaftem, hartem Puls und rotem, geschwollenem Gesicht; der Kopf ist während des Anfalles nach hinten überstreckt.

Extremitäten

Die eine Seite ist gelähmt, die andere zuckt *konvulsivisch*. Rhythmische oder krampfartige, unwillkürliche Bewegungen. *Choreatische* Bewegungen und Koordinationsstörungen des Bewegungsablaufs (Schwanken beim Gehen, Stottern beim Sprechen): *Tremor*, Lähmungszustände. Schwanken in Dunkelheit oder bei geschlossenen Augen.

Urogenitaltrakt

Starke Erregung des Geschlechtstriebes bei beiden Geschlechtern; Verschlechterung vor der Regel. Regel stark, dunkel, klumpig; starker Körpergeruch während der Regel.

Schlaf

Alpträume der Kinder. Schlaflosigkeit der Kinder mit Angst vor Dunkelheit und Märchengestalten nach „Gute-Nacht-Märchen". Auffahren aus dem Schlaf. Erwacht mit Schreck, fürchtet sich, schreit und klammert sich an die Umstehenden. Springt aus dem Bett. Nächtliche Panikattacken.

Modalitäten

Verschlimmerung: Dunkelheit; **Alleinsein**; Furcht; Anblick glänzender oder leuchtender Gegenstände; Schlucken; nach Schlaf; Kälte, **unterdrückte Sekretionen** (*Menses*, *Lochien*, Ausschläge, Schweiß).

Besserung: Licht; Gesellschaft; Wärme; kaltes Wasser.

Causa

Plötzlicher Schock, Ärger mit Schreck, Tadel, Kopfverletzung, fieberhafte Infektion mit Beteiligung des zentralen Nervensystems.

Klinische Indikationen

Alpträume. *Angina pectoris. Apoplexie.* Asthma bronchiale. *Chorea.* Delirium. *Diarrhoe. Enuresis.* Epilepsie. Fieberkrampf. Hyperkinetisches Syndrom. Kopfschmerzen. Manie. Manisch-depressive Zustände. *Meningitis. Meningoenzephalitis. Metrorrhagie. Pavor nocturnus.* Phobien. *Psychose.* Schädel-Hirn-Trauma. Schizophrenie. Stammeln und Stottern. *Strabismus.*

Vergleichbare Arzneimittel

Anacardium, Belladonna, Cuprum, Hyoscyamus, Kalium bromatum, Lachesis, Lyssinum, Medorrhinum, Veratrum album.

Sulfur

Schwefel. Vulkanischen Ursprungs. "Das" Antipsoricum Hahnemanns. Am meisten Symptome in der Materia medica.

Allgemeines

Gutgenährt und robust oder mager mit hängenden Schultern. **Hitzig. Brennende Qualität** von Beschwerden. Röte aller Körperöffnungen. Nächtliche Schweiße, hautreizend und übelriechend. **Wundmachende**, abstoßende, widerliche, **stinkende Absonderungen**. Periodizität, jeden 7. oder 21. Tag. Reaktionsmangel. Unterdrückte Symptome; der Haut. Vikariationen; zwischen Haut und Lunge u.a.

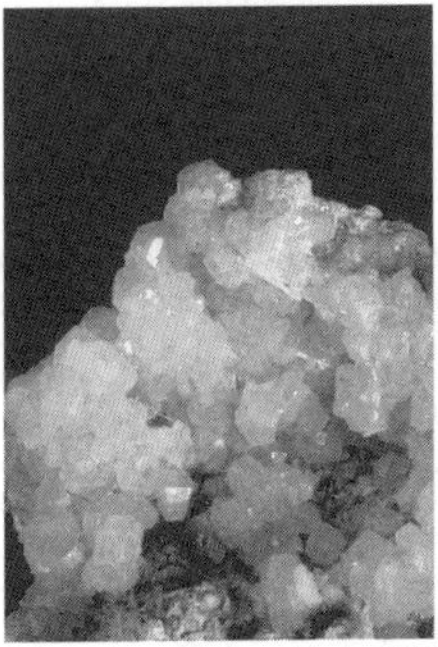

Schwefel Photo: DHU

Geist und Gemüt

„Philosoph in Lumpen": scheut Wasser und Waschen; diskutiert, debattiert und **theoretisiert** gerne. Forscher, Wissenschaftler, Sammler. Zerstreut, überarbeitet, müde, in Gedanken versunken. Ideenreichtum. Intellektualismus, Materialismus, Habgier. Genußsucht. Abenteurer. Optimist. Egozentriker; **egoistisch**, hochmütig, überheblich; Angeberei, Großtuerei; Selbstüberschätzung, Selbstsucht. Hält sich für besser, kritisiert andere, perfektionistisch, rechthaberisch. Einzelgänger. Dickfelligkeit, gleichgültig gegen andere. Leicht beleidigt, reizbar. Zorn, Ärger, Unzufriedenheit. Ruhelosigkeit, Nervosität, Ungeduld. Faulheit, Abneigung gegen Arbeit, Trägheit. Überenthusiastisch, überaktiv. Geltungsbedürfnis, braucht viel Anerkennung, Ehrgeiz, schlechter Verlierer. Anführer. Bild von Unabhängigkeit, Mut, Stärke. Entschlossenheit. Unordentlichkeit; Gleichgültigkeit gegenüber dem eigenen Äußeren. Ekel vor Dreck. Furcht vor Ansteckung, vor infektiösen Erkrankungen, vor dem Tod. Angst zu versagen; Furcht verrückt zu werden. Depression, Verzweiflung, Resignation, Abscheu vor dem Leben. Besorgnis.

Kopf

Beständige Hitze auf dem Scheitel, brennende Scheitelkopfschmerzen. Kopfschmerzen durch Entspannung und durch zu viel Schlaf. Hitzewallungen zum

Gesicht, auf die häufig ein leichter Schweißausbruch folgt, der Erleichterung verschafft.

Verdauungstrakt

Leeregefühl im Magen gegen 11 Uhr vormittags.
Verlangen nach Alkohol, Süßigkeiten, Fett, stärkehaltigen Lebensmitteln, stark gewürzten Speisen, nach sauren und süßen Sachen. Großer Durst.
Abneigung gegen Eier, Fleisch, Süßigkeiten, Milch und säuerliche Nahrungsmittel.
Brennendes oder saures Aufstoßen nach den Mahlzeiten mit Schweregefühl im Magen. Morgens sehr früh schmerzlose *Diarrhoe*, die den Patienten aus dem Bett treibt. Chronische *Obstipation* mit Brennen und Jucken am After und Hämorrhoiden; der After ist wund.

Atemwege

Chronischer Schnupfen. Asthma bronchiale. Gefühl, als habe er Staub geschluckt. Beklemmungen: besonders nachts beim Liegen, mit Blutandrang zum Herzen, dabei auch Herzklopfen mit etwas erschwerter Atmung, als wenn man ersticken wollte. Die Beklemmungen können sich aber auch am Tage bei körperlicher Anstrengung, z.B. beim Treppensteigen, einstellen.

Extremitäten

Brennend heiße Fußsohlen, so daß die Füße aus dem Bett herausgestreckt werden müssen; oder eiskalte Füße. Chronischer Rheumatismus.

Haut

Brennen und Jucken. Trockene, schuppende, ungesunde, unsaubere Haut. Die behaarte Kopfhaut ist trocken; Neigung zu *Ulzerationen* in den Hautfalten. Auf der Haut verschiedenartige Ausschläge, die abwechselnd mit anderen krankhaften Erscheinungen (Hämorrhoiden, Asthma, Kopfschmerzen) auftreten. Juckreiz nachts im Bett.

Schlaf

Schlaflosigkeit. **Katzenschlaf**, d.h. sehr leichter Schlaf. Träume nach Mitternacht.

Modalitäten

Verschlimmerung: Hitze; Wasser, Waschen, Baden; durch aufrechte Haltung, **Stehen**; durch Bettwärme; morgens sehr früh; beim Aufstehen; um 11 Uhr und um 17 Uhr; Milch, Zucker; Wetterwechsel.

Besserung: Durch trockenes und warmes Wetter; frische Luft; Bewegung; Liegen auf der rechten Seite.
Vorherrschende Angriffsseite: Links.

Causa

Folge von unterdrückten Hautausschlägen. Unterdrückung von Hämorrhoiden oder von Schweiß. Fortdauernde Schwäche nach Grippe. Impffolgen.

Klinische Indikationen

Abszeß. Adenopathie. Akne. Alkoholismus. Allergie. *Angina pectoris. Angina tonsillaris.* Angst. *Arrhythmie. Arthritis.* Asthma bronchiale. *Bronchitis.* Demenz. Depression. *Diabetes. Diarrhoe.* Ekzem. Erkältungen. *Fissuren. Fisteln* im Rectalbereich. Gicht. Grippe. Hämorrhoiden. *Hepatitis.* Herpes. Hitzewallungen. *Hypertonie. Impetigo.* Impfschäden. *Ischialgie.* Klimakterische Beschwerden. *Kolitis. Konjunktivitis.* Kopfschmerzen. Migräne. *Obstipation. Otitis media. Pertussis. Pharyngitis. Pneumonie. Prostatitis. Psoriasis. Psychovegetative Erschöpfung.* Rheumatismus. *Rhinitis.* Rückenschmerzen. *Sinusitis. Tinea. Ulcus ventriculi et duodeni.*

Vergleichbare Arzneimittel

Aloe, Antimonium crudum, Argentum nitricum, Graphites, Lycopodium, Medorrhinum, Mezereum, Nux vomica, Platinum, Psorinum, Pulsatilla.

Syphilinum

Luesinum. Aus den Sekreten luetischer Geschwüre/syphilitischen Schankers hergestellte Nosode.

Allgemeines

Außerordentlich starke Abmagerung des ganzen Körpers. **Zwergwüchsige Kinder.** Neigung zu **Geschwüren**, *Abszessen* mit fauligen Sekretionen, Eiterungen und **destruktiven Erkrankungen**. Schwitzen bei der geringsten Anstrengung oder Gemütsbewegung. Schmerz, der allmählich ansteigt, allmählich abnimmt und die Stelle wechselt; Schmerzen, besonders wunde Schmerzen, in den Knochen. Syphilis in der Familenanamnese.

Geist und Gemüt

Aggressiv, mürrisch, nervös, reizbar, boshaft, beleidigend, rachsüchtig, gehässig, zerstörerisch; Verlangen zu töten. Engstirnigkeit; Mißtrauen, Argwohn. Angst vor allem Möglichen; Furcht, daß das Schlimmste passiert; unbestimmte Ängste und Panik. Furcht, sich zu erkälten. Angst um die Gesundheit; Verzweiflung an der Genesung. Angst vor Ansteckung und Krankheiten. Krankhafte Furcht, verrückt oder gelähmt zu werden. Ekel vor Schmutz. Furchtbare Angst, schmutzig zu werden, sich zu infizieren; muß sich und seine Kleidung ständig waschen; Waschzwang. Gegen Abend bessern sich die Ängste. Depressionen, schlimmer im Liegen. Mangel an Selbstvertrauen/Selbstbewußtsein; Unsicherheit. **Zwangshandlungen**; muß alles mehrfach überprüfen, um sicher zu sein, nichts falsch gemacht zu haben. Aberglauben. **Gefühl, weit weg zu sein.** *Apathie*; Gleichgültigkeit gegenüber der Zukunft. Geistige Trägheit, Konzentrationsmangel, Fehler beim Rechnen, Vergeßlichkeit, Verwirrung.

Kopf

Haarausfall. Tiefe, drückende, betäubende Kopfschmerzen. Schmerzen in den Schädelknochen. Schmerzen über dem rechten Auge. Kopf*neuralgien*. Bei Kopfschmerzen ruhelos. *Ptosis* des oberen Augenlids. Schielen. Vertikale Doppelbilder. Verzerrte Gesichtszüge.

Verdauungstrakt

Außerordentlicher Speichelfluß; fließt nachts in Strömen. Deformierte Zähne, die frühzeitig zerfallen. *Aphthen* und Geschwüre im Mund. Verlangen nach Alkohol. Hartnäckige, jahrelange Verstopfung. Aftervorfall. Hämorrhoiden.

Urogenitaltrakt

Chronische Erkrankungen der Sexualorgane. Profuser, scharfwäßriger Weißfluß, der bis zu den Fersen hinabrinnt. Häufige Fehlgeburten.

Rücken und Extremitäten

Rheumatische Steifigkeit und Schmerzen im Rücken und in den Gliedern. Entzündung der Gelenke mit Steifigkeit und Schwellung. Sägende Schmerzen in den Knochen, schlimmer in der Bettwärme, besser durch kalte Anwendungen. Knochenerweichung, Knochenkaries, Knochen*nekrose*, *Exostosen*.

Haut

Hautausschläge von kupferroter Farbe. Verschiedene Hauterkrankungen mit ekzematösem und destruktivem Charakter, aber immer ohne Juckreiz. Weißfleckenkrankheit.

Schlaf

Schlaflosigkeit; erwacht zwischen 2 und 3 Uhr morgens und kann dann nicht mehr einschlafen.

Modalitäten

Verschlimmerung: **Nachts**, von Sonnenuntergang bis Sonnenaufgang; durch Feuchtigkeit; an der See; **extreme Hitze und Kälte**; Trost.
Besserung: Am Abend, tagsüber; bei langsamer Bewegung; im Gebirge; durch Alkohol; kaltes Baden, lokal Eis bei Schmerz.
Vorherrschende Angriffsseite: Links.

Causa

Sonne, Sonnenstich; feuchtes Wetter; Sturm.

Klinische Indikationen

Abszeß. Alkoholismus. *Alopezie. Arthritis.* Depression. *Ischialgie.* Kopfschmerzen. *Leukorrhoe.* Migräne. *Neuralgien. Obstipation. Psoriasis. Psychose.* Rückenschmerzen. Schlaflosigkeit. *Skoliose. Stomatitis aphthosa. Vitiligo.* Zwanghaftes Verhalten.

Vergleichbare Arzneimittel

Acidum nitricum, Arsenicum album, Aurum, Kalium jodatum, Mercurius, Phytolacca, Platina, Sulfur.

Tarantula hispanica

Tarantula fasciiventris oder Lycosa hispanica gehört zur Familie der Arachnoidea, speziell zu den Wolfsspinnen.

Allgemeines

Große Unruhe, ständig in Bewegung, grenzenlose Energie. Angespanntes, überempfindliches Nervensystem; Überempfindlichkeit aller Sinnesorgane. Abmagerung. Frostigkeit, aber **Verlangen nach frischer Luft**. Periodizität der Symptome.

Geist und Gemüt

Unruhige, erregte Menschen mit Überempfindlichkeit aller Sinnesorgane und auch sexueller Übererregbarkeit. Extreme Ruhelosigkeit; Eile, Geschwindigkeit; Ungeduld; Impulsivität; Zorn über die Langsamkeit anderer. Fleißig, schnell im Handeln, geschäftig, Arbeitswut; auch fruchtlose Geschäftigkeit. Liebt (schnelle, **rhythmische) Musik**, (wildes) **Tanzen** und Farben bzw. Abneigung gegen kräftige Farben. Unwiderstehlicher Drang zu tanzen, zu springen und zu rennen. Angst, seine Arbeit nicht zu schaffen; daß etwas mißlingt. Furcht vor Bedrohung, Verletzung. Hinterlist, Schadenfreude, Mutwille; Wutausbrüche; Zerstörungswut; Gewalttätigkeit, Selbstverstümmelung. Ungehorsame, ruhelose, hyperaktive Kinder.

Kopf

Kopfschmerzen, als ob Tausende von Nadeln ins Gehirn stechen würden. Krämpfe; Ohnmachten; Schwindel.

Brust

Plötzliches, heftiges Herzklopfen, Herzjagen, Beklemmungsgefühl mit Angst, Atembeschwerden.

Atemwege

Erstickungsanfälle; muß an die frische Luft. Husten, Besserung durch Rauchen, Verschlechterung durch Geräusche.

Verdauungstrakt

Verlangen nach stark gewürzten und salzigen Speisen, Rohkost und Sand. Abneigung gegen Fleisch. Großer Durst auf große Mengen kalten Wassers. Verstopfung, Abführmittel haben keine Wirkung.

Urogenitaltrakt

Sexuelle Übererregbarkeit bei beiden Geschlechtern, aber Verschlimmerung durch Geschlechtsverkehr. *Myome*; frühe, starke und verlängerte Regelblutung; Nymphomanie; extremes Jucken der *Vulva* und *Vagina*, schlimmer nach der Regel. Schmerzen und *Tumoren* in den Hoden.

Extremitäten

Motorische Unruhe; Zuckungen. Wilde, tolle, schnelle und heftige Bewegungen. Ruhelosigkeit der Extremitäten, Besserung durch Musik. Ruhelose Hände. Ameisenlaufen und Kribbeln.

Haut

Eiterungen am Nagelbett, an der Haut, *Furunkel, Karbunkel* und *Abszesse*. Die betroffenen Stellen haben eine bläuliche Farbe und brennen stark.

Modalitäten

Verschlimmerung: Ruhe, Schlaf; Berührung der betroffenen Stellen; Geräusche; Wetterwechsel; Tabakrauchen; nach dem Geschlechtsverkehr; Kälte; Bewegung, Anstrengung.
Besserung: Durch Schlaf, nachts; Entspannung; (schnelle) Bewegung, Gehen; im Freien; durch Reiben der betroffenen Körperstellen; Reiten; Musik und Rhythmus.

Causa

Folgen von unerwiderter Liebe.

Klinische Indikationen

Abszeß. Angina pectoris. Arrhythmie. Chorea minor. Furunkel. Hoden*tumoren.* Hyperkinetisches Syndrom. *Karbunkel.* Kopfschmerzen. Manie. *Menorrhagie.* Mitralklappenerkrankungen. *Neuralgien. Obstipation. Panaritium. Parästhesien.* Sexuelle Störungen. *Uterusmyom. Vaginitis.* Verhaltensstörungen.

Vergleichbare Arzneimittel

Acidum sulfuricum, Agaricus, Apis, Arsenicum album, Belladonna, Hyoscyamus, Lachesis, Lilium tigrinum, Medorrhinum, Nux vomica, Platina, Sepia, Stamonium, Theridion, Tuberculinum, Veratrum album.

Tartarus stibiatus

Tartarus emeticus, Antimonium tartaricum, Brechweinstein $(C_4H_4O_6 (SbO) K)_2 + H_2O$. Der im Handel gebräuchliche Brechweinstein enthält Kupfer, Eisen und Schwefelantimon.

Allgemeines

Große Erschöpfung und schneller Kräfteverfall, Herz-Kreislauf-Schwäche, Facies hippocratica. Schläfrigkeit bei zittriger Schwäche und heftige, kalte Schweiße. Massive Verschleimung der Atemwege mit hörbarem Rasseln; aber zu große Schwäche zum Abhusten. *Zyanose* bei Atemwegserkrankungen, vor allem um die Lippen. Häufig bei Kindern und alten Leuten.

Geist und Gemüt

Reizbar, mürrisch, ängstlich und mutlos. Abneigung gegen Berührung; will alleine gelassen werden oder Furcht vor dem Alleinsein. Kinder sind sehr widerspenstig; lassen sich nicht anfassen und nicht ansehen. Stuporöse Benommenheit und unwiderstehlicher Drang zum Schlafen; häufiges Gähnen. Der Kranke versinkt in eine Art Stumpfheit; er ist ganz in sich versunken und kommt aus diesem Betäubungszustand nur heraus, um einige unverständliche Worte zu murmeln.

Verdauungstrakt

Übelkeit und Erbrechen, welches sehr erschöpft, aber dann doch erleichtert. Beständige Übelkeit mit Todesangst und starkem Kräfteverfall. Erbrechen mit heftigem, sehr schmerzhaftem Würgen. Dabei wird sehr rasch ein Erstickungszustand herbeigeführt mit großer Angst, als wenn der Kranke sterben müsse. Dick weißbelegte Zunge. **Verlangen nach sauren Speisen, Getränken und Äpfeln**, die den Zustand des Patienten jedoch verschlimmern. Gefühl, als sei der Bauch voller Steine. Erschöpfende Durchfälle.

Atemwege

Schleimrasseln in der Luftröhre mit Atembeklemmung, Erstickungsgefahr und *Zyanose*. Der Schleim erscheint locker, kann aber aus Schwäche doch nicht ausgeworfen werden. Massige Schleimanhäufung in den Atemwegen. Viel Rasseln, aber wenig Auswurf. Verschlimmerung des Hustens morgens, durch Niederlegen; Besserung durch Aufsitzen und Auswurf. Auswurf reichlich, weißlich; mundvolle *Expektoration*. Erbrechen beim Husten.

Modalitäten

Verschlimmerung: Wärme; durch Milch und saure Speisen; Ärger; Liegen; Frühling, Herbst; kalt-feuchtes Wetter.
Besserung: Durch *Expektoration*; Aufsitzen; frische Luft; durch Liegen auf der rechten Seite.

Causa

Impffolgen; Aufenthalt in feuchten Kellern.

Klinische Indikationen

Asphyxia neonatorum. Asthma bronchiale. *Bronchitis.* Broncho*pneumonie. Emphysem. Enteritis. Gastritis. Gastroenteritis. Pertussis. Pneumonie.*

Vergleichbare Arzneimittel

Antimonium crudum, Carbo vegetabilis, Ipecacuanha, Kalium sulfuricum, Laurocerasus, Lycopodium, Stannum, Veratrum album.

Thuja

Thuja occidentalis, der Lebensbaum (Fam. nat. Cupressaceae).

Allgemeines

Hauptmittel der Sykose. Rasche Erschöpfung und Abmagerung, besonders bei (unmäßigen) Teetrinkern. Reaktionsmangel. Wucherungen und pathologische Bildungen: *Kondylome, Polypen,* **Warzen**, sykotische Wucherungen usw. Der **Schweiß** ist kalt, **ölig, übelriechend**/süßlich riechend und färbt die Wäsche gelb. Schweiße bei der geringsten Anstrengung; nur die aufgedeckten/entblößten Teile der Haut schwitzen. Gelb-grüne oder grüne Absonderungen. Allgemeine Frostigkeit, Mangel an Lebenswärme, verträgt weder Kälte noch Nässe. Impffolgen.

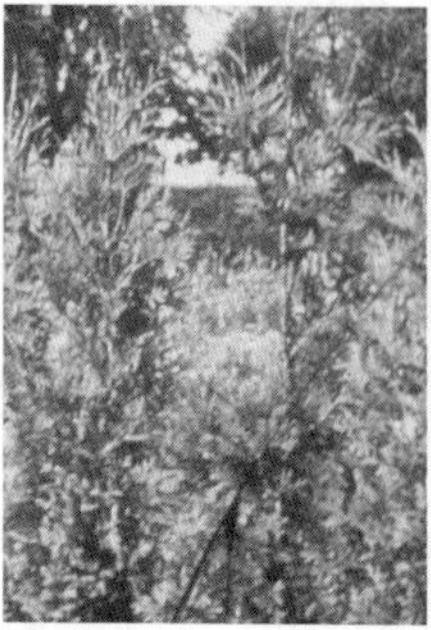

Lebensbaum Photo: DHU

Geist und Gemüt

Anfangs großes Selbstvertrauen, Arroganz; später schwaches Selbstwertgefühl, Gefühl von Wertlosigkeit. Materialist. Verschlossenheit, Zurückhaltung; **Täuschung**; hat das **Gefühl, etwas Häßliches verbergen zu müssen.** Hält absichtlich Informationen zurück, um den Arzt zu testen. Gefühl, „andere würden mich nicht mögen, wenn sie mich wirklich kennen würden". Abwartend, introvertiert, vorsichtig, hinterlistig, heimtückisch, betrügerisch, mißtrauisch. Lügen, berechnend, manipulierend. Entfremdung, Distanz zu anderen. Meidet Gesellschaft. Feindseligkeit. Hast, Ungeduld, Erregung, Aufregung, Fanatismus. Arbeitswut. Kreativität. Unzufriedenheit, Reizbarkeit, Streitsucht. Mürrisch, launisch. Zweifel; Ängste. Gewissensangst, Schuldgefühle, Selbstvorwürfe. Angst um seine Seligkeit, religiöse Verzweiflung. Furcht vor Fremden. Furcht vor Krankheit. Furcht vor Wind. Konzentrationsschwierigkeiten, Vergeßlichkeit. Verwirrung, besonders morgens beim Erwachen oder beim Sprechen. Beim Sprechen werden die letzten Worte eines Satzes murmelnd geäußert. Überempfindlichkeit, Verletzlichkeit. Fixe Ideen: „als ob eine fremde Person an seiner Seite stünde; als wären Seele und Körper getrennt; als wären der Körper und hauptsächlich die Glieder aus Glas und würden leicht brechen; als ob ein lebendiges Tier in seinem Bauche wäre; als ob er unter dem Einfluß einer höheren Macht stünde." Schwermut, Traurigkeit, Niedergeschlagenheit, *Apathie*, Gleichgültigkeit, Hoffnungslosigkeit, Abscheu vor dem Leben.

Kopf

Kopfschmerzen beginnen in der Stirn, über dem linken Auge und ziehen sich dann seitlich nach hinten bis zum Hinterkopf. Schmerz, als würde ein Nagel in den Kopf geschlagen. Empfindung, als wäre der Kopf aus Holz. **Fettige, ölige/trockene Gesichtshaut**. Haarwuchs im Gesicht bei Frauen. Wurzelkaries der Zähne, ihre Krone sieht gesund aus. Die belegte Zunge ist an der Spitze sehr empfindlich.

Atemwege

Chronische Nasennebenhöhlenvereiterung und dicke retronasale Absonderungen. Schnupfen, Heuschnupfen. Schnupfen während des Stuhlgangs. Asthma bronchiale.

Verdauungstrakt

Appetitlosigkeit mit sofortiger Sättigung beim Essen. Verlangen nach kalten Getränken und Speisen, Salz und Saurem. Abneigung gegen Tabak, Fleisch, Kartoffeln, **Zwiebeln**. Unverträglichkeit von Zwiebeln. Beschwerden nach dem Essen. Geräusche und Kollern im Leib.

Hartnäckige Verstopfung mit häufigem, vergeblichem Drang. Wäßrige, gelbliche *Diarrhoe* nach dem Frühstück, die heftig ausgestoßen wird; sie ist begleitet von viel Gas und einem glucksenden Geräusch, etwa wie wenn Wasser aus einem Spundloch ausfließt. *Analfissuren*.

Urogenitaltrakt

Chronische Entzündungen. *Kondylomata* der Genitalien. Herpes. Zysten, *Tumoren*. Gabelung des Harnstrahles. Gefühl, zwischen den *Miktionen* fließe ein Urintropfen durch die *Urethra*. Stinkender Schweiß am *Skrotum* und *Perineum*. Reichliche, grünliche *Leukorrhoe*. Neigung zu *Abort* im 3. Monat. Starker Sexualtrieb.

Extremitäten

Rheumatische Beschwerden. Außerordentliche Schwäche der Beine. Spontaner Schmerz an der Vorderseite der *Tibia*. **Spröde, deformierte Nägel**. Warzen.

Schlaf

Schläft auf der linken Seite. Schlaflosigkeit. Erwacht um 3 oder 4 Uhr. Ängstliche Träume; Träume vom Fallen, von Toten und Verstorbenen. Unerquicklicher, unerfrischender Schlaf.

Modalitäten

Verschlimmerung: Nachts, Bettwärme, Ruhe (ausgenommen Gelenkschmerzen); **Kälte; feuchte Luft, Nässe**; Wetterwechsel, vor und bei Gewitter und Sturm; Teemißbrauch; um 3 Uhr und um 15 Uhr oder von 3 bis 15 Uhr oder von 16 bis 4 Uhr; Denken an die Beschwerden.
Besserung: Schweiße; wiederauftretende Absonderungen, z.B. Schnupfen; Bewegung; Wärme und warme Anwendungen; trockenes Wetter; Frottieren; Druck; Ausstrecken der Glieder.
Vorherrschende Angriffsseite: Links.

Causa

Impffolgen.

Klinische Indikationen

Abszeß. Akne. Allergie. *Angina tonsillaris. Arthritis.* Asthma bronchiale. Bindegewebserkrankungen. *Bulimie.* Depression. *Diarrhoe. Dysmenorrhoe.* Ekzem. Epilepsie. *Gonorrhoe.* Harnröhrenstrikturen. Herpes. Impfschäden. *Kondylome.* Kopfschmerzen. *Leukorrhoe.* Maligne Erkrankungen. *Neuralgien. Obstipation. Ovarialzysten. Panaritium. Proktitis. Prostatahypertrophie. Prostatitis. Psoriasis.* Psychovegetative Erschöpfung. *Rektalfissuren.* Rheumatismus. Rhinitis. Schlaflosigkeit. *Sinusitis. Skoliose. Tinea. Urethritis. Uterusmyom. Uteruspolypen.* Warzen.

Vergleichbare Arzneimittel

Anacardium, Lycopodium, Medorrhinum, Natrium sulfuricum, Nitricum acidum, Phosphorus, Silicea, Staphisagria.

Tuberculinum

Tuberkulin wird aus Auswurf hergestellt, der Tuberkulosebazillen enthält.

Allgemeines

Großes **Verlangen nach frischer Luft**, obgleich verfroren. Erkältungsneigung, wiederkehrende **Luftwegsinfektionen**. Die Symptome wechseln unaufhörlich; sie kommen und verschwinden plötzlich und befallen nacheinander verschiedene Organe. **Schwitzen** bei der geringsten Anstrengung, **Nachtschweiß**. Bewegungsdrang trotz großer Schwäche. Tuberkulose in der Familienanamnese.

Geist und Gemüt

Unzufriedenheit. Eine große, unerfüllte, romantische Sehnsucht macht den Tuberculinum-Menschen unzufrieden. Braucht beständig Abwechslung; innere Heimatlosigkeit, **Reiselust**. Freiheitsdrang. Kühnheit; sucht riskante Abenteuer. Egoismus, Rücksichtslosigkeit. Flatterhaft, unverbindlich. Wechselnde Stimmungen; Hoffnungslosigkeit, Melancholie, Verzweiflung. Eile, Geschwindigkeit, Hektik; Angst, etwas zu verpassen. „Zündet die Kerze an beiden Enden an." Reizbarkeit, Zorn, Wut, Aggressivität, Bösartigkeit, Gewalttätigkeit, Zerstörungslust; Kinder schlagen den Kopf gegen die Wand. **Furcht vor Hunden**, besonders vor schwarzen Hunden, und Katzen. Zwanghaftes Verhalten; Rituale; Aberglauben. Geistige Stumpfheit und Konzentrationsschwierigkeiten.

Kopf

Schreckliche Kopfschmerzen; wie von einem eisernen Ring um den Kopf. Kopfschmerz, der oberhalb des rechten Auges beginnt und sich zum Hinterhaupt ausbreitet. Schüler- und Studentenkopfweh. Periodisch auftretende Kopfschmerzen. Gerstenkörner, besonders am rechten Oberlid. Chronische Sekretion aus den Ohren von unangenehmem Geruch. Leuchtend rote Lippen.

Hals

Vergrößerung und Verhärtung der Lymphknoten; vergrößerte Mandeln.

Atemwege

Schnupfen bei geringer Abkühlung mit viel Niesen. Häufige, sehr schmerzhafte *Furunkel* an der Nase mit grünlichem, stinkendem Eiter. Harter, trockener, kurzer Husten. Schmerz durch die linke Lungenspitze, der in den Rücken ausstrahlt. **Erstickungsgefühl**, sogar in der frischen Luft.

Verdauungstrakt

Heißhunger; muß nachts aufstehen, um zu essen. **Abmagerung trotz großen Appetits.** Verlangen nach Fett, Geräuchertem, Speck, Eiscreme, Süßigkeiten, kalter Milch. Abneigung gegen Fleisch. Milchallergie. Chronische Durchfälle mit großer Schwäche und profusen nächtlichen Schweißen; sie treten plötzlich und dringlich auf, besonders in den ersten Morgenstunden.

Urogenitaltrakt

Bettnässen; Schwäche und Reizbarkeit der Blase auch am Tage.
Starkes sexuelles Verlangen; häufiger Partnerwechsel; frühe und übermäßige Masturbation. Regel zu früh, zu reichlich, zu lange, mit furchtbaren Schmerzen.

Rücken und Extremitäten

Wandernde Schmerzen in Gliedern und Gelenken, schlimmer bei feuchtem Wetter, vor Regen oder Sturm; nachts und in Ruhe. Steifheit zu Beginn einer Bewegung, lockert sich bei fortgesetzter Bewegung.

Haut

Stark schuppendes Ekzem am ganzen Körper mit heftigem Jucken; Verschlechterung beim Auskleiden und Baden. Nässendes Ekzem hinter den Ohren, auf der behaarten Kopfhaut und in den Hautfalten. Hautausschlag: kleine, rote, juckende Flecke. Akne; viele kleine *Furunkel*, einer nach dem anderen.

Schlaf

Rollen des Kopfes beim Einschlafen. Schläft in der Knie-Brust-Stellung. Schreien und Zähneknirschen im Schlaf. Lebhafte, quälende und furchterregende Träume. Schlaflosigkeit. Schläfrigkeit und Reizbarkeit am Morgen.

Modalitäten

Verschlimmerung: Durch Bewegung, Anstrengung; vor einem Sturm, Wetterwechsel; im geschlossenen Raum; beim Aufrechtstehen; naßkaltes Wetter; morgens; Meer.
Besserung: Heißes, trockenes Wetter; Sonne, Meer, Wind, frische Luft; Hochgebirge, Nadelwälder.

Klinische Indikationen

Adenopathie. Allergie. *Angina tonsillaris. Arthritis.* Asthma bronchiale. *Bronchitis. Diarrhoe. Dysmenorrhoe.* Ekzem. *Enuresis. Furunkel. Hordeolum.* Hyperkinetisches

Syndrom. Kopfschmerzen. Luftwegsinfektion. *Otitis media. Parodontose. Pneumonie.* Rheumatismus. *Rhinitis.* Sexuelle Störungen. Verhaltensstörungen. Zähneknirschen. *Zystitis.*

Vergleichbare Arzneimittel

Calcium phosphoricum, Carcinosinum, Depression, Medorrhinum, Platina, Psorinum, Rhus toxicodendron, Sanicula, Schlaflosigkeit, Sulfur, Veratrum album.

Veratrum album

Helleborus albus, die weiße Nieswurz oder Germer; Pflanze aus der Familie der Liliaceen.

Allgemeines

Rapides Sinken der Lebenskraft, völlige Erschöpfung, **Kollaps** mit kaltem Schweiß auf der Stirn, raschem Kräfteverfall, kaltem Atem. Herzschwäche. **Kälte** des ganzen Körpers: Kälte vom Kopf bis zu den Füßen, eiskalte Hände und Füße, eiskalter Schweiß; Eisnadelgefühl; Kältegefühl, als ob das Blut aus Eiswasser wäre. Alle Ausscheidungen sind überreichlich. Krämpfe und Muskelzuckungen.

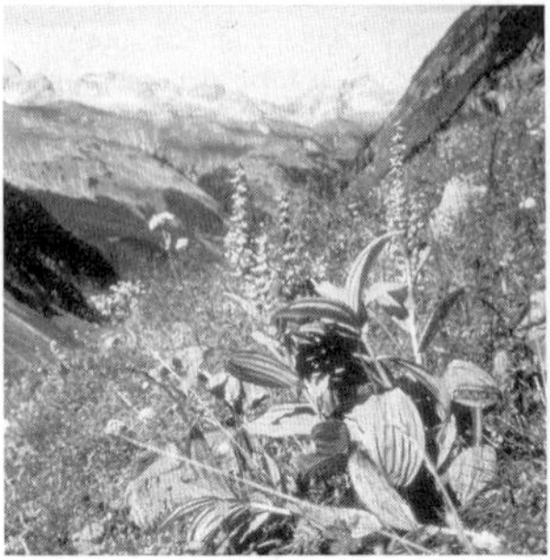

Weiße Nieswurz Photo: DHU

Geist und Gemüt

Geistige Überstimulierung. Gewalttätigkeit und Aggression. Überaktiv, **ruhelos**, geschäftig; sinnlose, wiederholte Tätigkeiten, wie Zerschneiden oder Zerreißen von Dingen. Fröhlich, redselig; Singen. Wahnideen; halten sich für großartige Persönlichkeiten. Verwirrung über die eigene Identität; religiöse Wahnideen; sie seien Christus oder jemand, der die Welt errettet hat. Wahnidee, mit Gott zu sprechen. Hochmut, Selbstgerechtigkeit. Melancholie; grübelt schweigend. Verzweiflung über die eigene Situation, Verschlechterung abends. Verzweiflung über die soziale Position; jedes Mittel ist recht zu ihrer Verbesserung, auch Lügen und Betrug; **Ehrgeiz**. Nie zufrieden mit der gesellschaftlichen Stellung; haben das Gefühl, besseres verdient zu haben. Manie mit dem Verlangen, alles zu zerreißen, vor allem Kleidung; laszive oder religiöse Reden; erotische Manie. Hyperaktive und ungehorsame Kinder.

Kopf

Kalter Schweiß auf der Stirn. Ohnmachtsneigung, Schwindel. Sowohl *kongestive* als auch *neuralgische* Kopfschmerzen, die den Patienten zum Wahnsinn treiben.

Verdauungstrakt

Verlangen nach saurem, unreifem Obst, Salz, stark gewürzten Speisen, Eis, kalten Getränken, Gurken, Hering, Sardinen, Anchovies. Großer Durst auf kaltes Wasser mit Eiswürfeln, das aber sofort nach dem Trinken wieder erbrochen wird. Erbrechen mit viel Übelkeit; schlimmer durch Trinken und bei der geringsten Bewegung. Erbrechen und Durchfall gleichzeitig. **Sehr profuser, wäßriger Durchfall; dabei kalte Schweiße.**

Atemwege

Husten, besonders beim Eintritt in ein warmes Zimmer oder nach Trinken von kaltem Wasser.

Urogenitaltrakt

Regelschmerzen mit Kälte, Schwäche, Erbrechen und Durchfall.

Rücken und Extremitäten

Wadenkrämpfe. Rheumatismus, schlimmer durch Feuchtigkeit und durch langes Liegen im Bett. Die Schmerzen sind heftig und führen bis zum Delirium.

Modalitäten

Verschlimmerung: Durch die geringste Bewegung, Anstrengung; durch feuchte und kalte Witterung, Frühjahr und Herbst; beim und nach Trinken; vor und während der Regel; während Stuhlgang; nach Schweiß; nach Schreck.
Besserung: Durch Ruhe; durch horizontale Lage; durch warmes Wetter, durch Wärme; Gehen; Essen, Fleisch und Milch.

Causa

Folge von Schreck; verletzten Stolz oder Ehre; Geldverlust, Aufregung, Gefühlserregung, Kränkung, Verachtung oder Geringschätzung durch andere.

Klinische Indikationen

Cholera. *Diarrhoe. Dysmenorrhoe. Gastroenteritis.* Hyperkinetisches Syndrom. Kollaps. Kopfschmerzen. Migräne. *Neuralgien. Psychose.* Rheumatismus. Verhaltensstörungen.

Vergleichbare Arzneimittel

Arsenicum album, Camphora, Carbo vegetabilis, Cuprum, Hyoscyamus, Medorrhinum, Platina, Tarantula, Tuberculinum, Stramonium.

Zincum metallicum

Metallisches Zink.

Allgemeines

Schwäche und Ruhelosigkeit (besonders der Beine). Heftiges **Zittern** des ganzen Körpers; ruckartige Bewegungen, Kontraktionen und Spasmen einzelner Muskeln und Muskelgruppen. Hirnreizung und andere Störungen des Nervensystems im Verlauf von *exanthem*atischen oder anderen Infektionskrankheiten infolge Unfähigkeit oder Schwäche zur Hervorbringung von *Exanthemen* oder als Folge von unterdrückten Hautausschlägen und aussetzenden Ausscheidungen.

Geist und Gemüt

Innerliche Unruhe, immer in Eile; Nervosität, Reizbarkeit, Jähzorn; Unregelmäßigkeit, Unrast, Bewegungszwang. Feuriger Idealist, Ideenreichtum, Redseligkeit. Gewissensangst, als ob er eines Verbrechens schuldig sei. Wahnidee, verfolgt zu werden. **Überempfindlichkeit auf Geräusche**. Jammern und Klagen; Schreien vor Schmerzen. Nachgiebigkeit. Geistige Erschöpfung, Vergeßlichkeit, **Stumpfheit**, Verwirrung. Wiederholt die Frage, bevor er antwortet. Delirium mit Wut, Gewalttätigkeit und dem Verlangen zu fliehen. Depression mit Selbstmordgedanken.

Kopf

Dumpfe, betäubende Kopfschmerzen mit Besserung in frischer Luft. Kopfschmerzen gehen mit Druck über der Nasenwurzel, Verwirrung, Lichtempfindlichkeit und Ruhelosigkeit einher; Wärme verschlechtert, Besserung durch festen Druck. Schwindel. Sehstörungen nach Augenoperationen. Zuckungen um die Mundwinkel.

Verdauungstrakt

Abneigung gegen Fisch, Fleisch, Süßigkeiten und Wein. Wein, auch in kleinsten Mengen, wird nicht vertragen. Schwäche und Zittern vor Hunger, besser durch Essen. Schwäche und Hinsein im Magen gegen 11 Uhr morgens, mit einem Gefühl plötzlicher Kraftlosigkeit in den Gliedmaßen.

Atemwege

Atemnot, spastisch bedingt, mit einem Konstriktionsgefühl wie von einem Band um die Brust, schlimmer in Ruhe, besser durch Auswurf. Asthma durch unterdrückte Regelblutung. Husten schlimmer durch Süßigkeiten.

Urogenitaltrakt

Wenn die Blase voll ist, kann der Kranke nur im Sitzen mit gekreuzten Beinen wasserlassen. Harnverhalt durch *Prostata*probleme. Harn*inkontinenz* durch Krämpfe, Husten oder Niesen.

Rücken und Extremitäten

Beständiges Gefühl von Unruhe in den Beinen; er muß sie unwillkürlich dauernd bewegen, schlimmer beim Einschlafen; Zuckungen beim Einschlafen. Ruhelose Hände. Brennen entlang der Wirbelsäule. Intensive tiefe Schmerzen in Höhe des letzten Brust- und ersten Lendenwirbelkörpers, beim Sitzen schlimmer als beim Gehen.

Modalitäten

Verschlimmerung: Durch Wein und Stimulanzien, nach dem Essen; durch Berührung; Geräusch; 11 Uhr und zwischen 17 und 18 Uhr; geistige Anstrengung; **Unterdrückung von Absonderungen**; **Hunger**; Kälte.
Besserung: Durch Ruhe; Bewegung; durch Ex- und Sekretionen; durch Auftreten eines Ausschlages; Essen; abends.
Vorherrschende Angriffsseite: Rechts.

Causa

Schlafmangel; Furcht; Ärger; Streß; erschöpfende Erkrankungen; Impfung; Alkoholismus.

Klinische Indikationen

Asthma bronchiale. Beschäftigungskrämpfe. *Chorea.* Demenz. Depression. *Enuresis. Enzephalitis.* Epilepsie. *Inkontinenz.* Kopfschmerzen. *Meningitis. Morbus Parkinson. Neuralgien. Pertussis. Prostatahypertrophie.* Psychovegetative Erschöpfung. Rückenschmerzen.

Vergleichbare Arzneimittel

Acidum picrinicum, Agaricus, Causticum, Cicuta virosa, Cuprum, Ignatia, Kalium phosphoricum, Lachesis, Nux vomica, Rhus toxicodendron, Stramonium.

Erkrankungen

Im folgenden werden die Erkrankungen erläutert, die in der Arzneimittellehre dieses Buchs als sogenannte Indikation Erwähnung finden. Diese Kranheiten werden in aller Kürze beschrieben und es werden einige typische homöopathische Arzneien genannt (Hom.), die bei dieser Krankheit entsprechend dem Arzneimittelbild therapeutisch angewendet werden können. Es sei hier jedoch nochmals ausdrücklich darauf hingeweisen, daß **Diagnosestellung und Einleitung einer Therapie ärztliche Aufgaben** sind.

Abort: Fehlgeburt, Abgang. Beendigung einer Schwangerschaft vor vollendeter 24. Schwangerschaftswoche mit einem Geburtsgewicht von weniger als 500 g.

✎ Apis mellifica (→ S. 76), Kalium carbonicum (→ S. 178), Sepia (→ S. 239)

Abmagerung: s. Kachexie (→ S. 302), s. Anorexia nervosa (→ S. 278).

Abszeß: Eiteransammlung in einer nicht vorgebildeten, sondern krankhaft entstandenen, ringsum abgeschlossenen Gewebshöhle. Ein Abszeß fluktuiert (leichtes Schwappen) beim Betasten. Oft mit hohem Fieber.
S. auch Furunkel (→ S. 292)

✎ Calcium carbonicum (→ S. 102), Calcium sulfuricum (→ S. 107), Crotalus horridus (→ S. 142), Graphites (→ S. 159), Hepar sulfuris (→ S. 163), Ledum (→ S. 190), Mercurius solubilis (→ S. 205), Psorinum (→ S. 232), Silicea (→ S. 242), Sulfur (→ S. 255), Syphilinum (→ S. 258), Tarantula hispanica (→ S. 260), Thuja (→ S. 264)

Adenopathie: Erkrankung mit Schwellung der Lymphknoten.

✎ Barium carbonicum (→ S. 91), Bromum (→ S. 97), Calcium carbonicum (→ S. 102), Hepar sulfuris (→ S. 163), Jodum (→ S. 174), Kalium sulfuricum (→ S. 183), Sulfur (→ S. 255), Tuberculinum (→ S. 267)

Adipositas: Fettleibigkeit bzw. Fettsucht. Kann unterschiediche Ursachen haben, in der Regel durch Über- und Falschernährung bedingt.

✎ Antimonium crudum (→ S. 73), Calcium carbonicum (→ S. 102), Calcium phosphoricum (→ S. 105), Calcium sulfuricum (→ S. 107), Capsicum (→ S. 115), Carbo vegetabilis (→ S. 118), Ferrum metallicum (→ S. 150), Graphites (→ S. 159), Ignatia (→ S. 170), Kalium bichromicum (→ S. 176), Platina (→ S. 226)

Affektkrampf: Harmlose Krampfanfälle ohne organische Ursache, auch Wutkrampf genannt. Auftreten mit Zyanose (Blauwerden), Atemstillstand und kurzzeitiger Bewußtlosigkeit. Häufig bei Kleinkindern.

✎ Cuprum metallicum (→ S. 144)

Afterjucken: s. Pruritus ani (→ S. 322).

Agonie: Todeskampf; d.h. zunehmende Einschränkung lebenswichtiger Körperfunktionen bis zum Tod.

✎ Carbo vegetabilis (→ S. 118)

Akne: Hauterkrankung mit Knötchen- und Knotenbildung durch Funktionsstörung der Talgdrüsen und der Haarfollikel.

✎ Acidum nitricum (→ S. 46), Antimonium sulphuratum aurantiacum (→ S. 75), Arnica montana (→ S. 82), Bromum (→ S. 97), Calcium carbonicum (→ S. 102), Calcium sulfuricum (→ S. 107), Causticum (→ S. 120), Graphites (→ S. 159), Hepar sulfuris (→ S. 163), Mercurius solubilis (→ S. 205), Psorinum (→ S. 232), Silicea (→ S. 242), Sulfur (→ S. 255), Thuja (→ S. 264)

Alkoholdelir: s. Delirium tremens (→ S. 285).

Alkoholismus: Alkoholmißbrauch. Nach WHO-Definition ist Alkoholiker, wer länger als ein Jahr große Mengen Alkohol konsumiert, die Kontrolle über den Alkoholkonsum verloren hat und dadurch körperlich, psychisch und in seiner sozialen Stellung geschädigt ist. Klinisch kommt es in erster Linie zu Magen-Darm-, Bauchspeicheldrüsen-, Leber-, Nerven-, Muskel- und Schlafstörungen, Zittern und Wesensveränderungen.

✎ Aurum metallicum (→ S. 88), Capsicum (→ S. 115), Causticum (→ S. 120), Lachesis (→ S. 187), Nux vomica (→ S. 215), Sulfur (→ S. 255), Syphilinum (→ S. 258)

Allergie: Überempfindlichkeitsreaktion auf bestimmte Substanzen mit krankhaften Erscheinungen. Durch Kontakt mit immunogenen (antigenen) Substanzen (sog. Allergene) erworben. Auftreten nach erneutem Kontakt mit diesem Antigen.

✎ Acidum fluoricum (→ S. 44), Apis mellifica (→ S. 76), Calcium carbonicum (→ S. 102), Calcium sulfuricum (→ S. 107), Dulcamara (→ S. 146), Jodum (→ S. 174),

Kalium bichromicum (→ S. 176), Kalium carbonicum (→ S. 178), Kalium sulfuricum (→ S. 183), Lac caninum (→ S. 185), Lycopodium (→ S. 194), Medorrhinum (→ S. 203), Natrium carbonicum (→ S. 207), Natrium muriaticum (→ S. 209), Natrium sulfuricum (→ S. 211), Nux moschata (→ S. 213), Psorinum (→ S. 232), Sulfur (→ S. 255), Thuja (→ S. 264), Tuberculinum (→ S. 267)

Alopezie: Vermehrter Haarausfall bis zur Kahlheit. "Glatze".

Acidum fluoricum (→ S. 44), Acidum phosphoricum (→ S. 49), Barium carbonicum (→ S. 91), Graphites (→ S. 159), Kalium sulfuricum (→ S. 183), Syphilinum (→ S. 258)

Alptraum: Calcium carbonicum (→ S. 102), Stramonium (→ S. 252)

Alzheimer: s. Morbus Alzheimer (→ S. 311).

Amenorrhö: Ausbleiben der monatlichen Regelblutung. Unterschiedliche Ursachen.

Ignatia (→ S. 170), Podophyllum (→ S. 230), Pulsatilla (→ S. 234)

Amöbenruhr: s. Dysenterie (→ S. 288).

amyotrophische Lateralsklerose: Auch myatrophische Lateralsklerose genannt. Fortschreitende Zerstörung von Nerven der Willkürmotorik. Gleichzeitiges Auftreten von spastischen und schlaffen Lähmungen. Meist symmetrisch beidseitig.

Plumbum (→ S. 228)

Analfissur: Sehr schmerzhafter, meist länglicher Einriß der Haut und/oder Schleimhaut der Aftergegend.

Acidum nitricum (→ S. 46)

Anämie: Blutarmut. Unterschiedliche Ursachen. Auftreten mit Blässe, verminderter Leistungsfähigkeit, Atemnot bei Belastung oder auch schon in Ruhe, Herzklopfen, Schwindel, Ohrensausen und Kopfschmerzen.

Arsenicum album (→ S. 85), Carbo vegetabilis (→ S. 118), China officinalis (→ S. 127), Ferrum metallicum (→ S. 150), Ferrum phosphoricum (→ S. 152), Sepia (→ S. 239)

anaphylaktischer Schock: Allergisch ausgelöste lebensbedrohliche allgemeine Überempfindlichkeitsreaktion mit Hautrötung, Atemnot, Erbrechen, Schwindel,

Blutdruckabfall und Kreislaufversagen.

✎ Apis mellifica (→ S. 76)

Anfallsleiden: s. Epilepsie (→ S. 290).

angeborene Mißbildung: Bei Geburt bestehende Fehlbildung. Genetisch bedingt oder erworben durch Schädigung im Verlauf der Schwangerschaft (z.B. durch eine Röteln-Infektion) oder während der Geburt.

✎ Barium carbonicum (→ S. 91)

Angina pectoris: Plötzlich einsetzende Schmerzen im Bereich des Brustkorbs, oft zur Schulter und zum Hals ausstrahlend. Meist mit Atemnot und Todesangst. Entstehung durch unzureichende Durchblutung des Herzmuskels.

✎ Aconitum napellus (→ S. 55), Argentum nitricum (→ S. 79), Arnica montana (→ S. 82), Arsenicum album (→ S. 85), Aurum metallicum (→ S. 88), Glonoinum (→ S. 157), Lachesis (→ S. 187), Nux vomica (→ S. 215), Phosphorus (→ S. 221), Spongia (→ S. 245), Stramonium (→ S. 252), Sulfur (→ S. 255), Tarantula hispanica (→ S. 260)

Angina tonsillaris: Tonsillitis. Virale oder bakterielle Mandelentzündung. Auftreten mit Halsschmerzen, Fieber, Lymphknotenschwellungen, Rötung und Belägen auf den Mandeln.

✎ Barium carbonicum (→ S. 91), Belladonna (→ S. 94), Bromum (→ S. 97), Calcium carbonicum (→ S. 102), Crotalus horridus (→ S. 142), Ferrum phosphoricum (→ S. 152), Hepar sulfuris (→ S. 163), Kalium sulfuricum (→ S. 183), Lac caninum (→ S. 185), Lachesis (→ S. 187), Lycopodium (→ S. 194), Mercurius solubilis (→ S. 205), Phytolacca (→ S. 224), Psorinum (→ S. 232), Silicea (→ S. 242), Sulfur (→ S. 255), Thuja (→ S. 264), Tuberculinum (→ S. 267)

Angst: ✎ Acidum nitricum (→ S. 46), Argentum nitricum (→ S. 79), Calcium carbonicum (→ S. 102), Gelsemium (→ S. 154), Jodum (→ S. 174), Kalium phosphoricum (→ S. 181), Phosphorus (→ S. 221), Sulfur (→ S. 255)

Angstreaktion: s. Phobie (→ S. 319).

Angulus infectiosus: Infektiös bedingte Einrisse in den Mundwinkeln. Schlechte Abheilung.

✎ Acidum nitricum (→ S. 46)

Anorexia nervosa: Magersucht. Psychisch bedingte Eßstörung, die zu extremer

Abmagerung und gelegentlich (10%) sogar zum Tod führen kann.

✍ Arsenicum album (→ S. 85)

Aphthen: Defekte der Mundschleimhaut. Sehr schmerzhaft, nicht infektiös, weißlich und von einem roten Rand umgeben.

✍ Calcium carbonicum (→ S. 102)

Apoplex: Schlaganfall, Gehirnschlag oder apoplektischer Insult. Entstehung durch Sauerstoffmangel in einer bestimmten Hirnregion. Auftreten mit Bewußtseinsstörungen bis Koma, spastischer Halbseitenlähmung, unterschiedlichen motorischen und sensiblen Ausfallserscheinungen und Krampfanfällen.

✍ Argentum nitricum (→ S. 79), Arnica montana (→ S. 82), Causticum (→ S. 120), Lachesis (→ S. 187), Nux vomica (→ S. 215), Opium (→ S. 217), Plumbum (→ S. 228), Staphysagria (→ S. 249), Stramonium (→ S. 252)

Appendizitis: Wurmfortsatzentzündung, Blinddarmentzündung. Meist mit plötzlich einsetzenden kolikartigen Bauchschmerzen, Übelkeit und Erbrechen.

✍ Aconitum napellus (→ S. 55), Bryonia (→ S. 99)

Arrhythmie: Herzrhythmusstörungen. Abweichungen der Regelmäßigkeit der Herzaktionen und/oder der zeitlichen Folge der Herzaktionen vom Normalen.

✍ Argentum nitricum (→ S. 79), Ferrum metallicum (→ S. 150), Glonoinum (→ S. 157), Ignatia (→ S. 170), Jodum (→ S. 174), Lachesis (→ S. 187), Lilium tigrinum (→ S. 192), Nux vomica (→ S. 215), Spongia (→ S. 245), Sulfur (→ S. 255), Tarantula hispanica (→ S. 260)

Arterienverkalkung: s. Arteriosklerose (→ S. 279).

Arteriosklerose: Sogenannte Arterienverkalkung. Folge: mangelnde Durchblutung der betroffenen Gewebe.

✍ Plumbum (→ S. 228)

Arthritis: Akute oder chronische Gelenkentzündung unterschiedlichster Ursache (häufig rheumatoide Arthritis). Auftreten mit Gelenkschwellung, -schmerzen, -rötung, -überwärmung, Funktionshemmung, Fehlstellungen, Kontrakturen.

✍ Acidum nitricum (→ S. 46), Apis mellifica (→ S. 76), Arnica montana (→ S. 82), Belladonna (→ S. 94), Bryonia (→ S. 99), Calcium carbonicum (→ S. 102), Calcium phosphoricum (→ S. 105), Causticum (→ S. 120), Chelidonium (→ S. 125), China officinalis (→ S. 127), Cimicifuga (→ S. 129), Colocynthis (→ S. 137), Ferrum metallicum (→ S. 150), Graphites (→ S. 159), Ignatia (→ S. 170), Kalium bichromicum (→ S. 176), Kalium carbonicum (→ S. 178), Kalium sulfuricum (→ S. 183), Ledum (→ S. 190), Lycopodium (→ S. 194), Medorrhinum (→ S. 203), Natrium muriaticum (→ S. 209), Nux vomica (→ S. 215), Phosphorus (→ S. 221), Phytolacca (→ S. 224), Rhus toxicodendron (→ S. 237), Sulfur (→ S. 255), Syphilinum (→ S. 258), Thuja (→ S. 264), Tuberculinum (→ S. 267)

Arthritis psoriatica: Gelenksentzündung bei Schuppenflechte. Meist als Polyarthritis, d.h. viele Gelenke befallend.

Calcium carbonicum (→ S. 102)

Asphyxia neonatorum: Herabgesetzte oder fehlende Atmung beim Neugeborenen, meist mit Pulsschwäche bis Pulslosigkeit.

Tartarus stibiatus (→ S. 262)

Asthma bronchiale: Anfallsweise oder auch chronische Atemwegsverengung mit Atemnot. Vorkommen bei einem hyperreagiblen Bronchialsystem. Hervorgerufen durch Allergien, Infekte, emotionale Faktoren, Anstrengungen oder chemisch-physikalische Schadstoffe.

Aconitum napellus (→ S. 55), Acidum nitricum (→ S. 46), Acidum sulfuricum (→ S. 53), Arsenicum album (→ S. 85), Barium carbonicum (→ S. 91), Belladonna (→ S. 94), Bromum (→ S. 97), Bryonia (→ S. 99), Calcium carbonicum (→ S. 102), Carbo vegetabilis (→ S. 118), Causticum (→ S. 120), Chamomilla (→ S. 123), China officinalis (→ S. 127), Cuprum metallicum (→ S. 144), Dulcamara (→ S. 146), Ferrum metallicum (→ S. 150), Graphites (→ S. 159), Hepar sulfuris (→ S. 163), Hypericum (→ S. 168), Ignatia (→ S. 170), Ipecacuanha (→ S. 172), Jodum (→ S. 174), Kalium bichromicum (→ S. 176), Kalium carbonicum (→ S. 178), Kalium sulfuricum (→ S. 183), Lycopodium (→ S. 194), Medorrhinum (→ S. 203), Natrium muriaticum (→ S. 209), Natrium sulfuricum (→ S. 211), Nux vomica (→ S. 215), Petroleum (→ S. 219), Phosphorus (→ S. 221), Psorinum (→ S. 232), Rhus toxicodendron (→ S. 237), Silicea (→ S. 242), Spongia (→ S. 245), Stannum (→ S. 247), Stramonium (→ S. 252), Sulfur (→ S. 255), Tartarus stibiatus (→ S. 262), Thuja (→ S. 264), Tuberculinum (→ S. 267), Zincum metallicum (→ S. 272)

Ataxie: Störung der Bewegungskoordination. Vorkommen z.B. bei Kleinhirnerkrankungen.

Argentum nitricum (→ S. 79), Causticum (→ S. 120), Phosphorus (→ S. 221)

Augenbindehautentzündung: s. Konjunktivitis (→ S. 304).

Augenhornhautentzündung: s. Keratitis (→ S. 303).

Augenleiden: Conium maculatum (→ S. 139)

Augenlidrandentzündung: s. Blepharitis (→ S. 282)

Auszehrung: s. Kachexie (→ S. 302)

Bakterienruhr: s. Dysenterie (→ S. 288)

Bandscheibenvorfall: s. Lumbago (→ S. 307)

Basedow: s. Morbus Basedow (→ S. 311)

Beckenentzündung: Entzündung im Bereich des Beckens.
Sepia (→ S. 239)

Beinkrampf: Krampus-Syndrom. Meist in den Waden- oder Zehenmuskeln auftretender schmerzhafter Krampf.
Calcium carbonicum (→ S. 102)

Beschäftigungskrampf: z.B. Schreibkrampf: ein in den Hand- und Fingerbeugemuskeln auftretender schmerzhafter Krampf. Auftreten nach dem Schreiben.
Zincum metallicum (→ S. 272)

Bettnässen: s. Enuresis (→ S. 290), Enuresis nocturna (→ S. 290).

Beugestellung der Finger: s. Dupuytren-Kontraktur (→ S. 288).

Bewußtlosigkeit: s. Koma (→ S. 304).

Bewußtseinsverlust: s. Ohnmacht (→ S. 316), s. Synkope (→ S. 330).

Bindegewebserkrankung: siehe Kollagenose (→ S. 304).
Argentum nitricum (→ S. 79), Calcium carbonicum (→ S. 102), Graphites (→ S. 159), Sepia (→ S. 239), Thuja (→ S. 264)

Bindehautentzündung: s. Konjunktivitis (→ S. 304).

Bißverletzung: Ledum (→ S. 190)

Blähungen: s. Flatulenz (→ S. 292).

Blasenentzündung: s. Zystitis (→ S. 336).

Blepharitis: Augenlidrandentzündung. Auftreten mit Rötung der Lidränder, Juckreiz, Schwellung, evtl. Bildung von Geschwüren und Abszessen und Ausfall der Wimpern.

✍ Aconitum napellus (→ S. 55), Alumina (→ S. 66), Graphites (→ S. 159), Hepar sulfuris (→ S. 163)

Blinddarmentzündung: s. Appendizitis (→ S. 279).

Blutarmut: s. Anämie (→ S. 277).

Bluterkrankheit: s. Hämophilie (→ S. 296).

Bluthochdruck: s. Hypertonie (→ S. 300).

Bluthusten: s. Hämoptyse (→ S. 296).

Brechdurchfall: s. Cholera infantum (→ S. 284), s. Gastroenteritis (→ S. 293).

Bronchitis: Akute oder chronische Entzündung der Bronchien, d.h. der unteren Atemwege. Die akute Bronchitis kann ausgelöst sein durch Erkältung, virale oder bakterielle Infektionen, durch chemische Reize oder - als sogenannte Stauungs-Bronchitis - durch Herzerkrankungen. Auftreten mit Husten, Auswurf, Brustschmerz und leichtem Fieber. Die chronische Bronchitis ist gekennzeichnet durch einen über einen längeren Zeitraum auftretenden Husten und hat unterschiedlichste Ursachen.

✍ Acidum nitricum (→ S. 46), Acidum phosphoricum (→ S. 49), Acidum sulfuricum (→ S. 53), Aconitum napellus (→ S. 55), Agaricus muscarius (→ S. 59), Allium cepa (→ S. 62), Alumina (→ S. 66), Ambra grisea (→ S. 69), Antimonium crudum (→ S. 73), Antimonium sulphuratum aurantiacum (→ S. 75), Arsenicum album (→ S. 85), Bromum (→ S. 97), Bryonia (→ S. 99), Calcium carbonicum (→ S. 102), Calcium sulfuricum (→ S. 107), Camphora (→ S. 109), Capsicum (→ S. 115), Carbo vegetabilis (→ S. 118), Causticum (→ S. 120), Chamomilla (→ S. 123), China officinalis (→ S. 127), Dulcamara (→ S. 146), Ferrum metallicum (→ S. 150), Hepar sulfuris (→ S. 163), Ipecacuanha (→ S. 172), Jodum (→ S. 174), Kalium bichromicum (→ S. 176), Kalium carbonicum (→ S. 178), Kalium sulfuricum (→ S. 183), Lycopodium (→ S. 194), Mercurius solubilis (→ S. 205), Petroleum (→ S. 219), Phosphorus (→ S. 221), Psorinum (→ S. 232), Rhus toxicodendron (→ S. 237), Sepia (→ S. 239), Silicea (→ S. 242), Spongia (→ S. 245),

Stannum (→ S. 247), Sulfur (→ S. 255), Tartarus stibiatus (→ S. 262), Tuberculinum (→ S. 267)

Bronchopneumonie: Lungenentzündung. Dabei greift die Entzündung der kleinsten Bronchien auf die umliegenden Lungenbläschen (Alveolen) über.

✍ Ipecacuanha (→ S. 172), Tartarus stibiatus (→ S. 262)

Brustdrüsenentzündung: s. Mastitis (→ S. 309).

Brustfellentzündung: s. Pleuritis (→ S. 320).

Brustwarzensekretion: s. Galaktorrhö (→ S. 293).

Bulimie: Eß-Brechsucht. Psychisch bedingte Eßstörung.

✍ Ignatia (→ S. 170), Platina (→ S. 226), Thuja (→ S. 264)

Bursitis: Schleimbeutelentzündung. Hervorgerufen durch wiederholte Verletzungen, ständigen Druck oder durch spezielle Entzündungen (z.B. Tuberkulose).

✍ Ferrum phosphoricum (→ S. 152)

Chalazion: Hagelkorn. Entzündung von Augenliddrüsen (Meibom-Drüsen) durch Sekretstau.

✍ Staphysagria (→ S. 249)

Cheyne-Stokes-Atmung: Periodische Atmung mit langen Atempausen, nach denen erst ganz kleine, dann größer werdende, bis zu ganz tiefe, angestrengte Atemzüge folgen. Vorkommen nach schwerer Hirnschädigung (Atemzentrum), aber auch bei Gesunden im Schlaf.

✍ Opium (→ S. 217)

Cholelithiasis: Gallensteinleiden. Beschwerden erst beim Wandern eines Steins oder Behinderung des Galleabflusses: Koliken in der Gallenblasengegend mit Ausstrahlung in rechte Schulter, Übelkeit und Erbrechen.

✍ Chelidonium (→ S. 125), Kalium carbonicum (→ S. 178), Podophyllum (→ S. 230)

Cholera: Akute, bakterielle Infektionskrankheit. Auftreten mit starken Durchfällen, Erbrechen und Austrocknung. Kann zu Kollaps, Krämpfen, Koma und schließlich zum Tod führen.

✍ Camphora (→ S. 109), Cuprum metallicum (→ S. 144), Veratrum album

(→ S. 270)

Cholera infantum: Brechdurchfall bei Säuglingen.

✎ Aethusa cynapium (→ S. 57)

Cholezystitis: Gallenblasenentzündung. Vorkommen meist bei Gallensteinleiden, aber auch bei anderen Ursachen. Auftreten von Verdauungsstörungen, Unverträglichkeit fetter Speisen und Auftreten von Gallenkoliken.

✎ Bryonia (→ S. 99), Calcium carbonicum (→ S. 102), Chelidonium (→ S. 125), China officinalis (→ S. 127), Colocynthis (→ S. 137), Lycopodium (→ S. 194), Natrium sulfuricum (→ S. 211), Podophyllum (→ S. 230), Pulsatilla (→ S. 234)

Chorea: Sogenannter Veitstanz. Bewegungsstörung mit unwillkürlichen, arrhythmischen, schnellen Kontraktionen von Muskelgruppen fast aller Körperregionen.

✎ Causticum (→ S. 120), Cimicifuga (→ S. 129), Cuprum metallicum (→ S. 144), Ignatia (→ S. 170), Magnesium phosphoricum (→ S. 201), Staphysagria (→ S. 249), Stramonium (→ S. 252), Zincum metallicum (→ S. 272)

Chorea minor: Früh, besonders bei Mädchen auftretende Form der Chorea mit günstiger Prognose.

✎ Agaricus muscarius (→ S. 59), Tarantula hispanica (→ S. 260)

Claudicatio intermittens: Zwischenzeitlich auftretendes Hinken bei arterieller Verschlußkrankheit der Beine. Der durch Mangeldurchblutung bedingte Muskelschmerz zwingt zu Gehpausen. Deshalb wird auch von der Schaufensterkrankheit gesprochen.

✎ Lachesis (→ S. 187)

Colitis ulcerosa: Chronisch entzündliche Erkrankung des Dickdarms. Gekennzeichnet durch Bauchbeschwerden mit heftigem Stuhldrang, schleimig-blutigen Durchfällen, Geschwürsbildung, narbigen Schrumpfungsvorgängen und Verengungen des Darms.

✎ Helleborus niger (→ S. 161)

Colon irritabile: Reizkolon. Nichtorganische Darmstörung mit wechselnden Schmerzen, Durchfall, Verstopfung, Appetitstörungen, Übelkeit, Völlegefühl und Winden.

✎ Agaricus muscarius (→ S. 59), Argentum nitricum (→ S. 79), Natrium carbonicum (→ S. 207), Natrium muriaticum (→ S. 209), Nux vomica (→ S. 215)

Commotio cerebri: Gehirnerschütterung. Kurzzeitige reversible Schädigung des Gehirns durch Unfall. Auftreten mit Bewußtseinsverlust, Erinnerungsausfällen, Übelkeit, Erbrechen, Kreislauflabilität und Kopfschmerzen.

✍ Arnica montana (→ S. 82), Opium (→ S. 217)

Commotio und Contusio cerebri: ✍ Hypericum (→ S. 168)

Continua: Fieber von gleichmäßiger Höhe (> 39°C), länger als 4 Tage anhaltend mit einer Temperaturdifferenz am Tage von unter 1°C. Unterschiedlichste Ursachen.

✍ Abrotanum (→ S. 42)

Contusio cerebri: Hirnprellung. Gedeckte Hirnverletzung bei stumpfer Schädelverletzung. Beschwerden wie bei schwerer Gehirnerschütterung, jedoch zusätzlich (abhängig vom beeinträchtigten Gehirnareal) mit neurologischen Ausfällen und epileptischen Anfällen. Evtl. Auftreten von dauerhaften Folgeschäden.

✍ Helleborus niger (→ S. 161)

Darmkatarrh: s. Enteritis (→ S. 289), s. Kolitis (→ S. 304).

Darmverschluß: s. paralytischer Ileus (→ S. 318).

Darrsucht: s. Sklerodermie (→ S. 329).

Dauererektion: s. Priapismus (→ S. 321).

Degeneration des zentralen und peripheren Nervensystems: ✍ Conium maculatum (→ S. 139)

Dekubitus: Wundliegen mit Druckgeschwür und Absterben von Gewebe.

✍ Opium (→ S. 217)

Delirium: Rückbildungsfähige starke psychische Störung mit herabgesetztem Bewußtsein, Desorientierung, Illusionen, Wahnvorstellungen und großer Unruhe.

✍ Belladonna (→ S. 94), Stramonium (→ S. 252)

Delirium tremens: Alkoholdelir. Meist durch Alkoholentzug ausgelöst. Auftreten von Beschwerden wie Unruhe, Zittern, Deliranz und eventuell Wahnvorstellungen.

✍ Cannabis indica (→ S. 111), Crotalus horridus (→ S. 142), Hyoscyamus niger (→ S. 165), Opium (→ S. 217)

Demenz: Verlust von bereits erworbenen geistigen Fähigkeiten.

✍ Ambra grisea (→ S. 69), Graphites (→ S. 159), Helleborus niger (→ S. 161), Hyoscyamus niger (→ S. 165), Plumbum (→ S. 228), Sulfur (→ S. 255), Zincum metallicum (→ S. 272)

Dentitio difficilis: Zahnungsschwierigkeiten. Beim Säugling meist mit Störungen des Allgemeinbefindens verbunden.

✍ Calcium carbonicum (→ S. 102), Calcium phosphoricum (→ S. 105), Chamomilla (→ S. 123), Magnesium muriaticum (→ S. 199), Magnesium phosphoricum (→ S. 201), Phytolacca (→ S. 224), Podophyllum (→ S. 230)

Depression: Zustand trauriger Verstimmtheit. Auftreten mit Antriebsarmut, Interesse-, Appetit- und Libidoverlust, Schlafstörungen, Unruhe.

✍ Acidum phosphoricum (→ S. 49), Anacardium orientale (→ S. 71), Antimonium crudum (→ S. 73), Argentum nitricum (→ S. 79), Arsenicum album (→ S. 85), Aurum metallicum (→ S. 88), Calcium carbonicum (→ S. 102), Calcium phosphoricum (→ S. 105), Cannabis indica (→ S. 111), Capsicum (→ S. 115), Cimicifuga (→ S. 129), Cocculus (→ S. 133), Helleborus niger (→ S. 161), Hyoscyamus niger (→ S. 165), Hypericum (→ S. 168), Ignatia (→ S. 170), Lilium tigrinum (→ S. 192), Lycopodium (→ S. 194), Natrium muriaticum (→ S. 209), Natrium sulfuricum (→ S. 211), Platina (→ S. 226), Psorinum (→ S. 232), Pulsatilla (→ S. 234), Sepia (→ S. 239), Staphysagria (→ S. 249), Sulfur (→ S. 255), Syphilinum (→ S. 258), Thuja (→ S. 264), Tuberculinum (→ S. 267), Zincum metallicum (→ S. 272)

Dermatitis: Entzündliche Hauterkrankung. Viele Varianten, unterschiedlichste Ursachen.

✍ Psorinum (→ S. 232)

Diabetes: Harnruhr. Überbegriff für Erkrankungen mit vermehrter Ausscheidung von Flüssigkeit durch die Niere.

✍ Phosphorus (→ S. 221), Plumbum (→ S. 228), Sulfur (→ S. 255)

Diabetes mellitus: Zuckerkrankheit. Erhöhung des Blutzuckerspiegels durch Insulin-Mangel. Dadurch erhöhte Harnausscheidung und Ausscheidung von Zucker im Harn. Auftreten von Durst, Gewichtsabnahme, Kraftlosigkeit und vielfältigen Komplikationen.

Acidum phosphoricum (→ S. 49)

Diarrhö: Durchfall. Dünnflüssiger Stuhl in vermehrter Menge.

Acidum phosphoricum (→ S. 49), Aethusa cynapium (→ S. 57), Allium cepa (→ S. 62), Aloe (→ S. 64), Alumina (→ S. 66), Antimonium crudum (→ S. 73), Antimonium sulphuratum aurantiacum (→ S. 75), Calcium phosphoricum (→ S. 105), Chamomilla (→ S. 123), China officinalis (→ S. 127), Cina (→ S. 131), Dulcamara (→ S. 146), Ferrum metallicum (→ S. 150), Gelsemium (→ S. 154), Jodum (→ S. 174), Kalium phosphoricum (→ S. 181), Lachesis (→ S. 187), Magnesium muriaticum (→ S. 199), Natrium sulfuricum (→ S. 211), Nux moschata (→ S. 213), Petroleum (→ S. 219), Podophyllum (→ S. 230), Psorinum (→ S. 232), Pulsatilla (→ S. 234), Stramonium (→ S. 252), Sulfur (→ S. 255), Thuja (→ S. 264), Tuberculinum (→ S. 267), Veratrum album (→ S. 270)

Diphtherie: Halsbräune. Bakterielle Infektionskrankheit mit Fieber, Schluckbeschwerden, Rötung und Bildung von flächenhaften "Pseudomembranen" im Rachen, Lymphknotenschwellungen. Durch Giftstoffe der Bakterien kann es zu schweren, zum Tod führenden Komplikationen kommen.

Bromum (→ S. 97), Lac caninum (→ S. 185), Lachesis (→ S. 187)

Diplopie: Doppeltsehen. Sehen von Doppelbildern.

Gelsemium (→ S. 154)

Doppeltsehen: s. Diplopie (→ S. 287).

Dreimonatskolik: s. Trimenonkolik (→ S. 332).

Drogenabhängigkeit: Lachesis (→ S. 187)

Druckgeschwür: s. Dekubitus (→ S. 285).

Drüsenfieber: s. Mononukleose (→ S. 311).

Drüsengeschwulst: Örtliche Zunahme von Drüsengewebe, sowohl gut- als auch bösartig.

Conium maculatum (→ S. 139)

Drüsenschwellung: Acidum fluoricum (→ S. 44)

Drüsenverhärtung: Bromum (→ S. 97)

Durchfall: s. Diarrhö (→ S. 287).

Dupuytren-Kontraktur: Dauerhafte Beugestellung der Finger durch Schrumpfung der Sehnenplatte in der Hohlhand.

Plumbum (→ S. 228)

Dysenterie: Ruhr. Entzündliche Darmerkrankung durch Shigella-Bakterien (Bakterienruhr) oder Amöben (Amöbenruhr). Die Bakterienruhr führt durch Erbrechen, Koliken und blutig-schleimige Durchfälle zur Austrocknung und evtl. zum Schock. Die Amöbenruhr kann Spätkomplikationen an Darm und Leber hervorrufen.

Aloe (→ S. 64), Camphora (→ S. 109), Podophyllum (→ S. 230), Pulsatilla (→ S. 234), Staphysagria (→ S. 249).

Dysmenorrhö: Schmerzhafte Regelblutung.

Belladonna (→ S. 94), Bromum (→ S. 97), Cannabis indica (→ S. 111), Chamomilla (→ S. 123), Cimicifuga (→ S. 129), Cocculus (→ S. 133), Coffea (→ S. 135), Colocynthis (→ S. 137), Ferrum phosphoricum (→ S. 152), Ignatia (→ S. 170), Lac caninum (→ S. 185), Lilium tigrinum (→ S. 192), Magnesium carbonicum (→ S. 197), Magnesium muriaticum (→ S. 199), Magnesium phosphoricum (→ S. 201), Nux moschata (→ S. 213), Nux vomica (→ S. 215), Platina (→ S. 226), Pulsatilla (→ S. 234), Staphysagria (→ S. 249), Thuja (→ S. 264), Tuberculinum (→ S. 267), Veratrum album (→ S. 270)

Dyspareunie: Schmerzen beim Geschlechtsverkehr, besonders bei der Frau. Hervorgerufen durch körperliche und/oder psychische Ursachen.

Natrium muriaticum (→ S. 209), Sepia (→ S. 239)

Dysphagie: Schluckstörung unterschiedlichster Ursache.

Causticum (→ S. 120)

Eierstockzyste: s. Ovarialzyste (→ S. 317).

Einkoten: s. Enkopresis (→ S. 289).

Einnässen: s. Enuresis (→ S. 290).

Eiteransammlung: s. Abszeß (→ S. 275), s. Furunkel (→ S. 292), s. Karbunkel (→ S. 302).

Eiterbeule: s. Furunkel (→ S. 292).

Eiterflechte: s. Impetigo (→ S. 301).

Ekchymosen: Kleine fleckförmige Hautblutungen durch Verletzung oder "hämorrhagische Diathese" (→ S. 296).

✍ Acidum sulfuricum (→ S. 53), Arnica montana (→ S. 82), Ledum (→ S. 190)

Ekzem: Juckflechte. Juckende, schubweise auftretende, entzündliche Hauterkrankung. Am häufigsten bei Neurodermitis (atopisches Ekzem).

✍ Abrotanum (→ S. 42), Acidum fluoricum (→ S. 44), Alumina (→ S. 66), Anacardium orientale (→ S. 71), Antimonium crudum (→ S. 73), Arsenicum album (→ S. 85), Calcium carbonicum (→ S. 102), Calcium sulfuricum (→ S. 107), Cantharis (→ S. 113), Carbo vegetabilis (→ S. 118), Causticum (→ S. 120), Graphites (→ S. 159), Hepar sulfuris (→ S. 163), Kalium sulfuricum (→ S. 183), Ledum (→ S. 190), Lycopodium (→ S. 194), Medorrhinum (→ S. 203), Mercurius solubilis (→ S. 205), Natrium muriaticum (→ S. 209), Petroleum (→ S. 219), Phosphorus (→ S. 221), Psorinum (→ S. 232), Rhus toxicodendron (→ S. 237), Silicea (→ S. 242), Staphysagria (→ S. 249), Sulfur (→ S. 255), Thuja (→ S. 264), Tuberculinum (→ S. 267)

Emphysem: Übermäßiges Vorkommen von Gasen in Körpergeweben, z.B. Lungenemphysem (hier Überdehnung des Lungengewebes durch Überblähung).

✍ Lachesis (→ S. 187), Phosphorus (→ S. 221), Tartarus stibiatus (→ S. 262)

Endometriose: Vorkommen von funktionierender, d.h. sich zyklisch verändernder Gebärmutterschleimhaut, an nicht regelgerechter Stelle, z.B. am Ovar. Auftreten mit Schmerzen vor, während und nach der Menstruation (Dysmenorrhö).

✍ Lachesis (→ S. 187), Sepia (→ S. 239)

Enkopresis: Einkoten mit Verschmieren des Stuhls nach Vollendung des 4. Lebensjahrs. Hervorgerufen durch psychische Konflikte oder organische Störungen.

✍ Aloe (→ S. 64), Hyoscyamus niger (→ S. 165)

Enteritis: Akuter Darmkatarrh (Darmentzündung) mit Durchfällen, krampfartigen Bauchschmerzen und eventuell Fieber.

✍ Acidum nitricum (→ S. 46), Agaricus muscarius (→ S. 59), Aloe (→ S. 64), Ferrum phosphoricum (→ S. 152), Ipecacuanha (→ S. 172), Petroleum (→ S. 219), Podophyllum (→ S. 230), Tartarus stibiatus (→ S. 262)

Entwicklungsverzögerung: Barium carbonicum (→ S. 91)

Entzündliche Darmerkrankungen: Die Colitis ulcerosa (→ S. 284) und der Morbus Crohn zählen zu den chronisch entzündlichen Darmerkrankungen. Die häufigste akute entzündliche Darmerkrankung ist der Darmkatarrh, die Enteritis (→ S. 289).

Nux vomica (→ S. 215)

Enuresis: Einnässen. Unwillkürliche Blasenentleerung nach Vollendung des 4. Lebensjahrs. Entweder psychisch oder organisch bedingt.

Barium carbonicum (→ S. 91), Causticum (→ S. 120), Cina (→ S. 131), Ferrum metallicum (→ S. 150), Hyoscyamus niger (→ S. 165), Sepia (→ S. 239), Staphysagria (→ S. 249), Stramonium (→ S. 252), Tuberculinum (→ S. 267), Zincum metallicum (→ S. 272)

Enuresis nocturna: Nächtliches Bettnässen. S. auch Euüresis (→ S. 290)

Agaricus muscarius (→ S. 59), Magnesium phosphoricum (→ S. 201), Pulsatilla (→ S. 234)

Enzephalitis: Gehirnentzündung durch Bakterien, Viren, Pilze, Parasiten oder als Begleitenzephalitis bei Infektion. Abhängig von der Lokalisation Auftreten von Bewußtseinsstörungen, psychischen Veränderungen, Fieber, neurologischen Ausfällen und Krämpfen.

Cantharis (→ S. 113), Cuprum metallicum (→ S. 144), Helleborus niger (→ S. 161), Ignatia (→ S. 170), Opium (→ S. 217), Zincum metallicum (→ S. 272)

Epilepsie: Fallsucht, Anfallsleiden, Krampfleiden unterschiedlichster Ursache. Funktionsstörung des Gehirns mit wiederholt auftretenden epileptischen Anfällen.

Aethusa cynapium (→ S. 57), Agaricus muscarius (→ S. 59), Argentum nitricum (→ S. 79), Belladonna (→ S. 94), Calcium carbonicum (→ S. 102), Camphora (→ S. 109), Causticum (→ S. 120), Cina (→ S. 131), Cuprum metallicum (→ S. 144), Glonoinum (→ S. 157), Helleborus niger (→ S. 161), Hyoscyamus niger (→ S. 165), Lachesis (→ S. 187), Opium (→ S. 217), Platina (→ S. 226), Stramonium (→ S. 252), Thuja (→ S. 264), Zincum metallicum (→ S. 272)

Epistaxis: Nasenbluten. Meist lokaler Ursache oder bei Allgemeinerkrankungen.

Antimonium sulphuratum aurantiacum (→ S. 75), Ferrum metallicum (→ S. 150), Ferrum phosphoricum (→ S. 152), Ipecacuanha (→ S. 172), Lachesis (→ S. 187), Phosphorus (→ S. 221)

Erkältungskrankheiten: Akute entzündliche Erkrankungen der oberen Luftwege, meist virale Infektionen nach Kälteeinwirkung. S. auch Rhinitis (→ S. 325).

✎ Barium carbonicum (→ S. 91), Calcium carbonicum (→ S. 102), Dulcamara (→ S. 146), Ferrum phosphoricum (→ S. 152), Kalium sulfuricum (→ S. 183), Mercurius solubilis (→ S. 205), Nux vomica (→ S. 215), Psorinum (→ S. 232), Rhus toxidodendron (→ S. 237), Sulfur (→ S. 255)

Erkältungs- und Entzündungsfieber: Fieber im Rahmen von Erkältungskrankheiten (s.o.) oder Entzündungen.

✎ Aconitum napellus (→ S. 55), s. Erkältungskrankheiten (→ S. 291)

Erysipel: Wundrose. Bakterielle Entzündung der Haut und des Unterhautgewebes, meist durch Streptokokken. Scharf begrenzte, schmerzhafte, gerötete Schwellung, oft mit Bläschen und Blasen, hohem Fieber und Schüttelfrost.

✎ Apis mellifica (→ S. 76), Arnica montana (→ S. 82), Belladonna (→ S. 94), Crotalus horridus (→ S. 142), Graphites (→ S. 159), Ledum (→ S. 190), Rhus toxicodendron (→ S. 237)

Erythema nodosum: Knotenrose. Schubweise auftretende, verfärbte, unscharf begrenzte, rundliche, sehr druckschmerzhafte, derbe Knoten. Auftreten im Rahmen von Allgemeinerkrankungen.

✎ Abrotanum (→ S. 42)

Eß-Brechsucht: s. Bulimie (→ S. 283).

Eßstörung: s. Anorexia nervosa (→ S. 278), s. Bulimie (→ S. 283).

Fadenpilzerkrankung: s. Tinea (→ S. 331).

Fallsucht: s. Epilepsie (→ S. 290).

Fazialisparese: Lähmung des VII. Hirnnerven, des Nervus facialis. Dadurch Lähmung der Gesichtsmuskeln der betroffenen Seite mit Behinderung von Stirnrunzeln und Augenschluß, Herabhängen von Unterlid und Mundwinkel.

✎ Causticum (→ S. 120), Dulcamara (→ S. 146), Platina (→ S. 226)

Fehlgeburt: siehe Abort (→ S. 275).

Feigwarzen: s. Kondylome (→ S. 304).

Fettleibigkeit: s. Adipositas (→ S. 275).

Fettsucht: s. Adipositas (→ S. 275).

Feuchtwarzen: s. Kondylome (→ S. 304).

Feuermal: s. Naevus flammeus (→ S. 313).

Fieber: Erhöhung der Körpertemperatur über 38°C, unterschiedlichster Ursache.

✍ Belladonna (→ S. 94), China officinalis (→ S. 127), Eupatorim perfoliatum (→ S. 148), Ferrum phosphoricum (→ S. 152), Gelsemium (→ S. 154)

Fieberkrampf: Bei plötzlichem Temperaturanstieg auftretende Krampfanfälle. Vorkommen v.a. im Kleinkindalter.

✍ Belladonna (→ S. 94), Stramonium (→ S. 252)

Fissur: Schrunden. Schmerzhafte, strichförmige Einrisse der Haut- bzw. Schleimhaut. S. auch Analfissur (→ S. 277).

✍ Graphites (→ S. 159), Silicea (→ S. 242), Sulfur (→ S. 255)

Fisteln: Röhrenförmige Gänge zwischen Körperhöhlen und der äußeren oder inneren Körperoberfläche.

✍ Calcium sulfuricum (→ S. 107)

Fisteln im Rektalbereich: Fisteln im Bereich des Mastdarms.

✍ Sulfur (→ S. 255)

Flatulenz: Blähungen. Aufblähung des Magens oder Darmes mit reichlich Abgang von Winden. Nervös, organisch oder nahrungsbedingt.

✍ Carbo vegetabilis (→ S. 118)

Frostbeulen: Perniones. Chronischer Kälteschaden. Rundliche, teigige, bis markstückgroße Schwellungen, die bei Erwärmung jucken und brennen. Neigung zur Blasen- und Geschwürbildung.

✍ Agaricus muscarius (→ S. 59), Petroleum (→ S. 219)

Furunkel: Eiterbeule; schmerzhafte, akut-eitrige Entzündung eines Haarbalgs. S. auch Abszeß (→ S. 275).

✍ Hepar sulfuris (→ S. 163), Silicea (→ S. 242), Tarantula hispanica (→ S. 260), Tuberculinum (→ S. 267)

Furunkulose: Das - oft wiederholte - Auftreten zahlreicher Furunkel an verschiedenen Körperstellen. Häufig Komplikation einer Stoffwechselkrankheit.

✍ Arnica montana (→ S. 82)

Galaktorrhö: Milchige, wäßrige oder blutige Sekretion aus der Brustwarze. Bei einseitigem Auftreten oder Auftreten ohne vorausgegangene Schwangerschaft muß die Ursache geklärt werden!

✍ Lac caninum (→ S. 185), Phytolacca (→ S. 224)

Gallenblasenentzündung: s. Cholezystitis (→ S. 284).

Gallensteinleiden: s. Cholelithiasis (→ S. 283).

Gangrän: Brand. Abgestorbenes, bräunlich-schwarz verfärbtes Gewebe.

✍ Crotalus horridus (→ S. 142)

Gastritis: Die Magenschleimhautentzündung bzw. der Magenkatarrh äußert sich durch Übelkeit, Druckgefühl, Aufstoßen, Erbrechen und Oberbauchschmerzen.

✍ Acidum nitricum (→ S. 46), Acidum sulfuricum (→ S. 53), Aconitum napellus (→ S. 55), Anacardium orientale (→ S. 71), Antimonium crudum (→ S. 73), Argentum nitricum (→ S. 79), Arsenicum album (→ S. 85), Belladonna (→ S. 94), Bryonia (→ S. 99), Capsicum (→ S. 115), Carbo vegetabilis (→ S. 118), Chelidonium (→ S. 125), China officinalis (→ S. 127), Ferrum metallicum (→ S. 150), Ferrum phosphoricum (→ S. 152), Graphites (→ S. 159), Ignatia (→ S. 170), Ipecacuanha (→ S. 172), Kalium bichromicum (→ S. 176), Lac caninum (→ S. 185), Magnesium carbonicum (→ S. 197), Magnesium muriaticum (→ S. 199), Natrium carbonicum (→ S. 207), Natrium muriaticum (→ S. 209), Nux vomica (→ S. 215), Phosphorus (→ S. 221), Sepia (→ S. 239), Tartarus stibiatus (→ S. 262)

Gastroenteritis: Der akute Brechdurchfall, meist durch infizierte Lebensmittel hervorgerufen, beginnt meist plötzlich mit Fieber, Erbrechen, Bauchschmerzen und häufigen dünnen Stühlen.

✍ Aethusa cynapium (→ S. 57), Antimonium crudum (→ S. 73), Arsenicum album (→ S. 85), Camphora (→ S. 109), Cantharis (→ S. 113), Colocynthis (→ S. 137), Cuprum metallicum (→ S. 144), Helleborus niger (→ S. 161), Ipecacuanha (→ S. 172), Mercurius solubilis (→ S. 205), Nux vomicxa (→ S. 215), Phosphorus (→ S. 221), Podophyllum (→ S. 230), Pulsatilla (→ S. 234), Tartarus stibiatus (→ S. 262), Veratrum album (→ S. 270)

Gebärmuttermyom: s. Uterusmyom (→ S. 333).

Gebärmutterpolyp: s. Uteruspolyp (→ S. 333).

Gebärmuttervorfall: s. Uterusprolaps (→ S. 333).

Gedeihstörungen: Eine Störung des Gedeihens beim Säugling oder Kleinkind ist häufig durch mehrere Faktoren (Ernährung, Infektion, Erbanlage, Pflegefehler) bedingt.

✍ Abrotanum (→ S. 42)

Gehirnentzündung: s. Enzephalitis (→ S. 290), s. Meningoenzephalitis (→ S. 309).

Gehirnerschütterung: s. Commotio cerebri (→ S. 285).

Gehirnschlag: s. Apoplex (→ S. 279).

Gehörverlust: Die erworbene Taubheit kann unterschiedliche Ursachen haben.

✍ Graphites (→ S. 159)

Gelbsucht: s. Ikterus (→ S. 301).

Gelenkentzündung: s. Arthritis (→ S. 279), s. Synovitis (→ S. 330)

Gelenksteife: s. Kontraktur (→ S. 305).

Gelenkszwangsstellung: s. Kontraktur (→ S. 305).

geistige Erschöpfungszustände: ✍Acidum picrinicum (→ S. 51)

geistige Retardierung: Verzögerung der geistigen Gesamtentwicklung bei Kindern.

✍ Barium carbonicum (→ S. 91)

Gerstenkorn: s. Hordeolum (→ S. 299)

Geschlechtsverkehrschmerzen: s. Dyspareunie (→ S. 288).

Gesichtsneuralgie: Nervenschmerzen im Bereich des Gesichts.

✍ Conium maculatum (→ S. 139)

Gicht: akute Gicht: durch erhöhte Harnsäuremengen im Blut kommt es zum Gichtanfall, einer akuten Entzündung eines Gelenks (typisch Großzehengrundgelenk) mit heftigen Schmerzen. Chronisches Stadium: es entwickeln sich Gelenkdeformierungen, Gichtknoten und auch Schädigungen innerer Organe durch Harnsäureablagerungen.

✎ Bryonia (→ S. 99), Calcium carbonicum (→ S. 102), Causticum (→ S. 120), Ledum (→ S. 190), Lycopodium (→ S. 194), Sulfur (→ S. 255)

Glaukom: Grüner Star. Wird hervorgerufen durch einen erhöhten Augeninnendruck. Es kommt zu Sehausfällen

✎ Aurum metallicum (→ S. 88)

Glatze: s. Alopezie (→ S. 277)

Globus hystericus: Psychisch verursachtes Gefühl, im Rachen eine Kugel stecken zu haben.

✎ Ignatia (→ S. 170), Lachesis (→ S. 187)

Glomerulonephritis: Sammelbegriff für unterschiedliche Nierenerkrankungen mit Entzündungsvorgängen in den Nierenkörperchen.

✎ Apis mellifica (→ S. 76)

Gonorrhö: Tripper, meist durch den Geschlechtsverkehr übertragene bakterielle Infektionskrankheit. Führt beim Mann zu einer schmerzhaften Entzündung der Harnröhre mit eitrigem Ausfluß. Ruft bei der Frau akut oft kaum Beschwerden hervor. Kann bei beiden Geschlechtern zu schweren chronischen Folgen (z.B. Gelenksentzündungen) führen.

✎ Thuja (→ S. 264)

grauer Star: s. Katarakt (→ S. 302).

Grindflechte: s. Impetigo (→ S. 301).

Grippaler Infekt: Sammelbezeichnung für meist virale, fieberhafte Allgemeinerkrankungen mit Katarrh der oberen Luftwege. Siehe auch Grippe.

✎ Eupatorim perfoliatum (→ S. 148), Ferrum phosphoricum (→ S. 152), Gelsemium (→ S. 154)

Grippe: Virale Infektionskrankheit mit Fieber, Schüttelfrost, schwerem Krankheitsgefühl, Rachen-, Atemwegsentzündung, Kopf-, Glieder-, Muskel- und Kreuzschmerzen, Kreislaufschwäche und langdauernder Rekonvaleszenz.

✎ Arsenicum album (→ S. 85), Calcium carbonicum (→ S. 102), China officinalis (→ S. 127), Eupatorim perfoliatum (→ S. 148), Nux vomica (→ S. 215), Sulfur (→ S. 255)

grüner Star: s. Glaukom (→ S. 295).

Gürtelrose: s. Herpes zoster (→ S. 298).

Haarausfall: s. Alopezie (→ S. 277)

Hämangiom: Gutartige Geschwulst durch Wucherung von Blutgefäßen.

✍ Abrotanum (→ S. 42), Acidum fluoricum (→ S. 44)

Hämophilie: Bei der Bluterkrankheit kommt es durch Mangel eines Gerinnungsfaktors zu einer erhöhten Blutungsneigung.

✍ Phosphorus (→ S. 221)

Hämoptyse: auch Hämoptysis/Hämoptoe, Bluthusten. Blutiger Auswurf oder Aushusten reinen Bluts aus unterschiedlicher Ursache.

✍ Lachesis (→ S. 187)

Hämorrhagie: Blutung.

✍ Carbo vegetabilis (→ S. 118), China officinalis (→ S. 127), Crotalus horridus (→ S. 142), Ferrum phosphoricum (→ S. 152), Lachesis (→ S. 187), Phosphorus (→ S. 221)

hämorrhagische Diathese: Oberbegriff für Erkrankungen, die durch Blutungsneigung gekennzeichnet sind.

✍ Acidum sulfuricum (→ S. 53), Crotalus horridus (→ S. 142), Ipecacuanha (→ S. 172), Lachesis (→ S. 187), Phosphorus (→ S. 221)

Hämorrhoiden: Knotenförmige Erweiterung der Blutgefäße im Enddarm und am After. Dadurch örtlich Blutungen, Juckreiz, Brennen, Nässen, Prolaps, Ausschlag, Stuhldrang, Druck und Schmerzen.

✍ Abrotanum (→ S. 42), Acidum nitricum (→ S. 46), Aloe (→ S. 64), Anacardium orientale (→ S. 71), Antimonium crudum (→ S. 73), Arsenicum album (→ S. 85), Calcium phosphoricum (→ S. 105), Capsicum (→ S. 115), Graphites (→ S. 159), Kalium carbonicum (→ S. 178), Lachesis (→ S. 187), Lycopodium (→ S. 194), Nux vomica (→ S. 215), Podophyllum (→ S. 230), Staphysagria (→ S. 249), Sulfur (→ S. 255)

Hagelkorn: s. Chalazion (→ S. 283).

Halsbräune: s. Diphtherie (→ S. 287).

Harninkontinenz: Unfreiwilliges Wasserlassen.

✍ Causticum (→ S. 120)

Harnröhrenentzündung: s. Urethritis (→ S. 333).

Harnröhrenstriktur: ✍ Selten angeborene, meist traumatisch oder infektiös erworbene Harnröhrenverengung.

✍ Thuja (→ S. 264)

Harnröhrenverengung: s. Harnröhrenstriktur (→ S. 297).

Harnruhr: s. Diabetes (→ S. 286), Diabetes mellitus (→ S. 286).

Harnverhalt: Unvermögen, trotz gefüllter Blase Wasser zu lassen.

✍ Aconitum napellus (→ S. 55)

Harnwegsinfektion: Bakteriell-entzündliche Erkrankung der Harnwege. Kann auf die Blase beschränkt sein. Kann aber auch die Nieren erfassen.

✍ Pulsatilla (→ S. 234)

Hautblutungen: s. Ekchymosen (→ S. 289), Purpura haemorrhagica (→ S. 323).

Hepatitis: Leberentzündung. Zumeist durch Viren verursachte, akute Infektion. Führt zu Appetitverlust, Störung des Allgemeinbefindens, Lebervergrößerung und Gelbsucht. Andere Ursachen und Verlaufsformen der Hepatitis sind bekannt.

✍ Argentum nitricum (→ S. 79), Arsenicum album (→ S. 85), Aurum metallicum (→ S. 88), Bryonia (→ S. 99), Chelidonium (→ S. 125), China officinalis (→ S. 127), Lachesis (→ S. 187), Lycopodium (→ S. 194), Magnesium carbonicum (→ S. 197), Magnesium muriaticum (→ S. 199), Natrium sulfuricum (→ S. 211), Phosphorus (→ S. 221), Podophyllum (→ S. 230), Pulsatilla (→ S. 234), Sulfur (→ S. 255)

Hepatopathie: Allgemeine Bezeichnung für eine Lebererkrankung.

✍ Chelidonium (→ S. 125), Lycopodium (→ S. 194), Magnesium muriaticum (→ S. 199)

Herpes: Mit Bläschenbildung einhergehender Hautausschlag. Viral verursacht.

✍ Acidum nitricum (→ S. 46), Aethusa cynapium (→ S. 57), Dulcamara (→ S. 146), Graphites (→ S. 159), Natrium muriaticum (→ S. 209), Petroleum (→ S. 219), Rhus toxicodendron (→ S. 237), Sepia (→ S. 239), Sulfur (→ S. 255), Thuja (→ S. 264)

Herpes labialis: Durch das Herpes-simplex-Virus hervorgerufener bläschenförmiger Hautausschlag um die Lippen.

✍ Natrium muriaticum (→ S. 209), Rhus toxicodendron (→ S. 237)

Herpes zoster: Gürtelrose. Durch Reaktivierung des Varicella-Zoster-Virus (oft viele Jahre nach Windpockeninfektion) tritt die Gürtelrose im Bereich eines Nervs durch heftige Schmerzen und einen bläschenförmigen Hautausschlag auf rotem Grund in Erscheinung.

✍ Apis mellifica (→ S. 76), Arsenicum album (→ S. 85), Cantharis (→ S. 113), Causticum (→ S. 120), Lachesis (→ S. 187), Petroleum (→ S. 219), Rhus toxicodendron (→ S. 237)

Herzbeutelentzündung: s. Perikarditis (→ S. 318).

Herzinfarkt: s. Myokardinfarkt (→ S. 312).

Herzinsuffizienz: Herzmuskelschwäche. Die unzureichende Funktion des Herzens bewirkt Stauungserscheinungen im großen und kleinen Kreislauf mit Atemnot, peripheren Ödemen, Stauungen aller Organe, Verminderung der Blutversorgung in der Kreislaufperipherie, Herzvergrößerung, Herzfrequenzanstieg und Zyanose.

✍ Kalium carbonicum (→ S. 178)

Herzklappenerkrankung: Unterschiedliche Symptome, abhängig von Herzklappe und Art der Herzklappenerkrankung.

✍ Aurum metallicum (→ S. 88), Lachesis (→ S. 187)

Herzklopfen: s. Palpitationen (→ S. 317).

Herzmuskelentzündung: s. Myokarditis (→ S. 313).

Herzmuskelschwäche: s. Herzinsuffizienz (→ S. 298).

Herzrhythmusstörungen: s. Arrhythmie (→ S. 279).

Heuschnupfen: Auch Pollinosis oder allergische Rhinopathie. Durch Allergie meist gegen Gräser- und Blütenpollen auftretende Niesattacken, Jucken von Nase und Augen und Bindehautentzündung.

✍ Agaricus muscarius (→ S. 59), Ailium cepa (→ S. 62), Arsenicum album (→ S. 85), Causticum (→ S. 120), Dulcamara (→ S. 146), Gelsemium (→ S. 154), Jodum (→ S. 174), Kalium sulfuricum (→ S. 183), Natrium muriaticum (→ S. 209), Psorinum (→ S. 232).

Hexenschuß: s. Lumbago (→ S. 307).

Hirnnervenlähmung: s. Fazialisparese (→ S. 291).

Hirnprellung: s. Contusio cerebri (→ S. 285).

Hirsutismus: Männlicher Behaarungstyp bei Frauen. Entweder aufgrund einer Erkrankung mit vermehrter Bildung männlicher Geschlechtshormone oder angeboren.

Ignatia (→ S. 170), Sepia (→ S. 239)

Hitzewallungen: Treten meist im Rahmen klimakterischer Beschwerden während der Wechseljahre der Frau auf.

Graphites (→ S. 159), Lachesis (→ S. 187), Sepia (→ S. 239), Sulfur (→ S. 255)

Hitzschlag: Störung der Wärmeregulation nach Überhitzung. Führt zu Kopfschmerzen, Übelkeit, Bewußtlosigkeit, erhöhtem Puls, Fieber (über 40°C) und Kreislaufversagen.

Belladonna (→ S. 94)

Hochdruckkrise: Krisenhafte Erhöhung des Bludrucks.

Lachesis (→ S. 187)

Hodenentzündung: s. Orchitis (→ S. 316).

Hodenhochstand: Der nicht vom embryonalen Bildungsort bis in den Hodensack abgestiegene, also im Bauch oder in der Leiste gelegene Hoden ist häufig Ursache der Unfruchtbarkeit des Mannes.

Aurum metallicum (→ S. 88)

Hodentumor: Bösartige oder gutartige Hodengeschwulst.

Tarantula hispanica (→ S. 260)

Hordeolum: Das Gerstenkorn ist ein Abszeß der Liddrüsen.

Graphites (→ S. 159), Pulsatilla (→ S. 234), Silicea (→ S. 242), Staphysagria (→ S. 249), Tuberculinum (→ S. 267)

Hodgkin: s. Morbus Hodgkin (→ S. 311).

Hornhautentzündung des Auges: s. Keratitis (→ S. 303).

Hühnerauge: s. Klavus (→ S. 303).

Husten: Husten ist ein Symptom bei Atemwegserkrankungen wie Bronchitis, Erkrankungen von Lunge und Rippenfell sowie des Kreislaufs. Husten kann auch psychogen bedingt sein.

✍ Antimonium sulphuratum aurantiacum (→ S. 75), Hyoscyamus niger (→ S. 165), Ignatia (→ S. 170), Sepia (→ S. 239)

Hydrozele: Ein Wasserbruch ist eine Ansammlung seröser Flüssigkeit in der Scheidenhaut des Hodens und / oder des Samenstrangs.

✍ Abrotanum (→ S. 42), Jodum (→ S. 174)

Hyperästhesie: Überempfindlichkeit, insbesondere gesteigerte Empfindlichkeit für Berührungsreize.

✍ Coffea (→ S. 135)

Hyperemesis gravidarum: Übermäßiges Schwangerschaftserbrechen.

✍ Ipecacuanha (→ S. 172), Nux moschata (→ S. 213), Sepia (→ S. 239)

hyperkinetisches Syndrom: Bei Klein- und Schulkindern vorkommende Überaktivität mit starker motorischer Unruhe und Konzentrationsstörungen.

✍ Acidum fluoricum (→ S. 44), Agaricus muscarius (→ S. 59), Stramonium (→ S. 252), Trantula hispanica (→ S. 260), Tuberculinum (→ S. 267), Veratrum album (→ S. 270)

Hyperthyreose: Die Überfunktion der Schilddrüse führt zu gesteigerter Nervosität, Schlaflosigkeit, Gewichtsabnahme trotz Heißhunger, Wärmeintoleranz und Durchfall.

✍ Jodum (→ S. 174), Lachesis (→ S. 187), Spongia (→ S. 245)

Hypertonie: Bluthochdruck. Kann lange Zeit ohne Beschwerden bestehen, jedoch schwere Folgeschäden an Blutgefäßen, Herz, Nieren und Gehirn verursachen.

✍ Argentum nitricum (→ S. 79), Arnica montana (→ S. 82), Aurum metallicum (→ S. 88), Belladonna (→ S. 94), Calcium carbonicum (→ S. 102), Dulcamara (→ S. 146), Glonoinum (→ S. 157), Kalium carbonicum (→ S. 178), Lachesis (→ S. 187), Lycopodium (→ S. 194), Medorrhinum (→ S. 203), Nux vomica (→ S. 215), Phosphorus (→ S. 221), Plumbum (→ S. 228), Sulfur (→ S. 255)

Hypochondrie: Übertriebenes Besorgtsein um die eigene Gesundheit mit krankhafter Neigung zur Selbstbeobachtung und Überbewertung der Wahrnehmungen als Zeichen schwerer Krankheiten.

Conium maculatum (→ S. 139)

Hypomenorrhö: Schwache Regelblutung.

Pulsatilla (→ S. 234)

Hypothyreose: Unterfunktion der Schilddrüse. Führt zu Antriebsarmut, Konzentrations- und Gedächtnisschwäche, Kälteempfindlichkeit, Muskelschwäche, Verstopfung und depressiver Verstimmung.

Calcium carbonicum (→ S. 102)

Ikterus: Gelbsucht. Kann als Symptom bei verschiedenen Grunderkrankungen auftreten, oft bei Leberentzündung (Hepatitis).

Chelidonium (→ S. 125), Natrium sulfuricum (→ S. 211)

Ileus: Darmverschluß s. paralytischer Ileus (→ S. 318).

Impetigo: Eiterflechte, Grindflechte. Oberflächliche Vereiterung der Haut.

Graphites (→ S. 159), Sulfur (→ S. 255)

Impetigo contagiosa: Durch Bakterien hervorgerufener, ansteckender, eitriger Hautausschlag mit Bläschen, Pusteln und später gelb-braunen Krusten.

Acidum nitricum (→ S. 46), Antimonium crudum (→ S. 73), Calcium sulfuricum (→ S. 107), Hepar sulfuris (→ S. 163), Rhus toxicodendron (→ S. 237)

Impfschäden: Schäden nach Schutzimpfungen.

Silicea (→ S. 242), Thuja (→ S. 264), Sulfur (→ S. 255)

Impotenz: Zeugungsschwäche. Im engeren Sinne Unvermögen des Mannes, den Geschlechtsverkehr regelrecht zu vollziehen.

Acidum phosphoricum (→ S. 49), Argentum nitricum (→ S. 79), Causticum (→ S. 120), Lycopodium (→ S. 194), Nux vomica (→ S. 215)

Infektion der oberen Atemwege: Katarrh von Nase, Kehlkopf und Rachen.

Gelsemium (→ S. 154), Mercurius solubilis (→ S. 205)

Inkontinenz: Unwillkürlicher Harn- und/oder Stuhlabgang.

Zincum metallicum (→ S. 272)

Insektenstich: Apis mellifica (→ S. 76)

Iritis: Entzündung der Regenbogenhaut des Auges. Oft ist der Ziliarkörper mitbetroffen.

✎ Aurum metallicum (→ S. 88)

Ischialgie: Schmerzen im Verlauf des Ischiasnervs, meist anfallsweise auftretend.

✎ Bryonia (→ S. 99), Calcium carbonicum (→ S. 102), China officinalis (→ S. 127), Cimicifuga (→ S. 129), Colocynthis (→ S. 137), Kalium bichromicum (→ S. 176), Kalium carbonicum (→ S. 178), Lachesis (→ S. 187), Magnesium phosphoricum (→ S. 201), Natrium muriaticum (→ S. 209), Nux vomica (→ S. 215), Phytolacca (→ S. 224), Plumbum (→ S. 228), Rhus toxicodendron (→ S. 237), Sepia (→ S. 239), Sulfur (→ S. 255), Syphilinum (→ S. 258)

Jactatio capitis: Meist im Einschlafstadium auftretendes Hin- und Herrollen des Kopfes, vorwiegend bei Kleinkindern, auch bei gesunden Kindern.

✎ Agaricus muscarius (→ S. 59)

Juckflechte: s. Ekzem (→ S. 289).

Kachexie: Auszehrung, starke Abmagerung, Kräfteverfall; z.B. bei schweren Erkrankungen.

✎ Jodum (→ S. 174)

Kälteschaden: s. Frostbeulen (→ S. 292)

Karbunkel: Gruppe von mehreren, dicht beieinander stehenden und ineinander übergehenden Furunkeln, häufig bei Diabetes mellitus.

✎ Crotalus horridus (→ S. 142), Hepar sulfuris (→ S. 163), Tarantula hispanica (→ S. 260)

Karies: Zahnfäule, Zerfall der Zähne, Zerstörung der Zahnhartsubstanz durch äußere Einflüsse bei erblicher Disposition.

✎ Acidum fluoricum (→ S. 44)

Karpaltunnelsyndrom: Durch mechanische Kompression des Nervus medianus im Karpaltunnel an der Handwurzel hervorgerufene Atrophie der von ihm versorgten Daumenballenmuskeln sowie Sensibilitätsstörungen der Hohlhand und der ersten vier Finger.

✎ Calcium phosphoricum (→ S. 105)

Katarakt: Grauer Star. Trübung der Linse des Auges aus verschiedenen Ursachen.

✍ Aurum metallicum (→ S. 88)

Kehlkopfentzündung: s. Laryngitis (→ S. 306), s. Pseudo-Krupp (→ S. 322).

Kehlkopfpolyp: Polypenförmige Schwellungen auf den Stimmbändern.

✍ Argentum nitricum (→ S. 79)

Keloide: Übermäßig wuchernde Narben, sog. Wulstnarben. Jucken manchmal. Besonders nach Verbrennungen und Verätzungen.

✍ Graphites (→ S. 159), Silicea (→ S. 242)

Keratitis: Hornhautentzündung des Auges aus verschiedensten Ursachen.

✍ Graphites (→ S. 159)

Keuchhusten: s. Pertussis (→ S. 318).

Klavus: Hühnerauge oder Leichdorn. Durch chronischen Druck auf knochennahe Haut bedingte, meist schmerzhafte Hornhautverdickung mit zentralem, in die Tiefe vordringendem Zapfen.

✍ Antimonium crudum (→ S. 73)

klimakterische Beschwerden: In den Wechseljahren der Frau auftretende Zyklusstörungen, unregelmäßige Regelblutungen und vegetative sowie psychische Störungen mit Hitzewallungen (s. dort), Schweißausbrüchen, Schwindel, Herzklopfen, Schlaflosigkeit, Antriebsschwäche, Angstgefühlen, Stimmungslabilität, Depressionen.

✍ Lachesis (→ S. 187), Pulsatilla (→ S. 234), Sepia (→ S. 239), Sulfur (→ S. 255)

klimakterische Psychose: In den Wechseljahren auftretende Psychose, d.h. psychische Störung mit tiefgreifender Änderung des Erlebens..

✍ Cimicifuga (→ S. 129)

Knochenfraktur: ✍ Eupatorim perfoliatum (→ S. 148)

Knochenhautentzündung: s. Periostitis (→ S. 318).

Knochenschmerzen: ✍ Aurum metallicum (→ S. 88), Eupatorim perfoliatum (→ S. 148)

Knotenrose: s. Erythema nodosum (→ S. 291).

Kokzygodynie: Umschriebener Schmerz des Steißbeins. Häufiger bei Frauen.

✎ Hypericum (→ S. 168)

Kolik: Krampfartige Leibschmerzen durch schmerzhaftes Zusammenziehen eines Hohlorgans, meist des Darms. Oft verbunden mit Schweißausbruch, Übelkeit, Erbrechen und eventuell Kollaps.

✎ Magnesium carbonicum (→ S. 197), Magnesium phosphoricum (→ S. 201), Nux vomica (→ S. 215), Plumbum (→ S. 228).

Kolitis: Entzündung des Dickdarms. Mit Durchfällen verlaufender Darmkatarrh.

✎ Abrotanum (→ S. 42), Acidum nitricum (→ S. 46), Aloe (→ S. 64), Argentum nitricum (→ S. 79), Arsenicum album (→ S. 85), Cantharis (→ S. 113), Capsicum (→ S. 115), China officinalis (→ S. 127), Lachesis (→ S. 187), Lilium tigrinum (→ S. 192), Lycopodium (→ S. 194), Natrium muriaticum (→ S. 209), Natrium sulfuricum (→ S. 211), Podophyllum (→ S. 230), Sulfur (→ S. 255)

Kollagenose: Bindegewebserkrankung, Autoimmunerkrankung. Oberbegriff für Krankheiten mit Bindegewebsveränderungen, bedingt durch generalisierte Autoimmunprozesse verschiedener Ursache. Z.B. rheumatoide Arthritis, Sklerodermie, Lupus erythematodes, Polymyositis-Dermatomyositis.

✎ Sepia (→ S. 239)

Kollaps: Der Kreislaufkollaps bezeichnet einen plötzlichen Anfall allgemeiner Schwäche infolge Kreislaufversagens.

✎ Carbo vegetabilis (→ S. 118), Veratrum album (→ S. 270)

Koma: Tiefe Bewußtlosigkeit, aus der der Patient durch äußere Reize nicht erweckbar ist. Mannigfaltige Ursachen.

✎ Carbo vegetabilis (→ S. 118), Helleborus niger (→ S. 161), Opium (→ S. 217)

Kondylome: Wucherungen der Haut im Anogenitalbereich, meist sexuell übertragen. 1.) Feig- oder Feuchtwarzen: durch Viren erzeugte, sexuell übertragbare, blumenkohlförmige Warzen. 2.) Breite Kondylome: im Rahmen der Syphilis.

✎ Sepia (→ S. 239), Staphysagria (→ S. 249), Thuja (→ S. 264)

Konjunktivitis: Augenbindehautentzündung mit Rötung, eventuell Schwellung und Absonderung.

✎ Allium cepa (→ S. 62), Argentum nitricum (→ S. 79), Calcium sulfuricum (→ S. 107), Graphites (→ S. 159), Hepar sulfuris (→ S. 163), Mercurius solubilis

(→ S. 205), Sulfur (→ S. 255), Pulsatilla (→ S. 234), Psorinum (→ S. 232), Silicea (→ S. 242), Staphysagria (→ S. 249).

Kontraktur: Gelenksteife, Gelenkzwangsstellung. Meist durch unwillkürliche Dauerverkürzung bestimmter Muskelgruppen.

Plumbum (→ S. 228)

Konzentrationsschwäche: Stärkere geistige Ablenkbarkeit.

Aethusa cynapium (→ S. 57)

Koordinationsstörung: Durch Schädigungen des Nervensystems.

Alumina (→ S. 66)

Kopfschmerzen: Schmerzen im Bereich des Kopfes können unterschiedlichste Ursachen haben.

Acidum nitricum (→ S. 46), Acidum phosphoricum (→ S. 49), Acidum picrinicum (→ S. 51), Acidum sulfuricum (→ S. 53), Aconitum napellus (→ S. 55), Agaricus muscarius (→ S. 59), Allium cepa (→ S. 62), Aloe (→ S. 64), Anacardium orientale (→ S. 71), Antimonium crudum (→ S. 73), Argentum nitricum (→ S. 79), Arnica montana (→ S. 82), Arsenicum album (→ S. 85), Aurum metallicum (→ S. 88), Belladonna (→ S. 94), Bromum (→ S. 97), Bryonia (→ S. 99), Calcium carbonicum (→ S. 102), Calcium phosphoricum (→ S. 105), Camphora (→ S. 109), Cannabis indica (→ S. 111), Capsicum (→ S. 115), Carbo vegetabilis (→ S. 118), China officinalis (→ S. 127), Cocculus (→ S. 133), Coffea (→ S. 135), Colocynthis (→ S. 137), Cuprum metallicum (→ S. 144), Dulcamara (→ S. 146), Ferrum metallicum (→ S. 150), Gelsemium (→ S. 154), Glonoinum (→ S. 157), Graphites (→ S. 159), Hepar sulfuris (→ S. 163), Ignatia (→ S. 170), Kalium bichromicum (→ S. 176), Kalium carbonicum (→ S. 178), Kalium phosphoricum (→ S. 181), Kalium sulfuricum (→ S. 183), Lilium tigrinum (→ S. 192), Lycopodium (→ S. 194), Magnesium muriaticum (→ S. 199), Natrium carbonicum (→ S. 207), Natrium muriaticum (→ S. 209), Natrium sulfuricum (→ S. 211), Nux moschatat (→ S. 213), Nux vomica (→ S. 215), Petroleum (→ S. 219), Phosphorus (→ S. 221), Phytolacca (→ S. 224), Platina (→ S. 226), Podophyllum (→ S. 230), Pulsatilla (→ S. 234), Psorinum (→ S. 232), Rhus toxicodendron (→ S. 237), Sepia (→ S. 239), Silicea (→ S. 242), Stannum (→ S. 247), Staphysagria (→ S. 249), Stramonium (→ S. 252), Sulfur (→ S. 255), Syphilinum (→ S. 258), Trantula hispanica (→ S. 260), Thuja (→ S. 264), Tuberculinum (→ S. 267), Veratrum album (→ S. 270), Zincum metallicum (→ S. 272)

Krämpfe: Unwillkürliche Muskelkontraktionen; s. auch Beinkrampf (→ S. 281)
✎ Cuprum metallicum (→ S. 144)

Krampfadern: s. Varizen (→ S. 334).

Krampfanfälle: s. Affektkrampf (→ S. 276), s. Epilepsie (→ S. 290), s. Fieberkrampf (→ S. 292).

Krampfleiden: s. Epilepsie (→ S. 290).

Krampus-Syndrom: s. Beinkrampf (→ S. 281).

Krätze: s. Skabies (→ S. 329).

Kreislaufkollaps: s. Kollaps (→ S. 304).

Kreislaufversagen: s. Kollaps (→ S. 304).

Kreuzschmerzen: s. Lumbago (→ S. 307), s. Rückenschmerzen (→ S. 325)

Kropf: s. Struma (→ S. 330).

Laktoseintoleranz: Milchzuckerunverträglichkeit durch Fehlen oder Mangel des Enzyms Laktase. Führt schon bei Säuglingen zu Gährungsdurchfällen und Gedeihstörungen.
✎ Aethusa cynapium (→ S. 57), Magnesium carbonicum (→ S. 197), Natrium carbonicum (→ S. 207)

Laryngitis: Kehlkopfentzündung. Gekennzeichnet durch Heiserkeit, Trockenheitsgefühl und (schmerzhaften) Reizhusten.
✎ Aconitum napellus (→ S. 55), Allium cepa (→ S. 62), Alumina (→ S. 66), Antimonium crudum (→ S. 73), Argentum nitricum (→ S. 79), Bromum (→ S. 97), Carbo vegetabilis (→ S. 118), Causticum (→ S. 120), Gelsemium (→ S. 154), Hepar sulfuris (→ S. 163), Kalium bichromicum (→ S. 176), Phosphorus (→ S. 221), Rhus toxicodendron (→ S. 237), Spongia (→ S. 245), Stannum (→ S. 247)

Lateralsklerose: : s. amyotrophische Lateralsklerose (→ S. 277)

Leber- und Bauchspeicheldrüsenerkrankung: ✎ Nux vomica (→ S. 215)

Lähmung: s. Paralyse (→ S. 317).

Lebensmittelvergiftung: s. Nahrungsmittelvergiftung (→ S. 313).

Leberentzündung: s. Hepatitis (→ S. 297), s. Ikterus (→ S. 301).

Leberzirrhose: Diffuse chronische Lebererkrankung, bei der es infolge Gewebsuntergangs zu bindegewebigen Narbenbildungen kommt. Die daraus resultierende Pfortaderstauung führt zu einer Flüssigkeitsansammlung im Bauchraum, zu erweiterten Venen um die Speiseröhre und um den Nabel sowie zu Hämorrhoiden. Schließlich kommt es zu einem Versagen der Leberfunktion.

Lycopodium (→ S. 194), Magnesium muriaticum (→ S. 199)

Leibschmerzen, krampfartige: s. Kolik (→ S. 304), s. Typhus (→ S. 332).

Leichdorn: s. Klavus (→ S. 303).

Leistenbruch: Vortreten von Eingeweiden aus der Bauchhöhle in eine Ausstülpung des Bauchfells oberhalb des Leistenbandes.

Aurum metallicum (→ S. 88)

Lendenweh: s. Lumbago (→ S. 307).

Leukorrhö: Vermehrtes, nichtentzündliches, weißliches Scheidensekret.

Jodum (→ S. 174), Kalium phosphoricum (→ S. 181), Medorrhinum (→ S. 203), Pulsatilla (→ S. 234), Sepia (→ S. 239), Syphilinum (→ S. 258), Thuja (→ S. 264).

Lichtscheu: s. Photophobie (→ S. 320), s. Meningitis (→ S. 309).

Luftwegsinfektion: Virale oder bakterielle Infektion der Atemwege.

Antimonium crudum (→ S. 73), Tuberculinum (→ S. 267)

Lumbago: Lendenweh, sogenannter Hexenschuß. Akut einsetzender Kreuzschmerz, oft infolge eines Bandscheibenvorfalls.

Aloe (→ S. 64), Bryonia (→ S. 99), Colocynthis (→ S. 137), Rhus toxicodendron (→ S. 237)

Lungenemphysem: s. Emphysem (→ S. 289).

Lungenentzündung: s. Pneumonie (→ S. 320).

Lymphadenitis mit Magen-Darm-Katarrh: Bei entzündlicher Schwellung der mesenterialen (des Dünndarmgekröses) Lymphknoten kann es zu Bauchschmerzen, Erbrechen und Durchfall, ähnlich einer akuten Blinddarmentzündung, kommen.

Abrotanum (→ S. 42)

Lymphknotenschwellung: s. Adenopathie (→ S. 275), s. Angina tonsillaris (→ S. 278), s. Diphtherie (→ S. 287).

Lymphogranulomatose: s. Morbus Hodgkin (→ S. 311).

Magen-Darm-Atonie: Erschlaffung, Trägheit des Magen-Darm-Trakts.

✎ Alumina (→ S. 66)

Magen-Darm-Entzündung: s. Enteritis (→ S. 289), s. Gastritis (→ S. 293), s. Gastroenteritis (→ S. 293)

Magengeschwür: s. Ulcus ventriculi et duodeni (→ S. 332).

Magenkrebs: Bösartiger Tumor des Magens. Führt zu Schmerzen im Oberbauch, Übelkeit, Erbrechen, Appetitlosigkeit, Luftaufstoßen, Schluckbeschwerden und allgemeinen Tumorzeichen wie Gewichtsabnahme und Blutarmut.

✎ Conium maculatum (→ S. 139)

Magersucht: s. Anorexia nervosa (→ S. 278).

Malaria: Sumpffieber, Wechselfieber. Infektionen durch Plasmodien, die durch die Anopheles-Stechmücke übertragen werden. Führt zu Fieberanfällen, Milz- und Lebervergrößerung, Kreislaufkollaps, zunehmender Blutarmut, komatösen Zuständen und Delir.

✎ China officinalis (→ S. 127), Eupatorim perfoliatum (→ S. 148)

maligne Entartung: Bösartige, fortschreitende und zerstörerische Krankheitsprozesse.

✎ Calcium carbonicum (→ S. 102)

Mammopathia fibrozystica: In der Geschlechtsreife auftretende Brustveränderung mit Zystenbildung und Bindegewebswucherungen.

✎ Phytolacca (→ S. 224), Silicea (→ S. 242)

Mandelentzündung: s. Angina tonsillaris (→ S. 278), s. Mononukleose (→ S. 311), s. Scharlach (→ S. 326).

mangelhaftes Gedeihen: s. Gedeihstörung (→ S. 294).

✎ Magnesium carbonicum (→ S. 197)

Manie: Zustand mit Antriebssteigerung und gehobener Stimmungslage mit

Beschleunigung aller psychischen Funktionen.

✍ Hyoscyamus niger (→ S. 165), Platina (→ S. 226), Stramonium (→ S. 252), Tarantula hispanica (→ S. 260)

manisch-depressiver Zustand: In der sog. bipolaren Psychose (Psychose = psychische Störung mit tiefgreifender Änderung des Erlebens) treten depressive und manische Phasen im Wechsel auf.

✍ Lachesis (→ S. 187), Stramonium (→ S. 252)

Masern: Durch Tröpfchen übertragbare Virusinfektion, die durch starke katarrhalische Erscheinungen der oberen Luftwege und einen typischen Hautausschlag gekennzeichnet ist.

✍ Pulsatilla (→ S. 234)

Mastdarmentzündung: s. Proktitis (→ S. 321).

Mastitis: Brustdrüsenentzündung. Führt zu Fieber, Schmerzen, Rötung, Vergrößerung und Derbheit der Drüse sowie eventuell Abszeßbildung.

✍ Belladonna (→ S. 94), Lac caninum (→ S. 185), Phytolacca (→ S. 224), Silicea (→ S. 242).

Mastoiditis: Entzündung des Warzenfortsatzes hinter dem Ohr, meist als Komplikation einer Mittelohrentzündung.

✍ Aurum metallicum (→ S. 88), Calcium sulfuricum (→ S. 107), Capsicum (→ S. 115)

Ménière: s. Morbus Ménière (→ S. 311).

Meningitis: Entzündung der Hirnhäute. Kann zu Kopfschmerzen, Erbrechen, hohem Fieber, Schüttelfrost, Bewußtseinsstörungen, Nackensteife, Lichtscheu und bei Säuglingen zu einer prall vorgewölbten Fontanelle führen.

✍ Apis mellifica (→ S. 76), Arnica montana (→ S. 82), Belladonna (→ S. 94), Bryonia (→ S. 99), Cantharis (→ S. 113), Cuprum metallicum (→ S. 144), Glonoinum (→ S. 157), Helleborus niger (→ S. 161), Hyoscyamus niger (→ S. 165), Opium (→ S. 217), Stramonium (→ S. 252), Zincum metallicum (→ S. 272)

Meningoenzephalitis: Kombination einer Hirnhaut- und Gehirnentzündung.

✍ Stramonium (→ S. 252)

Menorrhagie: Zu lange dauernde Regelblutung.

✍ Cimicifuga (→ S. 129), Ferrum metallicum (→ S. 150), Ipecacuanha (→ S. 172), Phosphorus (→ S. 221), Tarantula hispanica (→ S. 260)

mentale Retardierung: s. geistige Retardierung (→ S. 294).

✍ Agaricus muscarius (→ S. 59)

Metrorrhagie: Langandauernde Gebärmutterblutung außerhalb der Menstruation.

✍ Ambra grisea (→ S. 69), Calcium carbonicum (→ S. 102), Ipecacuanha (→ S. 172), Lachesis (→ S. 187), Platina (→ S. 226), Stramonium (→ S. 252)

Migräne: Anfallsweise auftretende, halbseitige Kopfschmerzen, oft begleitet von Allgemeinstörungen (z.B. Übelkeit und Erbrechen) und Sehstörungen.

✍ Antimonium crudum (→ S. 73), Arnica montana (→ S. 82), Belladonna (→ S. 94), Bryonia (→ S. 99), Calcium carbonicum (→ S. 102), Chelidonium (→ S. 125), China officinalis (→ S. 127), Cimicifuga (→ S. 129), Cocculus (→ S. 133), Coffea (→ S. 135), Cuprum metallicum (→ S. 144), Ferrum metallicum (→ S. 150), Gelsemium (→ S. 154), Glonoinum (→ S. 157), Helleborus niger (→ S. 161), Ignatia (→ S. 170), Ipecacuanha (→ S. 172), Kalium bichromicum (→ S. 176), Kalium carbonicum (→ S. 178), Lac caninum (→ S. 185), Lachesis (→ S. 187), Lycopodium (→ S. 194), Magnesium phosphoricum (→ S. 201), Medorrhinum (→ S. 203), Natrium muriaticum (→ S. 209), Nux vomica (→ S. 215), Psorinum (→ S. 232), Sepia (→ S. 239), Silicea (→ S. 242), Sulfur (→ S. 255), Syphilinum (→ S. 258), Veratrum album (→ S. 270)

Milchzuckerunverträglichkeit: s. Laktoseintoleranz (→ S. 306).

Minderwertigkeitskomplex: ✍ Anacardium orientale (→ S. 71)

Miosis: Enge der Pupille des Auges. Entweder als physiologische, d.h. normale Reaktion bei Lichteinfall, aber auch als Folge von Erkrankungen.

✍ Opium (→ S. 217)

Mißbildung: s. angeborene Mißbildung (→ S. 278).

Mitralklappenerkrankung: Erkrankungen der zweisegeligen Herzklappe zwischen linkem Vorhof und linker Herzkammer.

✍ Tarantula hispanica (→ S. 260)

Mittelohrentzündung: s. Otitis media (→ S. 317).

Mononukleose: Das sog. Pfeiffer-Drüsenfieber ist eine durch das Epstein-Barr-Virus verursachte Infektionskrankheit. Es kommt meist zu Fieber, Kopf- und Gliederschmerzen, einer generalisierten Lymphknotenschwellung, einer Mandelentzündung, Leber- und Milzvergrößerung und eventuell zu einem Hautausschlag.

✍ Calcium carbonicum (→ S. 102)

Morbus Alzheimer: Meist im 5. Jahrzehnt auftretende Degenerationskrankheit des Gehirns mit Abbau der Großhirnrinde. Zunehmender Gedächtnisverlust, Orientierungsstörungen, Leistungsabbau, Sprach- und Handlungsstörungen, Demenz und epileptische Anfälle.

✍ Ambra grisea (→ S. 69), Helleborus niger (→ S. 161), Nux moschata (→ S. 213)

Morbus Basedow: Schilddrüsenüberfunktion mit der sogenannten Merseburger Trias: 1. Kropf, 2. Exophthalmus (Vordrängen des Augapfels), 3. Beschleunigung der Herzfrequenz.

✍ Acidum fluoricum (→ S. 44), Phosphorus (→ S. 221)

Morbus Hodgkin: Lymphogranulomatose. Von den Lymphknoten ausgehende, unbehandelt tödlich verlaufende Krankheit ungeklärter Ursache.

✍ Barium carbonicum (→ S. 91)

Morbus Ménière: Bei der Ménière-Krankheit treten anfallsweiser Drehschwindel mit Übelkeit und Erbrechen, Innenohrschwerhörigkeit und subjektive Ohrgeräusche auf.

✍ Glonoinum (→ S. 157)

Morbus Parkinson: Erkrankung des Gehirns mit Akinese (mangelhafte Bewegungen, z.B. der Mimik, Verlangsamung aller Bewegungen, Fehlen der normalen Mitbewegungen, kleinschrittiger Gang), Rigor (Starre der Muskulatur) und Tremor (grobschlägiges Zittern).

✍ Argentum nitricum (→ S. 79), Mercurius solubilis (→ S. 205), Plumbum (→ S. 228), Zincum metallicum (→ S. 272)

multiple Sklerose: Entzündliche Erkrankung des zentralen Nervensystems mit Zerfall der Markscheiden der Nervenzellen und Narbenbildung. Mannigfaltige Symptome, wie Nystagmus (Augenzittern), Sehstörungen, Sensibilitätsstörungen, Zittern, Blasenstörungen, Schwindel, spastische Lähmungen.

✍ Agaricus muscarius (→ S. 59), Argentum nitricum (→ S. 79), Calcium carbonicum (→ S. 102), Causticum (→ S. 120), Cocculus (→ S. 133), Conium maculatum (→ S. 139), Gelsemium (→ S. 154), Kalium phosphoricum (→ S. 181), Plumbum (→ S. 228)

Mumps: Ziegenpeter. Virusinfektion mit fieberhafter Schwellung der Ohrspeicheldrüse. Kann zu Komplikationen an anderen Drüsen und am Zentralnervensystem führen.

✍ Phytolacca (→ S. 224), Plumbum (→ S. 228)

Mundschleimhautdefekte: s. Aphthen (→ S. 279)

Mundschleimhautentzündung: s. Stomatitis aphthosa (→ S. 330).

Mundwinkeleinrisse: s. Angulus infectiosus (→ S. 278).

Muskeldystrophie: Ererbte degenerative Muskelerkrankung.

✍ Calcium carbonicum (→ S. 102)

Muskelkontraktionen: s. Krämpfe (→ S. 306).

Muskelrheumatismus: Die Muskeln betreffender Weichteilrheumatismus.

✍ Nux vomica (→ S. 215)

Muskelzuckungen: s. Tics (→ S. 331).

Myasthenia gravis: Störung der neuromuskulären Reizübermittlung. Dadurch gesteigerte Ermüdbarkeit vor allem der Sprach-, Kau- und Schluckmuskulatur und des Lidhebers.

✍ Gelsemium (→ S. 154)

myatrophische Lateralsklerose: s. amyotrophische Lateralsklerose (→ S. 277).

Myelitis acuta: Akute Rückenmarksentzündung. Auftreten von Schmerzen, Lähmungen, Empfindungsstörungen und eines Querschnittssyndroms, abhängig von Lokalisation und Ausmaß des Geschehens.

✍ Conium maculatum (→ S. 139)

Myokardinfarkt: Herzinfarkt. Durch unzureichende Blutversorgung des Herzmuskels kann es hinter dem Brustbein zu ausstrahlenden Schmerzen, Vernichtungsangst, Blässe, schnellem Puls und kaltem Schweiß, Herzversagen, Schock und plötzlichem Herztod kommen.

✎ Lachesis (→ S. 187)

Myokarditis: Herzmuskelentzündung. Kann durch Herzrhythmusstörungen und allmähliches Herzversagen zu Herzklopfen, Kurzatmigkeit, Unruhe, rascher Ermüdbarkeit bis zum Schock führen.

✎ Crotalus horridus (→ S. 142), Phosphorus (→ S. 221), Spongia (→ S. 245)

Naevus flammeus: Feuermal oder Weinfleck. Durch Kapillarerweiterungen bedingte hell- bis dunkelblaurote Flecken auf der Haut, meist angeboren.

✎ Abrotanum (→ S. 42), Acidum fluoricum (→ S. 44)

Nagelgeschwür: s. Panaritium (→ S. 317).

Nahrungsmittelallergie und -unverträglichkeit: Nach Verzehr bestimmter Nahrungsmittel kommt es zu Symptomen des Magen-Darm-Trakts, der Atemwege oder der Haut.

✎ Natrium carbonicum (→ S. 207)

Nahrungsmittelvergiftung: Lebensmittelvergiftung. Durch Verzehr verunreinigter, zersetzter oder infizierter Nahrung verursachte Krankheitserscheinungen, meist mit Bauchschmerzen, Übelkeit, Erbrechen.

✎ Arsenicum album (→ S. 85)

Narkolepsie: Zwanghafte, anfallsweise auftretende Schlafanfälle.

✎ Nux moschata (→ S. 213), Opium (→ S. 217)

Nasenbluten: s. Epistaxis (→ S. 290).

Nasennebenhöhlenentzündung: s. Sinusitis (→ S. 328).

Nausea: Übelkeit.

✎ Cocculus (→ S. 133)

Nephritis: Nierenentzündung. Verschiedene Formen mit entsprechend unterschiedlichen Beschwerden.

✎ Acidum nitricum (→ S. 46), Apis mellifica (→ S. 76), Camphora (→ S. 109), Cannabis indica (→ S. 111), Crotalus horridus (→ S. 142), Helleborus niger (→ S. 161), Lachesis (→ S. 187), Phosphorus (→ S. 221), Plumbum (→ S. 228)

Nephrolithiasis: Nierensteinkrankheit. Bildung von Steinen in Niere, Nierenbecken und Harnleiter. Kann Nierenkoliken und weitere Folgeerkrankungen auslösen.

✎ Calcium carbonicum (→ S. 102), Colocynthis (→ S. 137), Kalium carbonicum (→ S. 178), Lachesis (→ S. 187), Lycopodium (→ S. 194), Nux vomica (→ S. 215)

nephrotisches Syndrom: Sammelbegriff für eine Vielzahl von Nierenkrankheiten, die durch folgende Befunde gekennzeichnet sind: 1. große Proteinurie (Eiweiß im Harn), 2. Hypoproteinämie (zu wenig Eiweiß im Blut), 3. Hyperlipidämie (zu viel Fette im Blut), 4. Ödeme (Wassereinlagerungen im Gewebe).

✎ Apis mellifica (→ S. 76)

Nervenentzündung: s. Neuritis (→ S. 315).

Nervenschmerzen: s. Neuralgie (→ S. 314).

Nervenverletzung: ✎ Hypericum (→ S. 168)

Nesselsucht: s. Quincke-Ödem (→ S. 323), s. Urtikaria (→ S. 333).

Netzhautablösung: Durch die Ablösung der Netzhaut von der Aderhaut am Augenhintergrund kann der Patient Lichtblitze, schwarze Trübungen, eine Verdunklung in der Peripherie, Verzerrtsehen und den Verlust des Sehvermögens bemerken.

✎ Phosphorus (→ S. 221)

Neuralgie: Nervenschmerzen, beschränkt auf das Ausbreitungsgebiet eines Nervs.

✎ Aconitum napellus (→ S. 55), Allium cepa (→ S. 62), Belladonna (→ S. 94), Chamomilla (→ S. 123), Chelidonium (→ S. 125), Cimicifuga (→ S. 129), Coffea (→ S. 135), Colocynthis (→ S. 137), Dulcamara (→ S. 146), Ferrum metallicum (→ S. 150), Gelsemium (→ S. 154), Hepar sulfuris (→ S. 163), Hypericum (→ S. 168), Kalium bichromicum (→ S. 176), Lycopodium (→ S. 194), Magnesium carbonicum (→ S. 197), Magnesium muriaticum (→ S. 209), Magnesium phosphoricum (→ S. 201), Medorrhinum (→ S. 203), Nux vomica (→ S. 215), Plumbum (→ S. 228), Psorinum (→ S. 232), Rhus toxicodendron (→ S. 237), Stannum (→ S. 247), Syphilinum (→ S. 258), Tarantula hispanica (→ S. 260), Thuja (→ S. 264), Veratrum album (→ S. 270), Zincum metallicum (→ S. 272)

Neurasthenie: Krankhafte Erregbarkeit der psychischen Funktionen verbunden mit krankhafter Erschöpfbarkeit.

✎ Kalium phosphoricum (→ S. 181)

Neuritis: Nervenentzündung.

Aconitum napellus (→ S. 55), Hypericum (→ S. 168), Plumbum (→ S. 228)

Neurodermitis: s. Ekzem (→ S. 289).

Nierenentzündung: s. Nephritis (→ S. 313).

Niereninsuffizienz: Eingeschränkte Nierenfunktion. Eingeschränkte Fähigkeit der Nieren, harnpflichtige Substanzen auszuscheiden. Kann entsprechend dem Stadium zu Symptomen wie abnormer Ermüdbarkeit, vermehrtem Wasserlassen, Schlafstörungen, Kopfschmerzen, schmutziggelbem Hautkolorit, Juckreiz, Ödemen (Wassereinlagerungen im Gewebe), neurologischen Symptomen, Magen-Darm-Störungen und Knochenschwund führen.

Kalium carbonicum (→ S. 178)

Nierenkolik: Kolikartige Schmerzen in der Nierengegend, verursacht vor allem durch Nierensteine, aber auch durch andere Erkrankungen.

Colocynthis (→ S. 137)

Nierensteinkrankheit: s. Nephrolithiasis (→ S. 313).

Nymphomanie: Exzessiver Sexualtrieb bei meist unbeherrschtem Verhalten.

Hyoscyamus niger (→ S. 165)

obere Luftwegsinfektion: Katarrhalische Entzündung der oberen Atemwege.

Allium cepa (→ S. 62), Silicea (→ S. 242), Stannum (→ S. 247)

Obstipation: Stuhlverhalt, Verstopfung. Verzögerte Kotentleerung vielfältigster Ursachen.

Alumina (→ S. 66), Ambra grisea (→ S. 69), Anacardium orientale (→ S. 71), Antimonium sulphuratum aurantiacum (→ S. 75), Barium carbonicum (→ S. 91), Belladonna (→ S. 94), Bryonia (→ S. 99), Calcium carbonicum (→ S. 102), Causticum (→ S. 120), Graphites (→ S. 159), Hepar sulfuris (→ S. 163), Lycopodium (→ S. 194), Magnesium carbonicum (→ S. 197), Magnesium muriaticum (→ S. 199), Nux moschata (→ S. 213), Nux vomica (→ S. 215), Opium (→ S. 217), Platina (→ S. 226), Plumbum (→ S. 228), Psorinum (→ S. 232), Sepia (→ S. 239), Silicea (→ S. 242), Staphysagria (→ S. 249), Sulfur (→ S. 255), Syphilinum (→ S. 258), Tarantula hispanica (→ S. 260), Thuja (→ S. 264).

obstruktive Bronchitis: Spastische Bronchitis. Akute Bronchitis mit Verengung der Bronchien, Husten und Auswurf. Zusätzlich Auftreten von Atemnot mit verlängerter Ausatemperiode, Stridor (pfeifendes Geräusch) beim Ausatmen und einer schnelleren Atemfrequenz.

✍ Ipecacuanha (→ S. 172)

Ösophagitis: Entzündung der Speiseröhrenschleimhaut. Oft durch Magensaft-Rückfluß bedingt.

✍ Argentum nitricum (→ S. 239), Carbo vegetabilis (→ S. 118),

Ohnmacht: Kurzdauernder Bewußtseinsverlust.

✍ Carbo vegetabilis (→ S. 118)

Ohrenklingen: s. Tinnitus (→ S. 331).

Ohrspeicheldrüsenentzündung: s. Parotitis (→ S. 318).

Ophthalmia neonatorum: Augenentzündung des Neugeborenen, insbesondere die unter der Geburt erworbene, gonorrhoisch bedingte Bindehautentzündung.

✍ Pulsatilla (→ S. 234)

Optikusatrophie: Schwund des Sehnervs. Führt über eine Abnahme des Sehvermögens zur Erblindung.

✍ Phosphorus (→ S. 221)

Orchitis: Entzündung des Hodens. Akut mit Schwellung, Fieber, Schmerzen. Führt oft zur Sterilität.

✍ Argentum nitricum (→ S. 79), Aurum metallicum (→ S. 88), Bromum (→ S. 97), Mercurius solubilis (→ S. 205), Phytolacca (→ S. 224), Pulsatilla (→ S. 234), Staphysagria (→ S. 249)

orthostatische Dysregulation: Beim Übergang vom Liegen zum Stehen kommt es durch Versacken des Blutes ins Venengebiet der Beine zur Abnahme der zirkulierenden Blutmenge und zur kurzzeitig mangelhaften Blutversorgung des Gehirns. Gekennzeichnet durch Schwarzwerden vor den Augen, Ohrensausen, Schwindel, eventuell Kollaps, Schweißausbruch und Angstgefühl.

✍ Phosphorus (→ S. 221), Pulsatilla (→ S. 234)

Osteogenesis imperfecta: Angeborene Störung der Knochenbildung.

✍ Calcium carbonicum (→ S. 102)

Osteomalazie: Durch mangelhaften Einbau von Mineralstoffen in das Knochengrundgerüst kommt es zu Weichheit und Verbiegungstendenz der Knochen.

✍ Phosphorus (→ S. 221)

Otitis externa: Entzündung des äußeren Gehörgangs mit starken Schmerzen in Ohrmuschel und Gehörgang und Schwellung.

✍ Graphites (→ S. 159)

Otitis media: Mittelohrentzündung. Die viral oder bakteriell ausgelöste akute Mittelohrentzündung ist durch heftige Ohrenschmerzen, Fieber, Hörverschlechterung, Rötung und Vorwölbung des Trommelfells und eventuell Durchbruch der Eiterung durch das Trommelfell gekennzeichnet.

✍ Acidum nitricum (→ S. 46), Aconitum napellus (→ S. 55), Belladonna (→ S. 94), Calcium carbonicum (→ S. 102), Calcium phosphoricum (→ S. 105), Calcium sulfuricum (→ S. 107), Chamomilla (→ S. 123), Cina (→ S. 131), Dulcamara (→ S. 146), Ferrum phosphoricum (→ S. 152), Graphites (→ S. 159), Hepar sulfuris (→ S. 163), Kalium sulfuricum (→ S. 183), Lachesis (→ S. 187), Mercurius solubilis (→ S. 205), Psorinum (→ S. 232), Pulsatilla (→ S. 234), Silicea (→ S. 242), Sulfur (→ S. 255), Tuberculinum (→ S. 267)

Ovarialzyste: Zyste im Eierstock.

✍ Apis mellifica (→ S. 76), Lachesis (→ S. 187), Podophyllum (→ S. 230), Thuja (→ S. 264)

Palpitationen: Herzklopfen.

✍ Glonoinum (→ S. 157), Lilium tigrinum (→ S. 192)

Panaritium: Auch Paronychie, Nagelgeschwür oder Umlauf. Eitrige Entzündung um die Finger- oder Zehennägel mit Schwellung, klopfenden Schmerzen und Rötung.

✍ Calcium carbonicum (→ S. 102), Hepar sulfuris (→ S. 163), Silicea (→ S. 242), Tarantula hispanica (→ S. 260), Thuja (→ S. 264)

Panikzustand: ✍ Aconitum napellus (→ S. 55), Arsenicum album (→ S. 85)

Paralyse: Vollständige Lähmung.

✍ Gelsemium (→ S. 154)

paralytischer Ileus: Darmverschluß durch Darmlähmung.

✍ Opium (→ S. 217)

Paranoia: Entwicklung eines systematisierten Wahns, unter Umständen mit Affektstörungen zum Durchsetzen des Wahnsystems.

✍ Lachesis (→ S. 187)

Parästhesien: Empfindungsstörungen, wie Kribbeln, Ameisenlaufen, Prickeln, Taubsein.

✍ Tarantula hispanica (→ S. 260)

Parkinson: s. Morbus Parkinson (→ S. 311)

Parodontose: Schwund von Zahnfleisch, Zahnwurzelhaut und Alveolarknochen.

✍ Tuberculinum (→ S. 267)

Paronychie: s. Panaritium (→ S. 317).

Parotitis: Entzündung der Ohrspeicheldrüse; entweder eitrig oder als Parotitis epidemica, gleichbedeutend mit Mumps.

✍ Bromum (→ S. 97), s. Mumps (→ S. 312)

Pavor nocturnus: Nächtliches Aufschrecken der Kinder aus dem Schlaf mit ängstlicher Verwirrung und lautem Aufschreien.

✍ Agaricus muscarius (→ S. 59), Stramonium (→ S. 252)

Perikarditis: Entzündung des Herzbeutels. Oft verbunden mit einem Herzbeutelerguß. Führt zu Schmerzen hinter dem Brustbein, Fieber, schnellem Atmen, Atemnot und Herzversagen.

✍ Bryonia (→ S. 99)

Periostitis: Knochenhautentzündung. Unterschiedliche Ursachen und Verlaufsformen.

✍ Acidum phosphoricum (→ S. 49)

Pertussis: Keuchhusten. Bakterielle Infektionskrankheit, typischerweise in drei Stadien: 1. Stadium catarrhale (1-2 Wochen) mit unspezifischen oberen Luftwegsinfektionsbeschwerden wie Schnupfen, Bindehautentzündung, Husten, Heiserkeit und leicht erhöhter Temperatur; 2. Stadium convulsivum (3-6 Wochen) mit vor allem nächtlichen Hustenanfällen (stakkatoartiger Husten, Atemnot,

Blauwerden, dann juchzende, langgezogene Einatmung), Erbrechen glasigen Schleims und Blutungen unter die Bindehaut; 3. Stadium decrementi (2-4 Wochen), Abnehmen der Krankheitserscheinungen.

✍ Agaricus muscarius (→ S. 59), Antimonium crudum (→ S. 73), Arnica montana (→ S. 82), Belladonna (→ S. 94), Bromum (→ S. 97), Bryonia (→ S. 99), Capsicum (→ S. 115), Carbo vegetabilis (→ S. 118), Chelidonium (→ S. 125), Cina (→ S. 131), Cuprum metallicum (→ S. 144), Hyoscyamus niger (→ S. 165), Ipecacuanha (→ S. 172), Kalium carbonicum (→ S. 178), Nux vomica (→ S. 215), Sulfur (→ S. 255), Tartarus stibiatus (→ S. 262), Zincum metallicum (→ S. 272)

Pfeiffer-Drüsenfieber: s. Mononukleose (→ S. 311).

Phantomschmerz: Paradox erscheinende Schmerzen in einer an sich nicht mehr vorhandenen, meist amputierten Extremität. Entsteht durch Projektion von Empfindungen durch das Gehirn auf das nicht mehr vorhandene Körperglied. Gliedmaße wird dann vom Patienten als noch vorhanden erlebt.

✍ Hypericum (→ S. 168)

Pharyngitis: Rachenkatarrh; bakterielle oder virale Infektion der Rachenschleimhaut.

✍ Acidum fluoricum (→ S. 44), Acidum nitricum (→ S. 46), Aconitum napellus (→ S. 55), Allium cepa (→ S. 62), Alumina (→ S. 66), Apis mellifica (→ S. 76), Argentum nitricum (→ S. 79), Arsenicum album (→ S. 85), Belladonna (→ S. 94), Bromum (→ S. 97), Calcium carbonicum (→ S. 102), Cantharis (→ S. 113), Crotalus horridus (→ S. 142), Ferrum phosphoricum (→ S. 152), Hepar sulfuris (→ S. 163), Lac caninum (→ S. 185), Lachesis (→ S. 187), Lycopodium (→ S. 194), Mercurius solubilis (→ S. 205), Natrium carbonicum (→ S. 207), Phosphorus (→ S. 221), Phytolacca (→ S. 224), Psorinum (→ S. 232), Rhus toxicodendron (→ S. 237), Silicea (→ S. 242), Sulfur (→ S. 255)

Phlegmone: Flächenhaft fortschreitende eitrige Entzündung des Bindegewebes mit unscharf begrenzter Rötung, Schwellung, Überwärmung, Schmerz und selten Fieber.

✍ Crotalus horridus (→ S. 142)

Phobie: Exzessive, unpassende Angstreaktion; an hochspezifische Reizkonstellationen (z.B. Spinnen) gekoppelt.

✍ Agaricus muscarius (→ S. 59), Argentum nitricum (→ S. 79), Arsenicum album

(→ S. 85), Barium carbonicum (→ S. 91), Cannabis indica (→ S. 111), Cimicifuga (→ S. 129), Lac caninum (→ S. 185), Phosphorus (→ S. 221), Platina (→ S. 226), Stramonium (→ S. 252)

Photophobie: Lichtscheu. Unangenehme Augenempfindlichkeit bei Lichteinfall.

Graphites (→ S. 159)

Pleuritis: Brustfellentzündung. Meist als Begleitsymptom beispielsweise bei Lungenerkrankungen. Kann trocken oder mit Erguß verlaufen.

Aconitum napellus (→ S. 55), Bryonia (→ S. 99), Cantharis (→ S. 113), Ferrum phosphoricum (→ S. 152), Hepar sulfuris (→ S. 163), Kalium carbonicum (→ S. 178)

Pleuritis exsudativa: Brustfellentzündung mit Erguß. Führt, je nach Ausmaß der Flüssigkeitsansammlung, zu Atemnot, Druckgefühl auf der Brust und Schmerzen in der Schulter der befallenen Seite.

Apis mellifica (→ S. 76)

Pneumonie: Lungenentzündung. Unterschiedliche Ursachen, meist infektiös bedingt. Die wichtigsten Symptome der bakteriellen Pneumonie sind Fieber, Husten, Auswurf und Brustschmerzen.

Aconitum napellus (→ S. 55), Antimonium sulphuratum aurantiacum (→ S. 75), Apis mellifica (→ S. 76), Arnica montana (→ S. 82), Arsenicum album (→ S. 85), Belladonna (→ S. 94), Bromum (→ S. 97), Bryonia (→ S. 99), Camphora (→ S. 109), Carbo vegetabilis (→ S. 118), Chelidonium (→ S. 125), Dulcamara (→ S. 146), Ferrum metallicum (→ S. 150), Ferrum phosphoricum (→ S. 152), Hepar sulfuris (→ S. 163), Hyoscyamus niger (→ S. 165), Ipecacuanha (→ S. 172), Jodum (→ S. 174), Kalium bichromicum (→ S. 176), Kalium carbonicum (→ S. 178), Lycopodium (→ S. 194), Mercurius solubilis (→ S. 205), Natrium sulfuricum (→ S. 211), Phosphorus (→ S. 221), Rhus toxicodendron (→ S. 237), Stannum (→ S. 247), Sulfur (→ S. 255), Tartarus stibiatus (→ S. 262), Tuberculinum (→ S. 267)

Pollinosis: s. Heuschnupfen (→ S. 298).

Polyarthritis: s. Rheumatoidarthritis (→ S. 325).

Polyzythämie: Vermehrung der roten und weißen Blutkörperchen und der Blutplättchen im Blut. Es kommt zu Hautjucken, Kopfschmerzen, Ohrensausen, Sehstörungen, Empfindungsstörungen, Atemnot und Schmerzen in den

Extremitäten.

🙰 Lachesis (→ S. 187)

postenzephalitischer Zustand: Folgezustand, Störungen nach einer Gehirnentzündung, vor allem Bewegungsstörungen und Wesensveränderungen.

🙰 Agaricus muscarius (→ S. 59)

postoperativer Schmerz: Schmerzen nach einer Operation.

🙰 Staphysagria (→ S. 249)

posttraumatische Kopfschmerzen: Kopfschmerzen infolge einer Kopfverletzung.

🙰 Arnica montana (→ S. 82)

prämenstruelles Syndrom: Körperliche und psychische Veränderungen, die etwa 7-10 Tage vor der Regelblutung eintreten und mit ihrem Beginn verschwinden.

🙰 Calcium carbonicum (→ S. 102), Chamomilla (→ S. 123), Lac caninum (→ S. 185), Lilium tigrinum (→ S. 192), Magnesium carbonicum (→ S. 197), Nux moschata (→ S. 213), Pulsatilla (→ S. 234), Sepia (→ S. 239)

Priapismus: Schmerzhafte Dauererektion des Penis ohne sexuelle Erregung.

🙰 Acidum picrinicum (→ S. 51), Cantharis (→ S. 113)

Proktitis: Mastdarmentzündung mit Schmerzen im After- und Mastdarmbereich, Stuhldrang und seröse oder eitrige bis blutig-eitrige Absonderungen.

🙰 Plumbum (→ S. 228), Thuja (→ S. 264)

Prostata-Beschwerden: Beschwerden der Vorsteherdrüse.

🙰 Conium maculatum (→ S. 139)

Prostatahypertrophie: Vergrößerung der Vorsteherdrüse. Es kann zu häufigem Harndrang, Schmerzen beim Wasserlassen, nächtlichem Wasserlassen, erschwerter Harnentleerung und schließlich zum Nierenversagen kommen.

🙰 Acidum picrinicum (→ S. 51), Barium carbonicum (→ S. 91), Jodum (→ S. 174), Thuja (→ S. 264), Zincum metallicum (→ S. 272)

Prostatitis: Entzündung der Vorsteherdrüse. Führt zu Beschwerden beim Wasserlassen, häufigem Wasserlassen, Schmerzen beim Stuhlgang und Allgemeinsymptomen.

🙰 Barium carbonicum (→ S. 91), Sepia (→ S. 239), Staphysagria (→ S. 249), Sulfur

(→ S. 255), Thuja (→ S. 264)

Pruritus ani: Afterjucken. Kann unterschiedliche Ursachen haben.

✍ Sepia (→ S. 239)

Pseudokrupp: Eine unter den Stimmbändern gelegene virale Kehlkopfentzündung mit Einengung der Atemwege. Führt zu Heiserkeit, bellendem Husten, einem pfeifenden Geräusch beim Einatmen und Atemnot. Vorwiegend bei Kleinkindern.

✍ Aconitum napellus (→ S. 55), Bromum (→ S. 97), Calcium sulfuricum (→ S. 107), Hepar sulfuris (→ S. 163), Jodum (→ S. 174), Kalium bichromicum (→ S. 176), Spongia (→ S. 245)

Psoriasis: Schuppenflechte. Auf der Haut Auftreten scharf begrenzter, geröteter, mit silberweißen Schuppen bedeckter, juckender Herde verschiedener Größe u. Form.

✍ Arsenicum album (→ S. 85), Graphites (→ S. 159), Kalium sulfuricum (→ S. 183), Lycopodium (→ S. 194), Natrium muriaticum (→ S. 209), Petroleum (→ S. 219), Phosphorus (→ S. 221), Psorinum (→ S. 232), Sepia (→ S. 239), Silicea (→ S. 242), Staphysagria (→ S. 249), Sulfur (→ S. 255), Syphilinum (→ S. 258), Thuja (→ S. 264)

Psychose: Zentral bedingte Störung der psychischen Funktionen mit tiefgreifender Änderung des Erlebens.

✍ Cannabis indica (→ S. 111), Helleborus niger (→ S. 161), Hyoscyamus niger (→ S. 165), Stramonium (→ S. 252), Syphilinum (→ S. 258), Veratrum album (→ S. 270)

psychovegetative Erschöpfung: Erschöpfungs- und Verstimmungszustände mit Niedergeschlagenheit, innerer Unruhe, Spannung, Angst, Reizbarkeit, Konzentrationsschwäche, Schlaflosigkeit u.a..

✍ Acidum phosphoricum (→ S. 49), Ambra grisea (→ S. 69), Anacardium orientale (→ S. 71), Antimonium crudum (→ S. 73), Argentum nitricum (→ S. 79), Aurum metallicum (→ S. 88), Calcium carbonicum (→ S. 102), Calcium phosphoricum (→ S. 105), Camphora (→ S. 109), Cannabis indica (→ S. 111), Carbo vegetabilis (→ S. 118), China officinalis (→ S. 127), Cocculus (→ S. 133), Coffea (→ S. 135), Ferrum metallicum (→ S. 150), Gelsemium (→ S. 154), Ignatia (→ S. 170), Kalium phosphoricum (→ S. 181), Lycopodium (→ S. 194), Magnesium carbonicum (→ S. 197), Magnesium muriaticum (→ S. 199), Natrium muriaticum (→ S. 209),

Nux vomica (→ S. 215), Phosphorus (→ S. 221), Sepia (→ S. 239), Silicea (→ S. 242), Stannum (→ S. 247), Staphysagria (→ S. 249), Sulfur (→ S. 255), Thuja (→ S. 264), Zincum metallicum (→ S. 272)

Ptosis: Herabhängen des Oberlides durch Lähmung des Lidhebermuskels; angeboren oder erworben.

✍ Conium maculatum (→ S. 139)

Pupillenenge: s. Miosis (→ S. 310).

Purpura haemorrhagica: Multiple, spontane, winzige Hautblutungen, die bei Blutungskrankheiten entstehen.

✍ Acidum sulfuricum (→ S. 53), Crotalus horridus (→ S. 142), Lachesis (→ S. 187), Phosphorus (→ S. 221)

Pyelonephritis: Bakterielle Entzündung des Nierenbeckens und Nierengewebes mit Fieber, Schüttelfrost, Rücken- und Flankenschmerzen, Übelkeit und Erbrechen und eventuell Beschwerden beim Wasserlassen.

✍ Acidum nitricum (→ S. 46), Apis mellifica (→ S. 76), Belladonna (→ S. 94), Cantharis (→ S. 113), Crotalus horridus (→ S. 142), Lycopodium (→ S. 194), Nux vomica (→ S. 215)

Pylorospasmus (v.a. bei Säuglingen): Magenpförtnerkrampf mit Einengung des Magenausgangs. Es kommt typischerweise ab der 3.-4. Lebenswoche zu schwallartigem Erbrechen, sichtbarer Magenperistaltik, seltenen Stühlen und Gedeihstörungen.

✍ Aethusa cynapium (→ S. 57), Nux vomica (→ S. 215)

Quincke-Ödem: Eine akute allergische Reaktion. Führt, vor allem um den Mund herum, zu einer Rötung, ödematösen Schwellung und Nesselsucht; bei Mitbeteiligung von Kehlkopf, Rachen und Magen-Darm-Trakt lebensbedrohlich.

✍ Apis mellifica (→ S. 76)

Rachenkatarrh und Heiserkeit nach Alkoholgenuß: ✍ Nux vomica (→ S. 215)

Rachitis: Englische Krankheit; normalerweise durch Vitamin-D-Mangel verursacht - aber auch in seltenen Fällen Vitamin-D-resistente Rachitis; gekennzeichnet durch Skelettsymptome (elastische Eindrückbarkeit des Schädels, Auftreibung der Wachstumszonen der Röhrenknochen, Brustkorbdeformierungen, Auftreibungen an den Knorpel-Knochen-Grenzen der Rippen, Verformungen und

Verkrümmungen des gesamten Skelettsystems) und Muskelhypotonie.

✎ Phosphorus (→ S. 221)

Ranula: Im Mundbodenbereich vorkommende, mit eingedicktem Speichel gefüllte Retentionszyste der Ausführungsgänge der Unterzungendrüse.

✎ Abrotanum (→ S. 42)

Raynaud-Syndrom: Durch Gefäßkrämpfe bedingte, anfallsweise auftretende Unterdurchblutung der Finger; im Anfall erst Blässe, dann Blauwerden und schließlich reaktive Mehrdurchblutung der Finger.

✎ Sepia (→ S. 239)

Refluxösophagitis: Durch Rückfluß von Magensaft verursachte Entzündung der Speiseröhrenschleimhaut im unteren Bereich. Die Beschwerden (Sodbrennen, saures Aufstoßen) treten meist im Liegen oder beim Bücken sowie nach bestimmten Nahrungs- und Genußmitteln auf.

✎ Argentum nitricum (→ S. 239), Carbo vegetabilis (→ S. 118)

Regelblutung, schwache: s. Hypomenorrhö (→ S. 301).

Regenbogenhautentzündung: s. Iritis (→ S. 301).

Reisekrankheit: Eine durch Bewegungsenergie (See-, Flug-, Eisenbahn- und Autokrankheit) verursachte Reizung des Gleichgewichtsapparates führt zu Schwindel, Blässe, Übelkeit, Erbrechen, Schweißausbruch und Blutdrucksenkung.

✎ Cocculus (→ S. 133), Petroleum (→ S. 219)

Reizblase: Häufiger Harndrang mit vermehrter Miktionsfrequenz.

✎ Nux vomica (→ S. 215)

Reizkolon: s. Colon irritabile (→ S. 284).

rektaler Krampf: Krämpfe im Mastdarm.

✎ Ignatia (→ S. 170)

Rektalfissur: Einriß in der Mastdarmschleimhaut.

✎ Ignatia (→ S. 170), Sepia (→ S. 239), Thuja (→ S. 264)

Rektumprolaps: Mastdarmvorfall.

✎ Aloe (→ S. 64), Ignatia (→ S. 170), Podophyllum (→ S. 230)

Retinablutung: Netzhautblutung des Auges.

✍ Lachesis (→ S. 187), Phosphorus (→ S. 221)

Rheumatismus: Erkrankungen des Stütz- und Bindegewebes mit einer vielfältigen klinischen Symptomatik, insbesondere schmerzhafte und funktionsbeeinträchtigende Zustände des Muskel-Skelett-Systems.

✍ Bryonia (→ S. 99), Causticum (→ S. 120), Cimicifuga (→ S. 129), Dulcamara (→ S. 146), Ferrum metallicum (→ S. 150), Kalium sulfuricum (→ S. 183), Ledum (→ S. 190), Mercurius solubilis (→ S. 205), Phytolacca (→ S. 224), Pulsatilla (→ S. 234), Rhus toxicodendron (→ S. 237), Sulfur (→ S. 255), Thuja (→ S. 264), Tuberculinum (→ S. 267), Veratrum album (→ S. 270).

Rheumatoidarthritis: Primär chronische Polyarthritis; chronische, unterschiedlich progredient verlaufende, entzündliche, destruierende Gelenkerkrankung.

✍ Calcium carbonicum (→ S. 102)

Rhinitis: Schnupfen, Nasenkatarrh. Katarrh der Nasenschleimhaut mit Absonderung eines dünnflüssigen oder schleimig-eitrigen Sekrets. S. auch Erkältungskrankheiten (→ S. 291).

✍ Acidum fluoricum (→ S. 44), Acidum nitricum (→ S. 46), Aconitum napellus (→ S. 55), Allium cepa (→ S. 62), Alumina (→ S. 66), Antimonium sulphuratum aurantiacum (→ S. 75), Bromum (→ S. 97), Calcium carbonicum (→ S. 102), Camphora (→ S. 109), Jodum (→ S. 174), Kalium bichromicum (→ S. 176), Mercurius solubilis (→ S. 205), Nux vomica (→ S. 215), Psorinum (→ S. 232), Sepia (→ S. 239), Sulfur (→ S. 255), Thuja (→ S. 264), Tuberculinum (→ S. 267)

Rhinopathie, allergische: s. Heuschnupfen (→ S. 298).

Ruhr: s. Dysenterie (→ S. 288).

Rückenmarkschwindsucht: s. Tabes dorsalis (→ S. 331).

Rückenmarksentzündung: s. Myelitis acuta (→ S. 312).

Rückenschmerzen: ✍ Acidum nitricum (→ S. 46), Acidum picrinicum (→ S. 51), Calcium carbonicum (→ S. 102), Calcium phosphoricum (→ S. 105), Capsicum (→ S. 115), Causticum (→ S. 120), Cocculus (→ S. 133), Dulcamara (→ S. 146), Ignatia (→ S. 170), Kalium bichromicum (→ S. 176), Natrium muriaticum (→ S. 209), Nux vomica (→ S. 215), Rhus toxicodendron (→ S. 237), Sulfur (→ S. 255), Syphilinum (→ S. 258), Zincum metallicum (→ S. 272)

Schadstoffeinwirkungen: s. Umwelterkrankung (→ S. 333).

Schädel-Hirn-Trauma: Kopfverletzung mit Gehirnbeteiligung.

✍ Natrium sulfuricum (→ S. 211), Stramonium (→ S. 252)

Scharlach: Akute bakterielle Infektionskrankheit, die mit einer Mandelentzündung, Fieber und einem charakteristischen Hautausschlag einhergeht und zu Komplikationen führen kann.

✍ Belladonna (→ S. 94), Lachesis (→ S. 187), Phytolacca (→ S. 224), Rhus toxicodendron (→ S. 237)

Schaufensterkrankheit: s. Claudicatio intermittens (→ S. 284).

Scheckhaut: s. Vitiligo (→ S. 334).

Scheidenentzündung: s. Vaginitis (→ S. 333).

Scheidensekret: s. Leukorrhö (→ S. 307).

Schilddrüsenentzündung: s. Thyreoiditis (→ S. 331).

Schiefhals: s. Tortikollis (→ S. 331).

Schielen: s. Strabismus (→ S. 330).

Schilddrüsenüberfunktion: s. Morbus Basedow (→ S. 311).

Schilddrüsenvergrößerung: s. Struma (→ S. 330).

Schizophrenie: Spaltungsirresein. Endogene Psychose (Psychose = psychische Störung mit tiefgreifender Änderung des Erlebens) mit Verlust des Strukturzusammenhangs der Persönlichkeit und mit Spaltung von Denken, Affekt und Erleben.

✍ Anacardium orientale (→ S. 71), Hyoscyamus niger (→ S. 165), Stramonium (→ S. 252)

Schlafanfälle: s. Narkolepsie (→ S. 313).

Schlafapnoesyndrom: Episodisch auftretende Atemstillstandsphasen von mehr als 10 Sekunden Dauer während des nächtlichen Schlafs. Auftreten vorwiegend bei starken Schnarchern. Der dadurch entstehende Sauerstoffmangel kann gefährlich werden.

✍ Opium (→ S. 217)

Schlaflosigkeit: ✍ Arsenicum album (→ S. 85), Aurum metallicum (→ S. 88), China officinalis (→ S. 127), Cimicifuga (→ S. 129), Coffea (→ S. 135), Gelsemium (→ S. 154), Hyoscyamus niger (→ S. 165), Kalium carbonicum (→ S. 178), Lachesis (→ S. 187), Magnesium carbonicum (→ S. 197), Magnesium muriaticum (→ S. 199), Nux vomica (→ S. 215), Opium (→ S. 217), Platina (→ S. 226), Psorinum (→ S. 232), Pulsatilla (→ S. 234), Staphysagria (→ S. 249), Syphilinum (→ S. 258), Thuja (→ S. 264), Tuberculinum (→ S. 267).

Schlaganfall: s. Apoplex (→ S. 279).

Schleimbeutelentzündung: s. Bursitis (→ S. 283).

Schleudertrauma: Zerrungen der Fasern des Halsmarks und der Halsmuskeln durch ein plötzliches Zurück- und Vorschleudern des Oberkörpers, typischerweise bei Auffahrunfällen. Kann zu Nackenschmerzen, Übelkeit, Erbrechen führen.

✍ Rhus toxicodendron (→ S. 237)

Schluckauf: s. Singultus (→ S. 328).

Schluckstörung: s. Dysphagie (→ S. 288).

Schnittwunde: ✍ Staphysagria (→ S. 249)

Schnupfen: siehe Rhinitis (→ S. 325)

Schreibkrampf: Form der Beschäftigungskrämpfe. Nach übermäßiger Belastung der Muskulatur beim Schreiben auftretende Verkrampfung der Hand- und Fingermuskulatur.

✍ Magnesium phosphoricum (→ S. 201)

Schrunden: s. Fissur (→ S. 292).

Schuppenflechte: s. Psoriasis (→ S. 322).

Schwangerschaftserbrechen: s. Hyperemesis gravidarum (→ S. 300).

Schwangerschaftspsychose: Psychose (Psychose = psychische Störung mit tiefgreifender Änderung des Erlebens), die während der Schwangerschaft auftritt.

✍ Cimicifuga (→ S. 129)

Schwindel: s. Vertigo (→ S. 334).

Seekrankheit: Form der Reisekrankheit.

Cocculus (→ S. 133), Ipecacuanha (→ S. 172), Petroleum (→ S. 219)

Sehnenscheidenentzündung (Tendovaginitis): s. (→ S. 328).

Selbstmordneigung: s. Suizidneigung (→ S. 330).

Senilität: Vergreisung.

Ambra grisea (→ S. 69)

Sepsis: Blutvergiftung. Durch Aussaat von Mikroben (Bakterien oder Pilze) in die Blutbahn kommt es typischerweise zu hohem Fieber und einer starken Beeinträchtigung des Allgemeinbefindens, eventuell zu Hautausschlägen und Hautblutungen. Bakterienabsiedlungen in Organen können gefährlich werden.

Camphora (→ S. 109), Crotalus horridus (→ S. 142)

Septikämie: Zeitweises Auftreten von Bakterien im Blut ohne Symptome. Siehe Sepsis (→ S. 328)

Lachesis (→ S. 187)

sexuelle Funktionsstörung: Funktionsstörungen der Sexualorgane.

Barium carbonicum (→ S. 91), Causticum (→ S. 120), Sepia (→ S. 239)

sexuelle Störung: Körperliche oder psychische Beschwerden beim Geschlechtsverkehr.

Acidum fluoricum (→ S. 44), Cantharis (→ S. 113), Graphites (→ S. 159), Hyoscyamus niger (→ S. 165), Lilium tigrinum (→ S. 192), Mercurius solubilis (→ S. 205), Platina (→ S. 226), Tarantula hispanica (→ S. 260), Tuberculinum (→ S. 267)

Singultus: Schluckauf.

Magnesium phosphoricum (→ S. 201)

Sinusitis: Nasennebenhöhlenentzündung; Schnupfen (meist eitrig), ausstrahlende Schmerzen, örtlicher Druck- oder Klopfschmerz, umschriebenes Weichteilödem, Kopfschmerzen und Fieber sind die typischen Symptome.

Acidum fluoricum (→ S. 44), Acidum nitricum (→ S. 46), Aurum metallicum (→ S. 88), Belladonna (→ S. 94), Calcium carbonicum (→ S. 102), Calcium sulfuricum (→ S. 107), Causticum (→ S. 120), Dulcamara (→ S. 146), Hepar sulfuris (→ S. 163), Kalium bichromicum (→ S. 176), Kalium carbonicum (→ S. 178), Kalium sulfuricum (→ S. 183), Lycopodium (→ S. 194), Medorrhinum (→ S. 203), Mercurius solubilis (→ S. 205), Natrium carbonicum (→ S. 207), Phytolacca (→ S. 224), Psorinum (→ S. 232), Sepia (→ S. 239), Silicea (→ S. 242), Sulfur (→ S. 255), Thuja (→ S. 264)

Sjögren-Syndrom: Entzündung der Tränen- und Speicheldrüsen mit Verminderung der Sekretion. Führt zu trockenen Augen und trockenem Mund.

Nux moschata (→ S. 213)

Skabies: Krätze. Durch Milbenbefall der Haut ausgelöster starker Juckreiz mit Auftreten strichförmiger Gänge und oft ekzemähnlichem Hautausschlag.

Psorinum (→ S. 232)

Sklerodermie: Darrsucht. Zu den Kollagenosen (→ S. 304) gehörende Autoimmunkrankheit mit Neigung zur Verhärtung des Hautbindegewebes.

Calcium carbonicum (→ S. 102), Sepia (→ S. 239)

Skoliose: Seitliche Verbiegung der Wirbelsäule.

Calcium carbonicum (→ S. 102), Calcium phosphoricum (→ S. 105), Silicea (→ S. 242), Syphilinum (→ S. 258), Thuja (→ S. 264)

Sonnenallergie: Durch Lichteinwirkung und das Vorhandensein eines Allergens bedingte entzündlich-allergische Hautreaktion.

Acidum fluoricum (→ S. 44)

Sonnenbrand: Rötung und Ekzem der von der Sonne beschienenen Haut.

Acidum fluoricum (→ S. 44), Belladonna (→ S. 94)

Sonnenstich: Nach intensiver Sonnenbestrahlung des Kopfes auftretende heftige Kopfschmerzen, Übelkeit, Fieber, Schwindel, Ohrensausen, eventuell Kollaps und Tod.

Agaricus muscarius (→ S. 59), Belladonna (→ S. 94), Camphora (→ S. 109), Glonoinum (→ S. 157)

Spaltungsirresein: s. Schizophrenie (→ S. 326).

Spasmen: Verkrampfungen, Krämpfe, vermehrter Spannungszustand der Muskulatur.

Ignatia (→ S. 170)

Speiseröhrenschleimhautentzündung: s. Ösophagitis (→ S. 316).

Sprachstörung: Agaricus muscarius (→ S. 59)

Stammeln: Fehlartikulation eines Lauts, mehrerer Laute oder von Lautverbindungen.

Stramonium (→ S. 252)

Stichverletzung: Ledum (→ S. 190)

Stomatitis aphthosa: Mundschleimhautentzündung mit Bildung multipler Aphthen (Schleimhautdefekte mit Belägen) durch primäre Herpes-simplex-Virus-Infektion.

Acidum nitricum (→ S. 46), Acidum sulfuricum (→ S. 53), Syphilinum (→ S. 258)

Stottern: siehe Stammeln (→ S. 330).

Strabismus: Schielen. Verschiedene Formen.

Hyoscyamus niger (→ S. 165), Staphysagria (→ S. 249), Stramonium (→ S. 252)

Streßinkontinenz: Unwillkürlicher Harnabgang bei Belastung des Blasenschließmuskels, z.B. durch Husten, Lachen etc.

Natrium muriaticum (→ S. 209), Pulsatilla (→ S. 234), Sepia (→ S. 239)

Struma: Kropf, Schilddrüsenvergrößerung.

Bromum (→ S. 97), Calcium carbonicum (→ S. 102), Jodum (→ S. 174), Spongia (→ S. 245)

Struma maligna: Bösartiger Kropf.

Acidum fluoricum (→ S. 44)

Stuhlverhalt: s. Obstipation (→ S. 315).

Suizidneigung: Selbstmordneigung.

Aurum metallicum (→ S. 88), Natrium sulfuricum (→ S. 211)

Sumpffieber: s. Malaria (→ S. 308).

Synkope: Relativ kurzdauernder Bewußtseinsverlust.

Nux moschata (→ S. 213)

Synovitis: Entzündung der Innenschicht der Gelenkkapsel, Form der

Gelenkentzündung. Führt zu einem Gelenkerguß.

✍ Apis mellifica (→ S. 76)

systemischer Lupus: Erythematodes visceralis. Zu den Kollagenosen (→ S. 304) gehörende Autoimmunkrankheit, die Gelenke, Haut, Nieren, das Nervensystem, Herz und Lunge befallen kann.

✍ Calcium carbonicum (→ S. 102)

Tabes dorsalis: Rückenmarkschwindsucht. Spätstadium der Syphilis.

✍ Argentum nitricum (→ S. 79)

Tachyarrhythmie: Herzrhythmusstörung mit erhöhter Herzfrequenz.

✍ Aconitum napellus (→ S. 55)

Tachykardie: Beschleunigung der Herzfrequenz.

✍ Aconitum napellus (→ S. 55)

Taubheit: s. Gehörverlust (→ S. 294).

Tendovaginitis: Sehnenscheidenentzündung.

✍ Acidum fluoricum (→ S. 44), Rhus toxicodendron (→ S. 237)

Thyreoiditis: Entzündung der Schilddrüse. Unterschiedliche Formen.

✍ Lachesis (→ S. 187)

Tics: Automatische, plötzlich einsetzende, rasche Muskelzuckungen.

✍ Agaricus muscarius (→ S. 59), Cuprum metallicum (→ S. 144), Ignatia (→ S. 170)

Tinea: Fadenpilzerkrankung der Haut.

✍ Sepia (→ S. 239), Sulfur (→ S. 255), Thuja (→ S. 264)

Tinnitus: Ohrenklingen, Ohrgeräusche.

✍ Phosphorus (→ S. 221)

Todeskampf: s. Agonie (→ S. 276).

Tonsillitis: s. Angina tonsillaris (→ S. 278).

Tortikollis: Schiefhals. Meist muskulär bedingt.

✍ Causticum (→ S. 120)

Tremor: Muskelzittern (s. auch Morbus Parkinson, → S. 311).

✍ Argentum nitricum (→ S. 79), Gelsemium (→ S. 154)

Trimenonkolik: Dreimonatskolik. Darmkoliken des Säuglings während der ersten drei Lebensmonate.

✍ Chamomilla (→ S. 123), Colocynthis (→ S. 137), Magnesium phosphoricum (→ S. 201)

Tripper: s. Gonorrhö (→ S. 295).

Tuberkulose: Bakterielle Infektionskrankheit, die chronisch verläuft, bevorzugt in den Atemorganen lokalisiert ist, jedoch grundsätzlich alle Organe befallen kann.

✍ Bromum (→ S. 97), Conium maculatum (→ S. 139), Kalium sulfuricum (→ S. 183), Phosphorus (→ S. 221)

Tumor der weiblichen Brust: Geschwulst der weiblichen Brust.

✍ Conium maculatum (→ S. 139)

Typhus: Bakterielle Infektionskrankheit mit charakteristischem vierwöchigen Verlauf: 1. Woche: stufenförmig ansteigendes Fieber, Leibschmerzen, Kopfschmerzen, relativ langsamer Puls; 2. Woche: Verstopfung, Husten, Milzvergrößerung, kleinförmige Hautrötungen am Oberbauch; 3. Woche: Schläfrigkeit, erbsbreiartige Durchfälle; 4. Woche: Besserung. Schwere Komplikationen möglich.

✍ Phosphorus (→ S. 221)

Überempfindlichkeitsreaktion: s. Allergie (→ S. 276), s. anaphylaktischer Schock (→ S. 277)

Überempfindlichkeit: s. Hyperästhesie (→ S. 300).

Ulcus ventriculi et duodeni: Magen- und Zwölffingerdarmgeschwür. Führt zu Druck- und Völlegefühl nach den Mahlzeiten, Appetitlosigkeit, Aufstoßen, Sodbrennen, Erbrechen, Oberbauchschmerzen (eventuell zum Rücken ausstrahlend), manchmal zu Bluterbrechen und schwarzen Stühlen.

✍ Acidum nitricum (→ S. 46), Anacardium orientale (→ S. 71), Antimonium crudum (→ S. 73), Arsenicum album (→ S. 85), Belladonna (→ S. 94), Carbo vegetabilis (→ S. 118), China officinalis (→ S. 127), Graphites (→ S. 159), Ignatia (→ S. 170), Kalium bichromicum (→ S. 176), Kalium carbonicum (→ S. 178), Lachesis

(→ S. 187), Lycopodium (→ S. 194), Medorrhinum (→ S. 203), Natrium carbonicum (→ S. 207), Nux vomica (→ S. 215), Phosphorus (→ S. 221), Sepia (→ S. 239), Staphysagria (→ S. 249), Sulfur (→ S. 255)

Ulzerationen im Hals: Argentum nitricum (→ S. 79)

Umwelterkrankung/chemische Überempfindlichkeit: Erkrankungen infolge von Schadstoffeinwirkungen der Umwelt.

Acidum sulfuricum (→ S. 53)

Unfruchtbarkeit: Pulsatilla (→ S. 234)

Urethritis: Harnröhrenentzündung. Mit Schmerzen, Beschwerden beim Wasserlassen, Ausfluß und bei Chronizität eventuell Verengungen der Harnröhre.

Acidum nitricum (→ S. 46), Cantharis (→ S. 113), Capsicum (→ S. 115), Lycopodium (→ S. 194), Medorrhinum (→ S. 203), Thuja (→ S. 264)

Urtikaria: Nesselsucht. Hautausschlag mit stark juckenden Quaddeln, meist ausgelöst durch allergische Überempfindlichkeit.

Apis mellifica (→ S. 76), Hepar sulfuris (→ S. 163), Natrium muriaticum (→ S. 209), Rhus toxicodendron (→ S. 237)

Uterusmyom: Gutartige Muskelgeschwulst der Gebärmutter.

Aurum metallicum (→ S. 88), Calcium carbonicum (→ S. 102), Kalium carbonicum (→ S. 178), Tarantula hispanica (→ S. 260), Thuja (→ S. 264)

Uteruspolyp: Gestielte, gutartige Drüsengeschwülste oder Schleimhautwucherungen in der Gebärmutter.

Thuja (→ S. 264)

Uterusprolaps: Gebärmuttervorfall.

Lilium tigrinum (→ S. 192), Podophyllum (→ S. 230), Sepia (→ S. 239)

Vaginitis: Scheidenkatarrh, Scheidenentzündung. Führt zu Ausfluß, oft brennenden Schmerzen, Juckreiz, Schweregefühl im Becken.

Acidum nitricum (→ S. 46), China officinalis (→ S. 127), Graphites (→ S. 159), Kalium phosphoricum (→ S. 181), Medorrhinum (→ S. 203), Mercurius solubilis (→ S. 205), Sepia (→ S. 239), Tarantula hispanica (→ S. 260)

Varizellen: Windpocken. Fliegende, virale Infektion mit typischem, in Schüben

aufblühendem Hautausschlag, starkem Juckreiz und leichtem Fieber.
✍ Antimonium crudum (→ S. 73), Rhus toxicodendron (→ S. 237)

Varizen: Krampfadern. Erweiterte, geschlängelte, oberflächliche Venen.
✍ Acidum fluoricum (→ S. 44), Arnica montana (→ S. 82), Calcium carbonicum (→ S. 102), Causticum (→ S. 120), Lachesis (→ S. 187), Sepia (→ S. 239)

Veitstanz: s. Chorea (→ S. 284).

Verbrennung: ✍ Cantharis (→ S. 113)

Vergreisung: s. Senilität (→ S. 328).

Verhaltensstörung: ✍ Anacardium orientale (→ S. 71), Cannabis indica (→ S. 111), Cina (→ S. 131), Lachesis (→ S. 187), Tarantula hispanica (→ S. 260), Tuberculinum (→ S. 267), Veratrum album (→ S. 270)

Verletzungen und Traumata: ✍ Arnica montana (→ S. 82)

Verschlußkrankheit: s. Claudicatio intermittens (→ S. 284).

Verstauchung: ✍ Ledum (→ S. 190)

Verstopfung: s. Obstipation (→ S. 315).

Vertigo: Schwindel.
✍ Argentum nitricum (→ S. 79), Calcium carbonicum (→ S. 102), Cocculus (→ S. 133), Conium maculatum (→ S. 139), Ferrum metallicum (→ S. 150), Gelsemium (→ S. 154), Graphites (→ S. 159), Lac caninum (→ S. 185), Lilium tigrinum (→ S. 192), Silicea (→ S. 242)

Vitiligo: Weißfleckenkrankheit, Scheckhaut. Weiße, pigmentfreie, meist langsam größer werdende Flecke.
✍ Silicea (→ S. 242), Syphilinum (→ S. 258)

Vorsteherdrüsenentzündung: s. Prostatitis (→ S. 321).

Vorsteherdrüsenvergrößerung: s. Prostatahypertrophie (→ S. 321).

Wachstumsschmerzen: Besonders an den Beinen auftretende (nächtliche) Schmerzen bei Kindern und Jugendlichen ohne objektivierbaren krankhaften Befund.
✍ Acidum fluoricum (→ S. 44), Calcium phosphoricum (→ S. 105)

Warze: Gutartige, infektiöse Neubildung der Haut.

✎ Acidum nitricum (→ S. 46), Calcium carbonicum (→ S. 102), Causticum (→ S. 120), Dulcamara (→ S. 146), Lycopodium (→ S. 194), Medorrhinum (→ S. 203), Staphysagria (→ S. 249), Sepia (→ S. 239), Thuja (→ S. 264)

Wasserbruch: s. Hydrozele (→ S. 300).

Wechselfieber: s. Malaria (→ S. 308).

Wehenschwäche: ✎ Cimicifuga (→ S. 129)

Weichteilrheumatismus: Nicht die Knochen und Gelenke betreffender Rheumatismus.

✎ Cimicifuga (→ S. 129)

Weinfleck: s. Naevus flammeus (→ S. 313)

Weißfleckenkrankheit: s. Vitiligo (→ S. 334).

Windeldermatitis: Windelausschlag mit Rötung und Schwellung.

✎ Medorrhinum (→ S. 203)

Windpocken: s. Herpes zoster (→ S. 298), s. Varizellen (→ S. 333).

Wirbelsäulenverbiegung: s. Skoliose (→ S. 329).

Wundrose: s. Erysipel (→ S. 291).

Wurmerkrankung: ✎ Abrotanum (→ S. 42), Cina (→ S. 131)

Wurmfortsatzentzündung: s. Appendizitis (→ S. 279).

Wutkrampf: s. Affektkrampf (→ S. 276).

Zähneknirschen: ✎ Cina (→ S. 131), Mercurius solubilis (→ S. 205), Tuberculinum (→ S. 267)

Zahnfäule: s. Karies (→ S. 302).

Zahnfleischschwund: s. Parodontose (→ S. 318).

Zahnschmerzen: ✎ Chamomilla (→ S. 123), Coffea (→ S. 135), Magnesium muriaticum (→ S. 199), Magnesium phosphoricum (→ S. 201), Phytolacca (→ S. 224)

Zahnungsschwierigkeiten: s. Dentitio difficilis (→ S. 286).

Zerrungen: Rhus toxicodendron (→ S. 237)

Ziegenpeter: s. Mumps (→ S. 312).

Zuckerkrankheit: s. Diabetes mellitus (→ S. 286).

zwanghaftes Verhalten: Argentum nitricum (→ S. 79), Arsenicum album (→ S. 85), Jodum (→ S. 174), Rhus toxicodendron (→ S. 237), Syphilinum (→ S. 258)

Zwölffingerdarmgeschwür: s. Ulcus duodeni (→ S. 332).

Zystitis: Blasenentzündung. Meist mit Brennen beim Wasserlassen, häufigem Wasserlassen, Harndrang, Tenesmen, unwillkürlichem Harnabgang, Unterbauchschmerzen und gelegentlich blutigem Urin.

Apis mellifica (→ S. 76), Arsenicum album (→ S. 85), Camphora (→ S. 109), Cannabis indica (→ S. 111), Cantharis (→ S. 113), Dulcamara (→ S. 146), Helleborus niger (→ S. 161), Lilium tigrinum (→ S. 192), Lycopodium (→ S. 194), Medorrhinum (→ S. 203), Nux vomica (→ S. 215), Pulsatilla (→ S. 234), Sepia (→ S. 239), Staphysagria (→ S. 249), Tuberculinum (→ S. 267)

Glossar

Abdomen = Bauch

Abort = Fehlgeburt

Abszeß = abgekapselte Eiteransammlung

Adenoide Vegetationen = Vergrößerung der Rachenmandel

Adenom = gutartige Drüsengeschwulst

Adenopathie = „große Polypen"/ Vergrößerung der Rachenmandel

Adipös = dick, fett

Adipositas = Fettsucht

Adnexitis = Unterleibsentzündung

Agonie = Todeskampf

Agoraphobie = Angst auf großen Plätzen

Albuminurie = Eiweißausscheidung im Urin

Alkoholabusus = Alkoholmißbrauch

Alkoholembryopathie = durch Alkoholabusus der Mutter während der Schwangerschaft hervorgerufene kindliche Schädigung

Alopezie = Haarausfall bis -losigkeit

Amaurosis = Erblindung

Amenorrhö = Nichteintreten oder Ausbleiben der Regelblutung

Amnioninfektionssyndrom = unspezifische Infektion der Eihäute, der Plazenta und des Feten

Amyotrophische Lateralsklerose = vom Rückenmark ausgehende Verminderung der Skelettmuskelmasse mit spastischen und schlaffen Lähmungen

Analfissur = Einriß des Anus

Analprolaps = Auswärtsstülpung der Analschleimhaut

Anämie = Blutarmut

Anaphylaxie = allergische Schockreaktion

Anaphylaktischer Schock = allergisch ausgelöster Schock

Anarchie = Gesetzlosigkeit, Herrschaftslosigkeit

Aneurysma = Gefäßwandaussackung

Angina pectoris = Herzschmerzen

Angina tonsillaris = Mandelentzündung

Angulus infectiosus = Faulecke

Anorexia nervosa = Magersucht

Anus = After

Anteflexio uteri = verbogene Haltung der Gebärmutter

Apathie = Gleichgültigkeit, Teilnahmslosigkeit

Aphonie = Stimmlosigkeit

Aphthe = Defekt der Mundschleimhaut

Apnoe = Atemstillstand

Apoplexie = Schlaganfall

Appendizitis = Blinddarmentzündung

Arrhythmie = Herzrhythmusstörung

Arteriosklerose = Gefäßwandverkalkung

Arthritis = Gelenkentzündung

Arthritis psoriatica = Gelenkentzündung bei Schuppenflechte

Arthrose = degenerative Gelenkerkrankung

Asomnie = Schlaflosigkeit

Asphyxie = „Pulslosigkeit"; Atemstillstand

Aszites = Bauchwassersucht

Ataxie = Störung der Bewegungskoordination

Atonie = Schlaffheit

Atopie = Bereitschaft, gegen Substanzen der natürlichen Umwelt Überempfindlichkeit zu entwickeln

Atrophie = Schwund

Bartholin-Drüsen = Drüsen in den großen Schamlippen

Bartholinitis = Entzündung der Bartholin-Drüsen

Blepharitis = Augenlidentzündung

Borderline-Syndrom = psychiatrisches KrankheitsbildimGrenzbereichzwischen Neurose und Psychose

Bronchitis = Bronchialkatarrh; Entzündung der Bronchialschleimhaut

Bulimie = Freßsucht mit selbst herbeigeführtem Erbrechen

Bullös = blasenförmig

Bursitis = Schleimbeutelentzündung

Café-au-lait-Flecken = milchkaffeefarbene Flecken

Causa = Ursache der Erkrankung

Cervix/Zervix = Gebärmutterhals

Chalazion = Hagelkorn

Cheyne-Stokes-Atmung = periodische Atmung mit langen Atempausen

Cholelithiasis = Gallensteinleiden

Cholera infantum = Säuglingsdurchfall

Cholezystitis = Gallenblasenentzündung

Chorea = Veitstanz

Chorea minor = im Kindesalter auftretender Veitstanz

Claudicatio intermittens = intermittierendes Hinken

Colitis/Kolitis = Dickdarmentzündung

Colitis ulcerosa = chronische entzündliche Erkrankung des Dickdarms

Colon irritabile = Reizdarm

Commotio cerebri = Gehirnerschütterung

Congenitus = angeboren

Continua = gleichbleibende Körpertemperaturerhöhung > 39° C länger als 4 Tage

Contusio cerebri = Hirnprellung

Dekubitus = Wundliegen

Delirium tremens = Alkoholdelir

Dentitio difficilis = schwierige Zahnung

Deprivation = Beraubung/Entbehrung (der Pflege/der primären Bezugsperson beim Säugling)

Dermatitis = Entzündung der Haut

Descensus/Deszensus = Herabsteigen, Senkung, Vorfall

Diabetes = Harnruhr

Diabetes mellitus = Zuckerkrankheit, Zuckerharnruhr

Diabetes insipidus = Wasserharnruhr

Diarrhö = Durchfall

Diathese = Reaktionsbereitschaft

Dilatiert = erweitert

Diplopie = Doppeltsehen

Dupuytren-Kontraktur = Beugekontraktur eines oder mehrerer Finger

Dysenterie = Ruhr

Dysfunktion = Fehlfunktion

Dysmenorrhö = schmerzhafte Regelblutung

Dyspareunie = Schmerzen beim Geschlechtsverkehr

Dysphagie = Schluckschwierigkeiten

Dyspnoe = Atemnot

Dystonie = fehlerhafter Spannungszustand von Muskeln und Gefäßen

Dystrophie = durch Mangel- oder FehlernährungbedingteStörungenund Veränderungen des ganzen Organismus bzw. nur einzelner Körperteile

Dysurie = Fehl- oder Schwerharnen

Ejakulation = Samenerguß

Ekchymosen = Hautblutungen

Eklampsie = schwangerschaftsbedingte Erkrankung mit Krämpfen und Bewußtlosigkeit

Embolie = plötzlicher Verschluß eines Blutgefäßes durch Gefäßpfropf

Emphysem = übermäßig viel Luft in Körperorganen, z.B. Lunge

Endometriose = Gebärmutterschleimhaut außerhalb der Gebärmutter

Endometritis = Entzündung der Gebärmutterschleimhaut

Enkopresis = Einkoten

Enteritis = Darmkatarrh

Enuresis = unfreiwilliger Harnabgang

Enuresis nocturna = nächtliches Einnässen

Enzephalitis = Gehirnentzündung

Epigastrium = Magengrube

Epistaxis = Nasenbluten

Erosion = oberflächlicher Substanzverlust der Haut oder Schleimhaut

Erysipel = Wundrose, Entzündung der Haut

Erythema nodosum = Knotenrose

Exanthem = Hautausschlag

Exophthalmus = Hervortreten des Augapfels aus der Augenhöhle

Exostosen = Knochenneubildungen

Expektoration = Auswurf

Exsikkose = Austrocknung

Exsudat = Flüssigkeitsaustritt bei einer Entzündung

Faszikulationen = regellos und blitzartig auftretende Kontraktionen einzelnerMuskelbündel oder -fasern

Fazialisparese = Lähmung des Gesichtsnervs

Fibrom = gutartige Bindegewebsgeschwulst

Fissur = schmerzhafter Hauteinriß

Fistel = röhrenförmiger Gang

Flatulenz = Blähungen

Fluor = Ausfluß

Foetor ex ore = übler Mundgeruch

Frigidität = fehlendes sexuelles Interesse bei Frauen

Fruchtwasseraspiration = Einatmen von Fruchtwasser

Furunkel = Eiterbeule

Furunkulose = zahlreiche Furunkel

Galaktorrhö = Sekretion aus der Brust

Gangrän = Brand

Gastritis = Magenschleimhautentzündung

Gastroenteritis = Magen-Darm-Infekt

Gestose = durch die Schwangerschaft bedingter Krankheitszustand der Schwangeren

Gingivitis = Entzündung des Zahnfleisches

Glaukom = grüner Star

Globus hystericus = Gefühl einer im Rachen steckenden Kugel

Glomerulonephritis = Nierenerkrankung mit Entzündungsvorgängen in den Nierenkörperchen

Glottis = der stimmbildende Teil des Kehlkopfes

Gonorrhö = Tripper

Hämangiom = Blutschwamm, gutartige Blutgefäßgeschwulst

Hämatom = Bluterguß

Hämophilie = Bluterkrankheit

Hämoptysis/Hämoptoe = Bluthusten

Hämorrhagie = Blutung

Hämorrhagische Diathese = Neigung zu Blutungen

Hemikranie = Halbseitenkopfschmerz

Hemiplegie = Halbseitenlähmung

Hepatitis = Leberentzündung (Gelbsucht)

Hepatopathie = Leberleiden

Hernie = Bruch

Herpes zoster = Gürtelrose

Hirsutismus = männlicher Behaarungstyp bei Frauen

Hordeolum = Gerstenkorn

Hydrozele = Wasserbruch

Hydrozephalus = Wasserkopf

Hydrophobie = Wasserscheu

Hyperästhesie = Überempfindlichkeit

Hyperbilirubinämie = Gelbsucht

Hyperchondrose = Knorpelüberschuß

Hyperemesis = übermäßiges Erbrechen

Hyperemesis gravidarum = Schwangerschaftserbrechen

Hyperexzitabilität = Übererregbarkeit des zentralen Nervensystems

Hyperfunktion = Überfunktion

Hyperhidrosis = vermehrte Schweißabsonderung

Hypersensibilität = Überempfindlichkeit

Hyperthyreose = Schilddrüsenüberfunktion

Hypertonie = Bluthochdruck

Hypertrophie = Vergrößerung

Hypofunktion = Unterfunktion

Hypomenorrhö = schwache Regelblutung

Hypoplasie = anlagebedingte Unterentwicklung

Hypothyreose = Schilddrüsenunterfunktion

Hypotonie = Druck-, Spannungs-, Tonuserniedrigung

Hypotrophie = Unterernährung

Ikterus = Gelbsucht

Ikterus neonatorum = Neugeborenengelbsucht

Ikterus prolongatus = verlängerte Neugeborenengelbsucht

Ileus = Darmverschluß

Imbezillität = Intelligenzdefekt

Impetigo contagiosa = ansteckende Eiterflechte

Inkontinenz = unfreiwilliger Abgang von Harn oder Stuhl

Inspiration = Einatmung

Insuffizienz = Schwäche; ungenügende Leistung eines Organs

Interkurrent = zwischenzeitlich auftretend

Intoxikation = Vergiftung

Iritis = Entzündung der Regenbogenhaut

Ischialgie = Ischias-Schmerzen

Jactatio capitis = Hin- und Herwerfen des Kopfes

Kachexie = Auszehrung

Karbunkel = Gruppe von zum Teil ineinander übergehenden Furunkeln

Kardial = das Herz betreffend

Karotis = Halsschlagader

Karpaltunnelsyndrom = Nervus-medianus-Kompressionssyndrom

Katarakt = grauer Star

Keloid = Wulstnarbe

Keratitis = Hornhautentzündung des

Auges

Klavus = Hühnerauge

Klonisch = ruckartig

Koagulopathie = Gerinnungsstörung

Koitus = Geschlechtsverkehr

Kokzygodynie = Schmerzhaftigkeit des Steißbeins

Kolik = krampfartige Leibschmerzen

Kolitis = Dickdarmentzündung

Kollagenose = Bindegewebserkrankung

Kondylom = Feigwarze

Kongestion = Blutüberfüllung

Konjunktivitis = Bindehautentzündung

Kontraktur = unwillkürliche Dauerverkürzung bestimmter Muskeln

Konvulsion = Krampf der Körpermuskulatur

Koryza = Schnupfen

Laktoseintoleranz = Milchzuckerunverträglichkeit

Laryngitis = Kehlkopfentzündung

Larynx = Kehlkopf

Lateral = seitlich

Legasthenie = Lese- und Rechtschreibschwäche

Leukämie = Blutkrebs

Leukorrhoe = Weißfluß/Fluor

Lochien = Wochenfluß

Lumbago = Kreuzschmerz im Bereich der Lendenwirbelsäule, „Hexenschuß"

Lupus = Bindegewebserkrankung

Lymphadenitis = entzündliche Lymphknotenschwellung

Mamma = Brust

Mammopathia fibrozystica = gutartige, knotige Brusterkrankung

Marasmus = Auszehrungs-, Entkräftungsprozeß

Mastitis = Brustentzündung

Mastoiditis = Warzenfortsatzentzündung

Mastodynie = Schmerzhaftigkeit der weiblichen Brüste

Mastopathie = Brustveränderung

Menarche = Zeitpunkt des Auftretens der ersten Regelblutung

Meningitis = Hirnhautentzündung

Meningoenzephalitis = Hirnhaut-Hirn-Entzündung

Menopause = letzte Menstruation im Klimakterium

Menorrhagie = verlängerte Regelblutung

Menses = Regelblutung

Meteorismus = Blähsucht

Metrorrhagie = langdauernde Gebärmutterblutung außerhalb der Menstruation

Miktion = Harnentleerung

Miosis = Pupillenverengung

Mononukleose = Pfeiffersches Drüsenfieber

Morbus Alzheimer = Alzheimer-Krankheit

Morbus Basedow = Basedowsche Krankheit

Morbus Hodgkin = Hodgkin-Krankheit

Morbus Ménière = Ménière-Krankheit

Morbus Parkinson = Parkinsonsche Krankheit

mukopurulent = schleimig-eitrig

Multiple Sklerose = Nervenkrankheit

Muskeldystrophie = Muskelerkrankung

Myasthenia gravis = Nerven-Muskel-Erkrankung

Myelitis = Rückenmarksentzündung

Mykose = Pilzkrankheit

Myokardinfarkt = Herzinfarkt

Myokarditis = Herzmuskelentzündung

Myom = gutartige Muskelgeschwulst

Naevus = Muttermal

Naevus flammeus = Feuermal, Weinfleck

Narkolepsie = anfallsweiser Schlafzwang

Nausea = Übelkeit

Neonatorum = des Neugeborenen

Nephritis = Nierenentzündung

Nephrolithiasis = Nierensteinleiden

Nephropathie = Nierenerkrankung

Nephrotisches Syndrom = Nierenkrankheit

Neuralgie = Nervenschmerz

Neurasthenie = Schwäche/ Erschöpfung des Nervensystems

Neuritis = Nervenentzündung

Nosode = aus Körperausscheidungen Kranker bzw. aus Produkten kranker Organe hergestelltes homöopathisches Arzneimittel

Nystagmus = Augenzittern

Obstipation = Verstopfung

Ödem = Wassersucht, Wasseransammlung im Gewebe

Oligophrenie = Intelligenzdefekt

Ophthalmie = Augenerkrankung

Ösophagitis = Speiseröhrenentzündung

Ösophagus = Speiseröhre

Ophthalmia neonatorum = Augenentzündung des Neugeborenen

Optikusatrophie = Absterben des Sehnervs

Orchitis = Hodenentzündung

Orthostatische Dysregulation = Kreislaufschwäche

Osteogenesis imperfecta = angeborene Störung des Knochenaufbaues

Osteomalazie = Weichheit der Knochen

Otalgie = Ohrenschmerz

Otitis externa = Entzündung des äußeren Ohres

Otitis media = Mittelohrentzündung

Ovar = Eierstock

Ovarialzyste = Eierstock-Zyste

Palliativ = krankheitslinderndes (nicht heilendes) Mittel

Palpitation = Herzklopfen

Panaritium = Nagelbettentzündung

Parästhesie = krankhafte Empfindung, z.B. Kribbeln

Paralyse = Lähmung

Parazentese = Trommelfellschnitt

Paronychie = Nagelfalzentzündung, Umlauf

Parotitis = Entzündung der Ohrspeicheldrüse

Pathologie = Lehre von den Krankheiten

Pavor nocturnus = nächtliches, ängstliches Aufschrecken der Kinder

Pemphigus = Blasensucht

Perikarditis = Herzbeutelentzündung

Perineum = Damm

Periost = Knochenhaut

Periostitis = Knochenhautentzündung

Peritonitis = Bauchfellentzündung

Pertussis = Keuchhusten

Pertussiform = wie Keuchhusten

Petechien = kleinste, punktförmige Hautblutungen

Pharyngitis = Rachenentzündung

Pharynx = Rachen

Photophobie = Lichtempfindlichkeit

Phlegmone = Entzündung des Zellgewebes

Placenta adhaerens = anhaftende Plazenta

Plazenta = Mutterkuchen

Plethora = Überfüllung

Pleuritis = Rippenfellentzündung

Pleuritis exsudativa = Rippenfellentzündug mit Erguß

Pneumonie = Lungenentzündung

Polychrest = in der Homöopathie häufig eingesetztes Arzneimittel

Polyp = gestielte Schleimhautvorwölbung

Polyurie = übermäßige Harnausscheidung

Polyzythämie = Vermehrung der roten Blutkörperchen

Postenzephalitisch = nach Hirnentzündung

Prämenstruelles Syndrom = körperliche und psychische Beschwerden vor Menstruationsblutung

Priapismus = schmerzhafte Dauererektion des Penis

Proktitis = Mastdarmentzündung

Prolaps = Vorfall; Heraustreten von inneren Organen

Prostata = Vorsteherdrüse

Prostatahypertrophie = Vergrößerung der Vorsteherdrüse

Prostatitis = Entzündung der Vorsteherdrüse

Proteinurie = Eiweiß im Harn

Pruritus = Hautjucken

Pruritus ani = Afterjucken

Psoriasis = Schuppenflechte

Psychose = zentral bedingte Störung der psychischen Funktionen

Ptosis = Herabhängen des oberen Augenlides

Puerperalfieber = Kindbett-/ Wochenbettfieber

Puerperalsepsis = Kindbett-/ Wochenbettfieber

Pupillendilatation = Pupillenerweiterung

Purpura = multiple Hautblutungen

Pustel = Eiterbläschen

Pyelonephritis = Nierenbeckenentzündung

Pylorospasmus = Magenpförtnerkrampf

Rachitis = englische Krankheit, Vitamin-D-Mangel

Ranula = „Fröschleingeschwulst" im Mundbodenbereich

Raynaud-Syndrom = anfallsweise Blutleere der Finger

Reflux = Rückfluß

Refluxösophagitis = Speiseröhrenentzündung durch Rückfluß des Magensaftes

Rektalfissuren = schmerzhafte Schleimhauteinrisse des Mastdarms

Rektum = Mastdarm

Rektumprolaps = Mastdarmvorfall

Retardierung = Entwicklungsverzögerung

Retina = Netzhaut

Retrahiert = zurückgezogen

Retrosternal = hinter dem Brustbein

Rezidivierend = wiederkehrend

Rhagade = Hautschrunde

Rheumatoide Arthritis = chronische Gelenkerkrankung

Rhinitis = Schnupfen

Salivation = Speichelfluß

Sarkom = bösartige mesenchymale (Bindegewebe, Weichteil-, Stütz- und Nervengewebe) Geschwulst

Skabies = Krätze

Seborrhö = vermehrte Talgabsonderung; Schmerfluß

Sepsis = Blutvergiftung

Septikämie = Blutvergiftung

Serotympanon = wäßriger Erguß hinter dem Trommelfell

Sicca = trocken

Singultus = Schluckauf

Sinusitis = Nasennebenhöhlenentzündung

Sklera = Lederhaut des Auges

Sklerodermie = Darrsucht,

Bindegewebserkrankung

Skoliose = seitliche Verbiegung der Wirbelsäule

Skrotum = Hodensack

Sphinkter = Schließmuskel

Stase = Stillstand eines Flüssigkeitsstromes

Stenose = Verengung

Sterilität = Unfruchtbarkeit

Stimulus = Reiz

Stomatitis (aphthosa) = Mundschleimhautentzündung (Mundfäule)

Strabismus = Schielen

Striae = Streifen

Stridor = pfeifendes Atemgeräusch bei Verengung der oberen Luftwege

Struma = Kropf

Struma maligna = bösartige Struma

Suizid = Selbstmord

Symphyse = Schambeinfuge; allgemein Verwachsung

Synkope = kurzdauernder Bewußtseinsverlust

Synovitis = Entzündung der Innenschicht der Gelenkkapsel

Tachyarrhythmie = beschleunigte, unregelmäßige Herzfrequenz

Tachypnoe = beschleunigtes Atmen

Tabes dorsalis = Rückenmarksschwindsucht/ Rückenmarksdarre

Tachyarrhythmie = Arrhythmie vom schnellen Typ

Tachykardie = Steigerung der Herzfrequenz

Tachyphylaxie = Wirkungsabschwächung eines Pharmakons in kurzer Zeit bei wiederholter Gabe

Tendinitis = Sehnenentzündung

Tendovaginitis = Sehnenscheidenentzündung

Tenesmus = beständiger schmerzhafter Stuhldrang

Testis = Hoden

Tetanus = Wundstarrkrampf

Thrombophlebitis = Venenentzündung mit Blutpfropfbildung

Thrombose = Blutpfropfbildung

Thyreoiditis = Schilddrüsenentzündung

Tibia = Schienbein

Tinea = Fadenpilzerkrankung

Tinnitus = Ohrenklingen, Ohrgeräusche

Tonsillitis = Mandelentzündung

Tortikollis = Schiefhals

Trachea = Luftröhre

Tremor = Zittern

Trimenonkoliken = Dreimonatskoliken

Tumor = Geschwulst

Ulkus = Geschwür

Ulcus duodeni = Zwölffingerdarmgeschwür

Ulcus ventriculi = Magengeschwür

Urethra = Harnröhre

Urethritis = Harnröhrenentzündung

Urticaria/Urtikaria = Nesselsucht

Uterus = Gebärmutter

Uterusmyom = gutartige Muskelgeschwulst der Gebärmutter

Uterusprolaps = Gebärmuttervorfall

Vagina = Scheide

Vaginismus = Scheidenkrampf

Vaginitis = Scheidenentzündung

Varicosis = Krampfaderleiden

Varizellen = Windpocken

Varizen = Krampfadern

Vertigo = Schwindel

Vitiligo = Weißfleckenkrankheit

Visus = Sehstärke

Vulva = äußere weibliche Geschlechtsteile

Vulvitis = Entzündung der Vulva

Vulvovaginitis = Entzündung von Vulva und Vagina

Xyphoid = Schwertfortsatz des Brustbeines

Zervix = Gebärmutterhals

Zöliakie = einheimische Sprue, Gluten (Klebereiweiß in Getreide)-Unverträglichkeit

Zyanose = blaurote Verfärbung an Lippen, Bindehäuten und Nagelbett

Zyklothyme = noch dem Bereich der Gesunden zugehörige Persönlichkeitstypen, bei denen leichte depressive und heitere Verstimmungen auftreten

Zystitis = Blasenentzündung

Die Autorin

Almut Brandl wurde 1966 in Freiburg i.Br. geboren und studierte dort Humanmedizin. Schon vor Studienbeginn kam sie während eines Praktikums in Lahnstein im Krankenhaus Lahnhöhe unter Leitung von Dr. Max Otto Bruker mit der Homöopathie in Berührung.
Von Anfang ihres Studiums an widmete sie sich der Erlernung der klassischen Homöopathie, zunächst in Vorlesungen von Dr. Ulrich Fischer, später in studentischen Arbeitskreisen, teilweise unterrichtet durch den Heilpraktiker Bruno Jakobs. Nach Studienabschnitten in Schweden, England und der Schweiz und ihrer Promotion absolvierte sie ihre Zeit als Ärztin im Praktikum an der Kinderklinik Karlsruhe.
Von 1996 bis 1998 praktizierte sie die klassische Homöopathie an der Fachklinik für ganzheitliche Medizin Hof Bellevue auf der Ostseeinsel Fehmarn. Sie erwarb in der Zwischenzeit die Zusatzbezeichnung "Homöopathie" und besuchte Seminare an der Akademie für Klassische Homöopathie auf Allonissos in Griechenland bei Georg Vithoulkas, der 1996 den alternativen Nobelpreis erhielt. Seit Oktober 1998 arbeitet Almut Brandl in einer internistischen Abteilung mit den Schwerpunkten Naturheilverfahren und klassische Homöopathie an der Waldhaus-Klinik in Stadtbergen-Deuringen.
Eigene Erfahrungen mit der klassischen Homöopathie, sowohl als behandelnde Ärztin als auch als Patientin begeistern sie immer wieder aufs Neue. Mit diesem Buch möchte sie möglichst vielen Menschen den Weg der homöopathischen Heilung eröffnen.

Adressen

Bundesverband Patienten für Homöopathie e.V.
Lange Straße 47
D-37181 Hardegsen
Tel. 05505-1070
Fax 05505-2031

Beim Bundesverband Patienten für Homöopathie können Patienten gegen Einsendung eines mit Doppelporto fertigadressierten Rückumschlags eine Liste klassisch homöopathisch arbeitender Ärzte in Nähe ihres Wohnorts anfordern.

Freie Heilpraktiker e.V.
Sternwartstr. 42
D-40223 Düsseldorf
Tel. 0211-9017290

Bei Freie Heilpraktiker e.V. können Adressen klassisch homöopathisch arbeitender Heilpraktiker nach Postleitzahlen geordnet erfragt werden.

Literaturverzeichnis

1. Allen, H.C.: Keynotes and Characteristics with Comparisons of some of the Leading Remedies of the Materia Medica with Bowel Nosodes. Jain Publ. 1991.
2. Augustin, M. und Schmiedel, V.: Praxisleitfaden Naturheilkunde. Jungjohann Verlagsgesellschaft, Neckarsulm-Stuttgart. 1994.
3. Boericke, William, M. D.: Pocket Manual of Homeopathic Materia Medica. B. Jain Publishers. 1921.
4. Buschauer, Walter: Grundlagen und Praxis der Homöopathie. 2. Auflage. Haug Verlag; Heidelberg. 1994.
5. Candegabe, E.: "Vergleichende homöopathische Arzneimittellehre." Ulrich Burgdorf Verlag 1994
6. Charette, Gilbert: Homöopathische Arzneimittellehre für die Praxis. Hippokrates-Verlag. 1949.
7. Clarke, John Henry: A Dictionary of Practical Materia Medica in three Volumes. Jain Publishing, New Delhi. 1978.
8. Coulter, Catherine R.: Portraits homöopathischer Arzneimittel I und II. Haug Verlag; Heidelberg. 1988.
9. Currim, Ahmed N.: Guide To Kent's Repertory. Hahnemann International Institute for Homeopathic Documentation. 1996.
10. Deutsche Homöopathie-Union (Hrsg.): Homöopathisches Repetitorium. Karlsruhe, Nachdruk, Ausgabe 1997
11. Friedrich, Edeltraud und Peter: Charaktere homöopathischer Arzneimittel. Traupe-Vertrieb. 1991.
12. Gawlik, Willibald: Arzneimittelbild und Persönlichkeitsportrait ; Konstitutionsmittel in der Homöopathie. Hippokrates-Verlag. 1990.
13. Gray, Bill; Herrick, Nancy; Morrison, Roger; Shore, Jonathan: Homöopathie mit der Hahnemann Medical Clinic. Kai Kröger Verlag für homöop. Literatur.1991.
14. Hahnemann, Samuel: Organon der Heilkunst; 6. Auflage. Haug Verlag, Heidelberg. 1987.
15. Hexal Taschenlexikon Medizin. Urban und Schwarzenberg Verlag. München. 1993

16. Jahr, G. H. G., Dr.: Klinische Anweisungen zu homöopathischer Behandlung der Krankheiten. Herrmann Bethmann's Verlag, Leipzig. 1854

17. Kent, James Tyler: Lectures on Homeopathic Materia Medica. B. Jain Publ. 1990.

18. Kent, James Tyler: Repertory of the Homoeopathic Materia Medica and a Word Index. Homoeopathic Book Service; London. 1986.

19. Köhler, Gerhard: Lehrbuch der Homöopathie, Band I; 6. Auflage. Hippokrates Verlag, Stuttgart. 1994.

20. Köster, Walter: Kranke Kinder homöopathisch heilen. rororo Rowohlt Verlag; Reinbek bei Hamburg. 1996.

21. Liffler, Peter: Homöopathie in der Frauenheilkunde, Geburtshilfe und Neonatologie. Eggers; Heiligenhaften. 1997.

22. Mateu i Ratera, Manuel: Erste Hilfe durch Homöopathie. Hahnemann Institut; Greifenberg. 1997.

23. Meyer-König, Peter: Leitfaden für den Umgang mit Q-Potenzen. Ulrich Burgdorf-Verlag für homöopathische Literatur. 1995.

24. Mezger, Julius: Gesichtete Homöopathische Arzneimittellehre. Haug Verlag. 1951.

25. Morrison, Roger, M.D.: Desktop Guide to Keynotes and Confirmatory Symptoms. Hahnemann Clinic Publishing. 1993.

26. Morrison, Roger: Methoden der homöopathischen Fallanalyse. Kai Kröger Verlag für homöopathische Literatur; Groß Wittensee. 1994.

27. Nash, E.B., Dr.med.: Leitsymptome in der Homöopathischen Therapie. Karl F. Haug Verlag. 1959.

28. Odermatt, Carlo und Späni, Armin: Homöopathie. Homöopathie-Gesundheit; Gremag, Jonen. 1996.

29. Phatak, S.R., Dr.: Materia Medica of Homeopathic Medicines. B. Jain Publishers. 1977.

30. Pschyrembel: Klinisches Wörterbuch. de Gruyter Verlag. Berlin. 1986

31. Risch, Gerhard: Homöopathik. 2. Auflage. Natur & Heilkunst; Pflaum Verlag, München. 1993.

32. Sankaran, Rajan: The Soul of Remedies. Homeopathic Medical Publishers, Bombay. 1997.

33. Schmidt, S.; Engelhardt, S.; Ziesché, R.; Gesenhues, St.: Praxisleitfaden Allgemeinmedizin. Gustav Fischer Verlag; Ulm, Stuttgart, Jena, Lübeck. 1997.
34. Schroyens, Frederik (Hrsg.): Synthesis - Repertorium homoeopathicum syntheticum. Hahnemann Institut; Greifenberg. 1994.
35. Seideneder, A.: Mitteldetails der homöopathischen Arzneimittel. Similimum Verlag für homöopathische Literatur. 1997.
36. Scholten, Jan: Homöopathie und Minerale. Utrecht. 1994.
37. Tyler, M.L., Dr.: Homeopathic Drug Pictures. B. Jain Publishers. 1921.
38. Vermeulen, Frans: Kindertypen in der Homöopathie. Johannes Sonntag Verlagsbuchhandlung, Regensburg.1988.
39. Vermeulen, Frans: Synoptic Materia Medica. Merlijn Publishers. 1992.
40. Vithoulkas, George: Essenzen homöopathischer Arzneimittel. 1986.
41. Vithoulkas, George: Materia Medica Viva. Ulrich Burgdorf Verlag.1995.
42. Vithoulkas, George: Wissenschaftliche Homöopathie. Burgdorf Verlag; Göttingen; 5. Aufl.; 1993.
43. Weißhuhn, Thorolf E. R.: Schwarzes Loch? Miasma - die babylonische Vokabel. Zeitschrift für Klassische Homöopathie; Band 40, Heft 2/1996; Karl Haug Verlag, Heidelberg.
44. Zaren, Ananda: Materia Medica. Kernelemente der Materia Medica der Gemütssymptome. Ulrich Burgdorf Verlag. 1993.

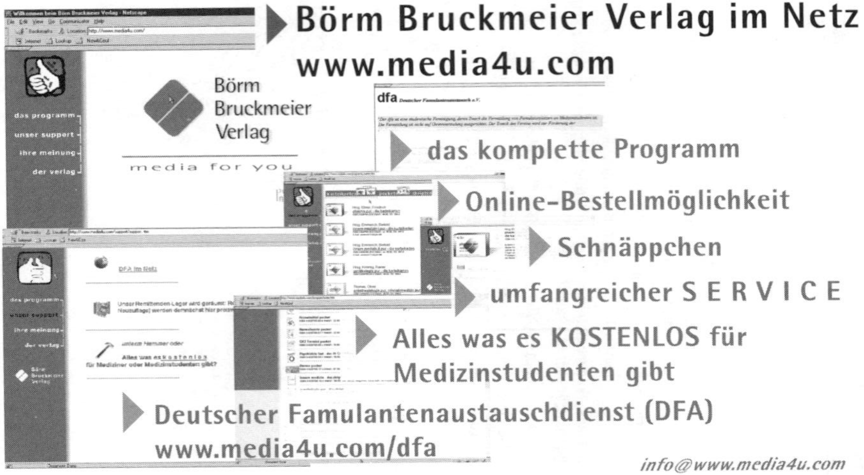
Börm Bruckmeier Verlag im Netz
www.media4u.com
Börm
Bruckmeier
Verlag
media for you
das programm
unser support
ihre meinung
der verlag
dfa
das komplette Programm
Online-Bestellmöglichkeit
Schnäppchen
umfangreicher S E R V I C E
DFA im Netz
Alles was es KOSTENLOS für
Medizinstudenten gibt
Deutscher Famulantenaustauschdienst (DFA)
www.media4u.com/dfa
info@www.media4u.com

- präzise und verständliche Einführung in die naturheilkundliche Ganzheitsmedizin
- ausführliche Liste von Erkrankungen mit zahlreichen Verweisen auf die jeweils anwendbaren Naturheilmittel
- umfangreiche Darstellung von über 180 Naturheilmitteln
- geeignet für Ärzte, Heilpraktiker und medizinische Laien
- robustes Nachschlagewerk von hohem Gebrauchswert

→ jetzt brandneu!
→ 384 Seiten
→ nur DM 24.80

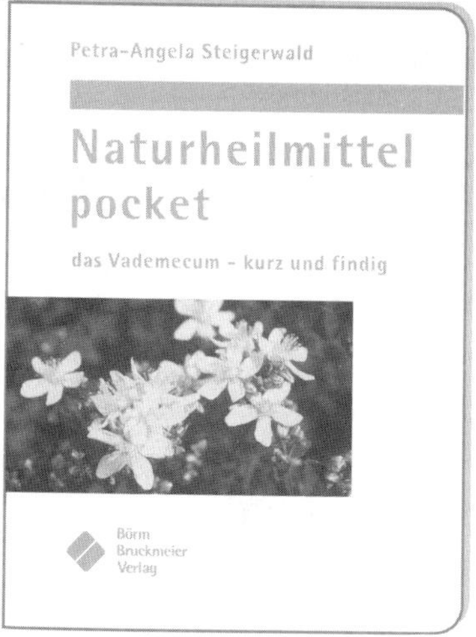

→ www.media4u.com

- das kleine Lexikon der **Wirkungen, Nebenwirkungen, Wechselwirkungen** und **Kontraindikationen**
- Darstellung aller häufigen Arzneimittelgruppen
- inklusive Handelsnamen
- die ideale Ergänzung zum **Arzneimittel pocket**
- optimale Vernetzung durch extrem viele Querverweise und umfangreichen Index

→ jetzt in 1. Auflage
→ ca. 380 Seiten
→ nur DM 24.80

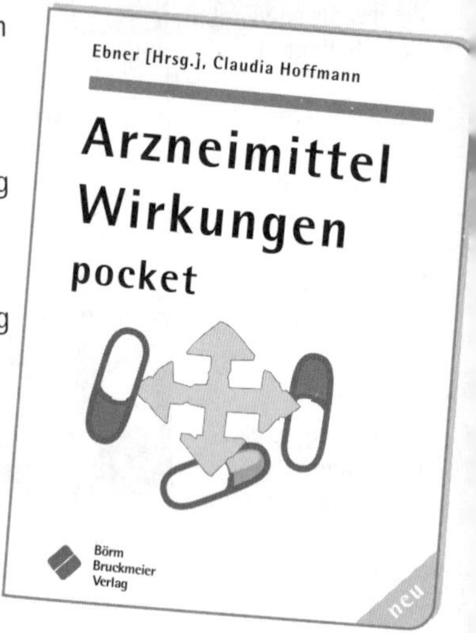

→ www.
media4u.com

- Darstellung aller häufigen Arzneimittel
- Auflistung von Darreichungsformen, Dosierungsempfehlungen, unerwünschten Wirkungen und Kontraindikationen
- robustes Nachschlagewerk von hohem Gebrauchswert
- Hosentaschenformat
- übersichtliche Gliederung nach Indikationsgruppen
- jetzt auch mit Angabe der Wirkmechanismen und Wirkungen

→ jetzt in 5. Auflage
→ ca. 320 Seiten
→ nur DM 24.80

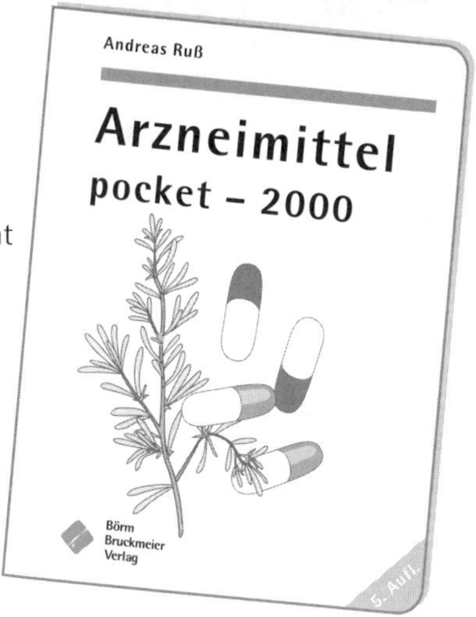

→ www.
media4u.com

- die ganze Psychiatrie - fast
- nur 4 Stunden Lernzeit
- der Power-Crashkurs im Hosentaschenformat
- die ideale Vorbereitung für Kurs und Prüfung
- bereits erfolgreich getestet
- der Schnellkurs, super-fast

→ brandneu
→ nur ca. 100 Seiten
→ nur DM 19.80

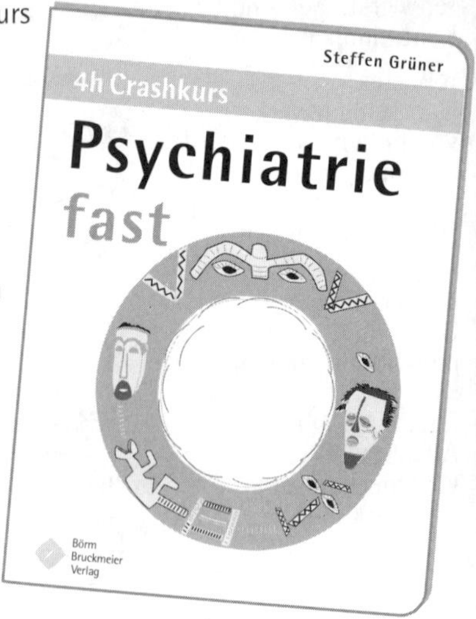

→ www.
media4u.com

- der EKG-Pocket-Atlas im Hosentaschenformat
- durchgehend Digital-EKGs, meist in 12 Ableitungen
- **Extras:**
  EKG-Kurzreferenz
  EKG-Auswertungsbogen
  Medikamentenliste für Notfalltasche
- handliches Kitteltaschenbuch für Klinik und Praxis
- robustes Nachschlagewerk von hohem Gebrauchswert

→ ca. 290 Seiten
→ ca. 270 Abbildungen
→ nur DM 24.80

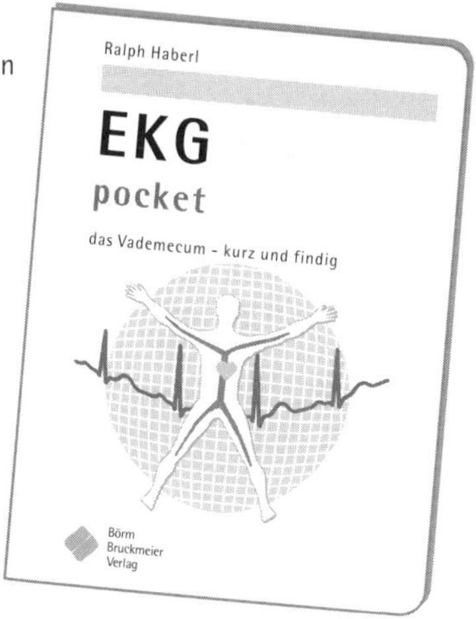

→ www.
media4u.com

medizin pur karteikarten

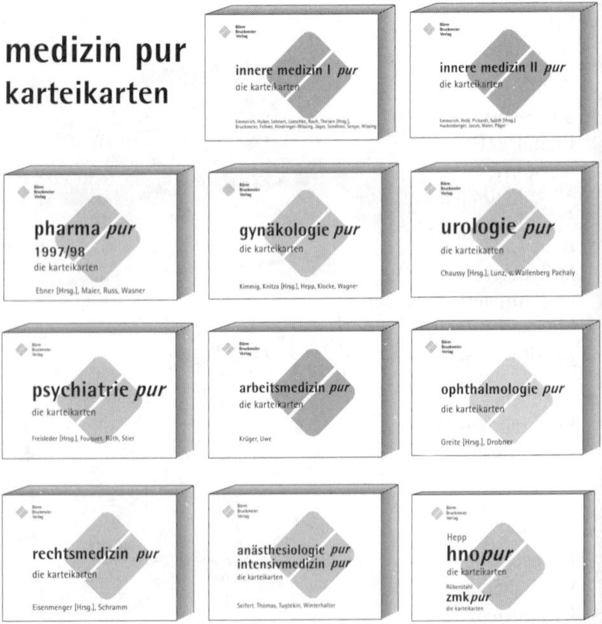

die idealen Repetitorien

kompakt - systematisch - effizient

→ www.media4u.com

Emmerich et al. [Hrsg.]

innere medizin pur

die karteikarten

- prägnante Darstellung der Inneren Medizin
- neues didaktisches Konzept mit integrierten Fragen und systematischen Lernhilfen
- Westentaschenformat für hohe Mobilität

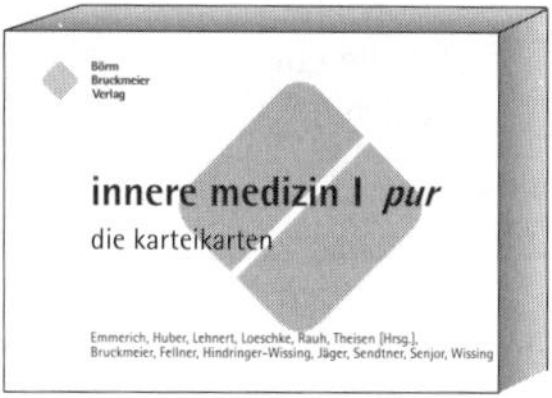

295 K, 49.80 DM, ISBN 3-929785-30-7

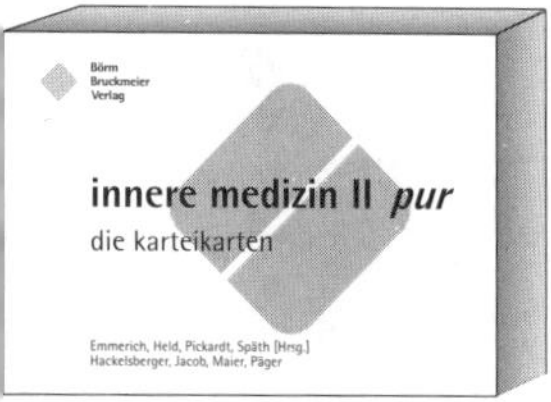

288 K, 49.80 DM, ISBN 3-929785-31-5

- ideal zur Prüfungsvorbereitung und als Repetitorium
- kompakt - systematisch effizient

→ www.media4u.com

- extrem übersichtliche Synopsis der klinischen Normalwerte
- zahlreiche Tabellen und Schemata
- Neuauflage jetzt mit **klinischen Klassifikationen** und Kapitel **Präanalytik**
- handliches Kitteltaschenbuch für Klinik und Praxis
- robustes Nachschlagewerk von hohem Gebrauchswert

→ jetzt in 2. Auflage
→ ca. 200 Seiten
→ nur DM 22.80

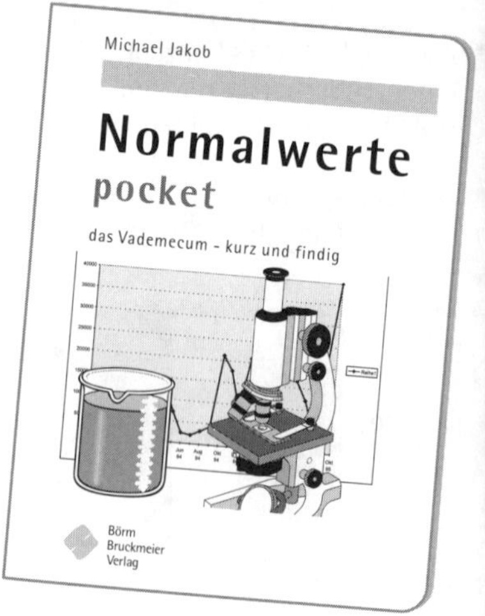

→ www.
media4u.com

Index

Erkrankungen sind kursiv dargestellt,
Arzneimittel fett.

A

B

C

H

N

O

P

W

Z

Absender (bitte in Blockschrift)

Name, Vorname

Straße, Nr.

PLZ, Ort

Bitte senden Sie mir gegen Rechnung die umseitig markierten BBV-Titel.

Ort, Datum Unterschrift

Bestellung an Ihre **med. Fachbuchhandlung** oder an:

Börm Bruckmeier Verlag
Leipziger Kommission
Pötzschauer Weg
D-**04579** Espenhain

→ www.
media4u.com

Verlagsprogramm

arbeitsmedizin pur - die karteikarten	(DM 25.80)	Ex.:
anästhesiologie - intensivmedizin - die karteikarten	(DM 49.80)	Ex.:
gynäkologie pur - die karteikarten	(DM 49.80)	Ex.:
gynäkologie pur - das skript	(DM 34.80)	Ex.:
hno pur, zmk pur - die karteikarten	(DM 34.80)	Ex.:
innere medizin pur 99/00 1 - die karteikarten	(DM 49.80)	Ex.:
innere medizin pur 99/00 2 - die karteikarten	(DM 49.80)	Ex.:
innere medizin pur - das skript	(DM 49.80)	Ex.:
mikrobio pur/immuno pur - die karteikarten	(DM 49.80)	Ex.:
ophthalmo pur - die karteikarten	(DM 34,80)	Ex.:
orthopädie pur - die karteikarten	(DM 39,80)	Ex.:
pharma pur 99/00 - die karteikarten	(DM 49.80)	Ex.:
psychiatrie pur - die karteikarten	(DM 29.80)	Ex.:
urologie pur - die karteikarten	(DM 25.80)	Ex.:
rechtsmedizin pur - die karteikarten	(DM 31.80)	Ex.:
Karteibox **medizin pur, leerer Karton**	(DM 4.90)	Ex.:
Arzneimittel pocket 2000	(DM 24.80)	Ex.:
Arzneimittel Wirkungen pocket	(DM 24.80)	Ex.:
Anamnese und Untersuchung pocket	(DM 24.80)	Ex.:
Differentialdiagnose pocket	(DM 24.80)	Ex.:
Derma pocket	(DM 97.60)	Ex.:
EKG pocket	(DM 24.80)	Ex.:
GK2 Termini pocket	(DM 19,80)	Ex.:
GK3 Termini pocket	(DM 19,80)	Ex.:
Homöopathie pocket	(DM 24.80)	Ex.:
Naturheilmittel pocket	(DM 24.80)	Ex.:
Normalwerte pocket	(DM 22,80)	Ex.:
Psychiatrie fast - der 4h-Crashkurs	(DM 19,80)	Ex.:
Antibiotika pocketcard	(DM 5,80)	Ex.:
EKG pocketcard	(DM 5,80)	Ex.:
Normalwerte pocketcard	(DM 5,80)	Ex.:
ICD 9 pocketcard	(DM 5,80)	Ex.:
Lungenfunktion pocketcard	(DM 5,80)	Ex.:
Reanimation pocketcard	(DM 5,80)	Ex.:
Anästhesie-Intensiv-Meds pocketcard 1	(DM 5,80)	Ex.:
Anästhesie-Intensiv-Meds pocketcard 2	(DM 5,80)	Ex.:
Notfall-Meds pocketcard 1	(DM 5,80)	Ex.:
Notfall-Meds pocketcard 2	(DM 5,80)	Ex.:
Pädiatrie Notfall pocketcard	(DM 5,80)	Ex.:
Pädiatrie development pocketcard	(DM 5,80)	Ex.:
ICD 10 pocketcard	(DM 5,80)	Ex.:

Leser-Registrierungskarte

Wenn Sie als registrierter **Homöopathie-pocket-Benutzer** jeweils aktuelle Leserinformationen erhalten wollen, füllen Sie am besten noch heute diese Karte aus und senden sie ein.

Name, Vorname

Straße, Nr.

PLZ, Ort

An:
Börm Bruckmeier Verlag
Nördl. Münchner Str. 28
D-**82031** Grünwald

→ www.
media4u.com

Homöopathie pocket – Ihr Votum:

Gerne möchten wir **Homöopathie pocket** weiter für Sie verbessern. Wir freuen uns daher über jede Kritik und jede Anregung. Bitte schreiben Sie uns doch.

→ www.media4u.com

Verbesserungsvorschläge:

Wie haben Sie ursprünglich von diesem Titel erfahren?